MEIN
AYURVEDA
WOHLFÜHL-
PROGRAMM

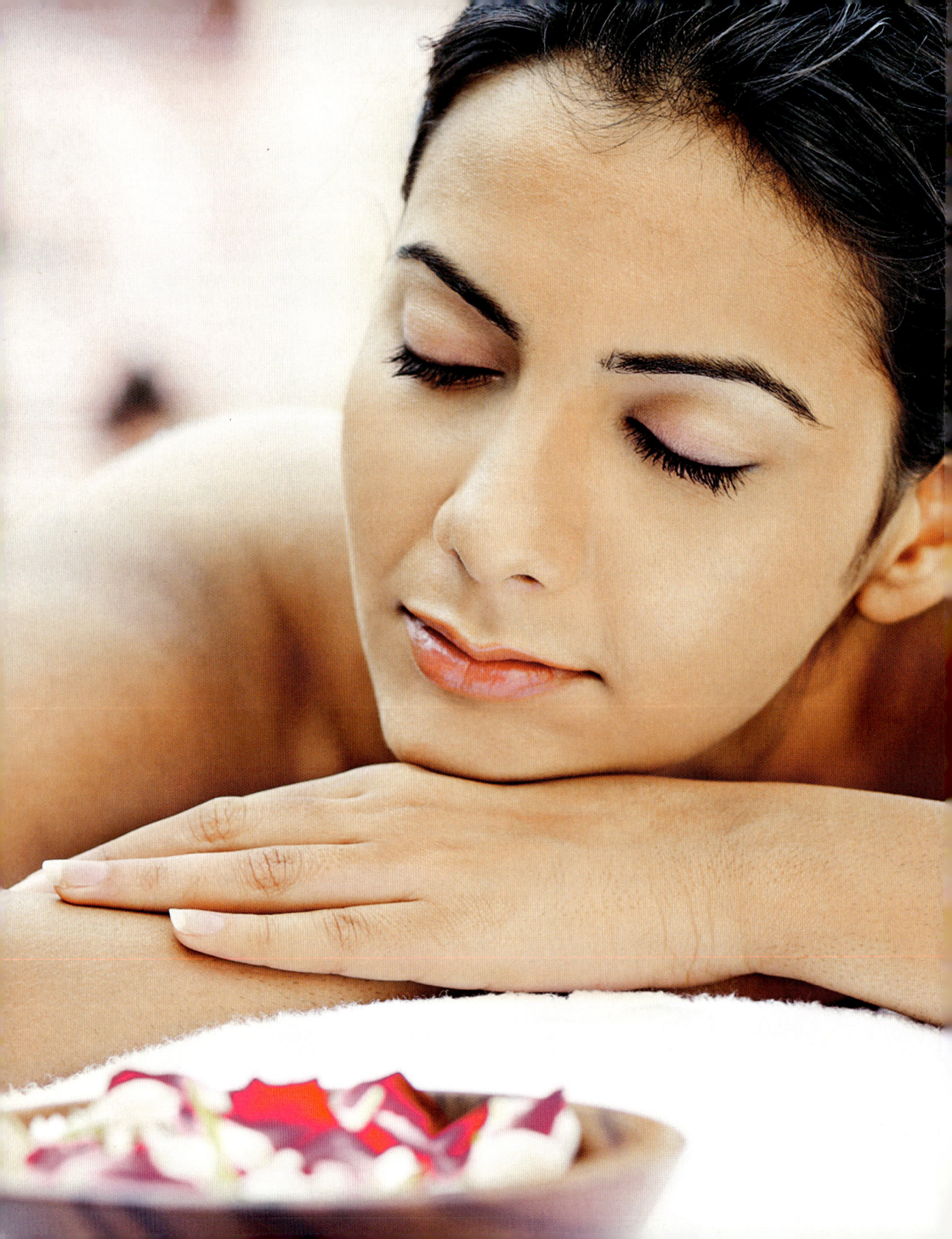

KERSTIN ROSENBERG

MEIN **AYURVEDA** WOHLFÜHL- PROGRAMM

südwest

INHALT

KÖRPER, GEIST UND SEELE
WELLNESS RUNDHERUM

Ayurveda tut gut! Die entspannenden Ölmassagen, harmonisch gewürzten Speisen und wirkungsvollen Reinigungs- und Kräutertherapien dieser Heilkunst aus Indien helfen nicht nur bei allen chronischen Erkrankungen, Hautbeschwerden oder Übergewicht, sondern stärken auch das emotionale Wohlergehen und die vitale Lebensenergie. Damit ermöglicht Ayurveda ein großes Anwendespektrum für das eigene Wohlbefinden: Vom schönheitsspendenden Wellness über ganzheitliches Lifestylemanagement bis zur präventiven Komplementärtherapie.

Dieses Buch ist mir eine echte Herzensangelegenheit. Seit über 20 Jahren berate und begleite ich Menschen auf ihrem Weg zu einem gesünderen und selbst erfüllten Leben mit Ayurveda. Dabei beobachte ich oft, wie schwer es vielen fällt, sich von alten Gewohnheiten zu verabschieden und einer neuen Lebens- und Ernährungsweise zuzuwenden. Mit meinem Ayurveda-Wohlfühlprogramm möchte ich Ihnen helfen, diesen Kreislauf zu durchbrechen und eine typgerechte Lebensweise zu finden, die Gesundheit und Lebensgenuss miteinander vereint. Nutzen Sie das ganzheitliche Ayurveda-Wissen, um in Ihre persönliche Kraft zu kommen und all das zu erreichen, was Sie sich schon immer gewünscht haben. Denn die richtige Ernährung ist laut Ayurveda der Schlüssel zur Entfaltung der eigenen Schönheit, Lebensfreude und Gesundheit.

In diesem Sinne beinhaltet das Buch neben den wirkungsvollen Empfehlungen der ayurvedischen Ernährung und Körperpflege auch viele Übungen und Anregungen für Ihr emotionales Wohlbefinden. Denn nach meiner Erfahrung kann eine Ernährungsumstellung nur dann auf Dauer erfolgreich sein, wenn wir uns in liebevoller Selbstreflektion bewusst werden, welche individuellen Erfahrungsmuster uns zur ungesunden Ernährungs- und Lebensweise führen.

Voller Dankbarkeit

Diesen großen Weisheitsschatz zu erkunden ist eine erfüllende Lebensaufgabe, die mich persönlich immer wieder inspiriert, mein ayurvedisches Wissen zu erweitern und zu vertiefen. Unterstützung erhalte ich dabei von wunderbaren Ayurveda-Lehrern und -Kollegen, deren authentischer und praxiserprobter Erfahrungsschatz eine wichtige Stütze für mein tägliches Tun darstellen. So war es mir eine große Freude und Ehre, einige von ihnen für dieses Buch zu interviewen. Ich freue mich, mit Ihnen die einzigartigen Betrachtungsweisen und klugen Antworten von Prof. Dr. S. N. Gupta, Dr. Ram Manohar, Dr. G. Gangadharan, Prof. Dr. Martin, Win Silvester und Maren Maiwald zu teilen, und wünsche Ihnen viel Erfüllung und Erfolg mit diesem Ayurveda-Wohlfühlprogramm.

Kerstin Rosenberg

GLÜCKLICH UND SCHÖN
LEBENSFREUDE MIT AYURVEDA

Ayurveda, die traditionelle Medizin Indiens, wird als »Wissen vom Leben« übersetzt. Die ganzheitliche Heilkunst verfügt über eine sehr lebendige und umfassende Betrachtung des Menschen und spricht Körper, Geist und Seele gleichermaßen an. Seit mehr als 3000 Jahren wird das alte ayurvedische Wissen um die Gesundheit und Krankheit des Einzelnen erforscht, gelehrt und praktiziert. Die Grundlage dieser Wissenschaft sind die Samhitas, die alten ayurvedischen Schriften, die sich mit allen Aspekten des Lebens befassen.

Die authentische Form des Ayurveda finden wir heute vor allem in Indien und Sri Lanka: Dort werden an über 250 Universitäten Ayurveda-Ärzte ausgebildet, und viele Kliniken haben sich auf die Ayurveda-Medizin spezialisiert und behandeln oftmals schwerstkranke Patienten erfolgreich mit den Methoden der ayurvedischen Heilkunst. Noch viel größer ist die Verbreitung des Ayurveda in seinen Ursprungsländern als »Volksheilkunde«. So kennt jede indische Hausfrau die Grundregeln der ayurvedischen Ernährungslehre und Kräuterkunde, um einfache Alltagsbeschwerden wie Erkältung oder Verdauungsbeschwerden auszugleichen. Wer nun aber denkt, Ayurveda sei eine Art indische Nostalgie-Naturheilkunde, der irrt gewaltig. Das umfassende Gesundheits- und Medizinsystem ist unabhängig vom kulturellen und religiösen Hintergrund des Praktizierenden und trotz bzw. aufgrund seiner alten Wurzeln topaktuell und sehr modern. Auch in Europa, USA und auf den anderen Kontinenten dieser Welt finden wir immer mehr Bücher, Kurangebote und Produkte, die sich auf die ayurvedischen Prinzipien beziehen. Gerade in den deutschsprachigen Ländern Europas entwickelt sich Ayurveda in großen Schritten: War bis vor einigen Jahren Ayurveda mit seinen angenehmen Öl-Synchronmassagen und Stirngüssen vor allem als Wellness bekannt, so gibt es heute ein umfassendes Angebot an Ayurveda-Studiengängen, -Klinikeinrichtungen und -Praxen, welche die Ayurveda-Medizin, -Therapie, -Massage, -Ernährung und -Psychologie auf authentische und den hiesigen Lebensumständen angepasste Weise weitergeben.

Das Besondere am Ayurveda

Als ich selbst vor über 25 Jahren mit Ayurveda in Berührung kam, faszinierten mich unter anderem die Vielfalt und Tiefe dieser altindischen Heil- und Lebenskunst. Ayurveda beschäftigt sich mit allen Aspekten des Lebens und hilft uns, die richtigen Antworten auf die essenziellen Fragen unserer Existenz zu finden. Gesundheit und Krankheit werden immer in einem größeren Zusammenhang gesehen. Niemals behandelt ein Ayurveda-Arzt oder -Therapeut nur die Symptome des Patienten, sondern immer stimmt er den individuellen Therapieplan auf die körperlichen und emotionalen Eigenarten des Menschen ab und begleitet diesen in seinem Heilungs- und Erkenntnisprozess mithilfe der rationalen, psychologischen und spirituellen Therapieformen des Ayurveda. Dabei wird jeder Mensch als einzigartiges Individuum gesehen, dessen Gesundheit aus dem Gleichgewicht seiner körperlichen, geistigen und seelischen Kräfte besteht. Herauszufinden, wie sich die physischen und mentalen Kräfte auf natürliche und konstitutionsgerechte Weise manifestieren und durch welche Umstände sie in ihrem Gleichgewicht gestört wurden, bzw. welche Erkrankungen daraus resultieren, ist das Ziel einer ayurvedischen Konstitutionsbestimmung und darauf aufbauenden Behandlung.

Grundbegriffe des Ayurveda

Wollen wir verstehen, wer wir wirklich sind und was wir für unser Wohlbefinden benötigen, so ist eine Sicherheit im Umgang mit den Grundbegriffen der ayurvedischen Anatomie, Physiologie und Philosophie notwendig. Denn alle Erklärungsmodelle bedienen sich der Konzepte der drei biologischen Funktionsprinzipien (*Vata, Pitta, Kapha*), die wir im Ayurveda als *Doshas* (Verunreiniger) bezeichnen, dem Stoffwechselkonzept von *Agni* (Verdauungsfeuer) sowie einigen anderen Aspekten wie *Dhatus* (Gewebe), *Srotas* (Körperkanäle) oder *Ama* (Toxine). Haben wir diese Prinzipien verstanden, so können

Die drei Therapieformen des Ayurveda

Rationale Therapie

Unter den rationalen Therapien (*Yuktivyapasraya*) vereinen sich all die Behandlungsformen für die Störungen in den funktionellen und strukturellen Körperkomponenten, welche vor allem mit Ayurveda in Verbindung gebracht werden: Ausleitungsverfahren (*Panchakarma*), Phyto- und Pharmakologie (*Dravyaguna*), Ölmassagen und Manualtherapien (*Abhyanga*), Ernährungs- und Lebenskunde (*Ahara, Vihara*).

Psychologische Therapie

Sattvavajaya unterstützt durch die richtige Philosophie und Meditationen eine gelassene Geisteshaltung, eine schnelle Genesung und schaltet negative Gedanken und Konditionierungen aus, die den Krankheitsprozess beschleunigen würden.

Spirituelle Therapie

Daivavyapashraya, die spirituelle Therapie, wird bei Menschen angewendet, die unter Krankheiten leiden, die nicht auf eine konventionelle Behandlung ansprechen. Oft liegen die Krankheitsursachen auf der spirituellen Ebene (unverarbeitete Traumata, negative Informationen verstorbener Familienmitglieder o. Ä.), die dann mit speziellen Ritualen, Meditationen (Mantras) und Gebeten erfolgreich im Transformations- und Heilungsprozess unterstützt werden können.

wir aus ihnen die kompliziertesten Zusammenhänge und Krankheiten verstehen. So werden auch die renommierten Ayurveda-Professoren und erfahrenen -Ärzte niemals müde, über die Grundlagen des Ayurveda zu diskutieren und zu referieren. Doch so einfach diese Begrifflichkeiten am Anfang klingen mögen, die körperliche, mentale und spirituelle Dimension des dynamischen Wirkungsfeldes unserer funktionalen und strukturellen Bestandteile ist beinahe unermesslich und eröffnet immer wieder neue Aspekte, die es zu beachten gilt.

Mahabhutas – die fünf Elemente

Nach der Lehre des Ayurveda lässt sich die gesamte Schöpfung auf die fünf Elemente (*Mahabhutas*) zurückführen. Sie stellen die verschiedenen Wirkprinzipien der erlebbaren Manifestation auf der materiellen (körperlich manifestierten) und feinstofflichen (geistig/emotionalen) Ebene dar. Alles, was wir in unserer Welt wahrnehmen und spüren können, setzt sich aus Erde (*Prithivi*), Wasser (*Jala*), Feuer (*Agni*), Luft (*Vayu*) und Äther (*Akasha*) zusammen. Dabei sollten wir diese Elemente nicht mit der Erde des Ackers, dem Wasser der Seen, dem Feuer im Kamin oder der Luft der Atmosphäre verwechseln. Die Bezeichnungen sind eher symbolisch zu verstehen und sollten lediglich das übergeordnete Prinzip darstellen.

Die individuelle Erscheinung unseres Körpers ist ein Produkt der unterschiedlich stark ausgeprägten Elemente, aus denen er besteht. Je nachdem, ob wir dick oder dünn, warm oder kalt, langsam oder schnell sind, jeder von uns hat seine eigene Zusammensetzung der fünf Elemente. In einem gesunden Organismus sind die Elemente mit den sich aus ihnen bildenden Kör-

Mahabhutas, die fünf Elemente

Element	Prinzip	Eigenschaften	Sinn – Organ
Äther/Raum (*Akasha*)	Ausdehnung, Raum	weich, leicht, fein, glatt, nicht schleimig, durchdringend	hören – Ohr
Luft (*Vayu*)	Bewegung	beweglich, leicht, kühl, rau, trocken, nicht schleimig, feinstofflich, reduzierend	tasten – Haut
Feuer (*Agni*)	Energie, Transformation	heiß, scharf, fein, penetrierend, nicht schleimig, trocken	sehen – Auge
Wasser (*Jala*)	Synthese, Verbindung	flüssig, ölig, kalt, schwer, träge, weich, schleimig	schmecken – Zunge
Erde (*Prithivi*)	Masse, Struktur	schwer, rau, hart, grobstofflich, nicht schleimig, fest	riechen – Nase

perfunktionen in einem harmonischen Gleichgewicht und erfreuen sich eines hervorragenden Zustands. Eine disharmonische Verteilung oder Ansammlung hingegen führt auf lange Sicht unweigerlich zu Störungen und Krankheiten. Durch die *Mahabhutas* werden die verschiedenen funktionalen und strukturellen Bestandteile des Körpers gebildet, die sich dann als Körpergewebe, Stoffwechsel oder Organsysteme manifestieren.

Zu den strukturellen Bestandteilen zählen die sieben Körpergewebe (*Dhatu*) und ihre Untergruppen (*Upadhatu*), die Ausscheidungsprodukte (*Malas*) und die Körperkanäle (*Srotas*). Hier manifestieren sich vor allem die pathogenen Beschwerden unseres Körpers. Auf der funktionellen Ebene sind der Stoffwechsel (*Agni*) und die Funktionsprinzipien (*Doshas*) die entscheidenden Faktoren, die über unser körperliches und psychisches Wohlbefinden entscheiden.

Doshas – die drei Funktionsprinzipien

Die *Doshas* sind die wichtigsten Faktoren der ayurvedischen Lehre überhaupt. Die als »Funktionsprinzipien« übersetzten Bioenergien lassen sich als Prinzipien definieren, die in der Lage sind, bestimmte Eigenschaften und Funktionen im Körper hervorzurufen. Entsprechend ihrer Ausprägung und Zusammensetzung werden unsere körperlichen und psychischen Anlagen geprägt und zu einer individuellen, der eigenen Konstitution entsprechenden Form zum Ausdruck gebracht. Dabei handelt es sich bei den *Doshas* nicht um körperliche Substanzen, sondern um höchst dynamische Kräfte, die alle physiologischen und pathologischen Prozesse im Körper steuern. Gemeinsam mit seinen untergeordneten Kräften (*Subdoshas*) hat jedes *Dosha* einen bestimmten Bereich im Körper, wo es sich

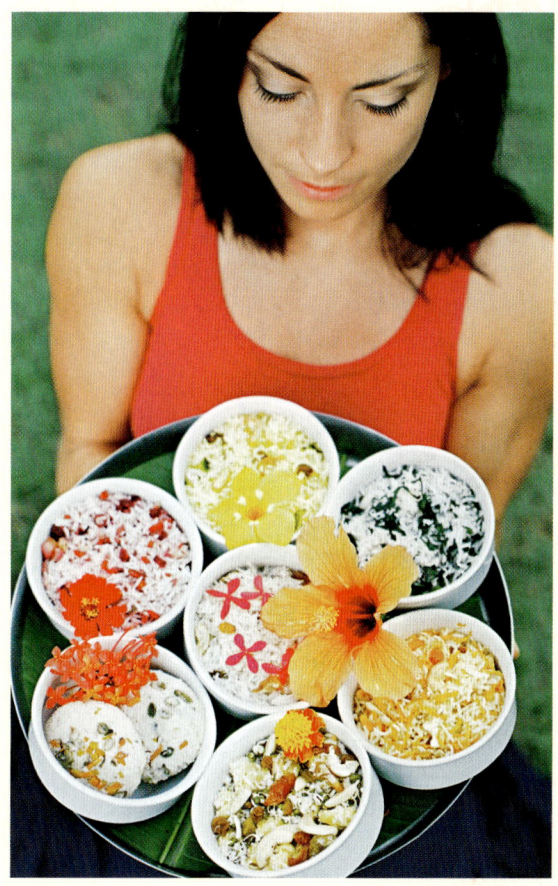

Nahrung ist ein wichtiger Faktor, um die körperliche und mentale Konstitution auszugleichen. Ayurveda passt die Ernährung individuell an.

vorwiegend manifestiert, und der bei einer Störung zuerst beeinträchtigt wird. Die drei *Doshas Vata*, *Pitta* und *Kapha* setzen sich aus den fünf Elementen zusammen, und leiten daraus ihre Eigenschaften und Funktionsprinzipien ab. **Vata** heißt übersetzt so viel wie »Wind« und bildet sich aus Luft und Äther. Es symbolisiert das Bewegungsprinzip in unserem Körper. Zu den wichtigen *Vata*-Funktionen gehören die zum Leben notwendigen Bewegungen des Atems, des Herzes und der Verdauung. Das Nervensystem, der Bewegungsapparat und die Immunität zählen zu den wichtigsten Aspekten von *Vata*. Die Eigenschaften von *Vata* sind Leichtigkeit, Trockenheit, Rauigkeit, Nicht-Schleimigkeit, Kälte, Beweglichkeit und Feinheit. Diese Eigenschaften werden von *Vata* im Körper hervorgerufen und wenn nötig, aufrechterhalten. Ist *Vata* jedoch gestört (man sagt »erhöht« oder »agraviert«), produziert es die Eigenschaften im Übermaß,

die sich dann durch typische *Vata*-Störungen wie z.B. trockene Haut, Schlafstörungen, Nervosität, Beschwerden im Bewegungsapparat oder frühzeitige Alterungsprozesse äußern.

Pitta heißt übersetzt »Galle« und entsteht aus dem Element Feuer mit einem kleinen Wasseranteil. *Pitta* steht für das Umsetzungsprinzip auf der körperlichen und geistigen Ebene. So ist es verantwortlich für alle Stoffwechsel- und Verdauungsvorgänge sowie die Intelligenz und geistigen Fähigkeiten des Menschen. Die Eigenschaften von *Pitta* sind flüssig, scharf,

Doshas, die Funktionsprinzipien

Laut Ayurveda verfügt jeder Mensch über eine individuelle Zusammensetzung der drei *Doshas,* aus der seine Konstitution und Persönlichkeit hervorgeht. Diese prägt unsere körperliche Erscheinung, Verhaltensformen und Krankheitsanfälligkeiten. *Vata* ist das »kinetische Prinzip« im Körper und für jede Form von Bewegung verantwortlich. *Pitta* ist das »thermische Prinzip« und für alle Umwandlungsprozesse im Körper verantwortlich. *Kapha* ist das »Stabilitätsprinzip« des Körpers.

Dosha (Elemente)	Funktionen	Körpersysteme	Eigenschaften	Typische Störungen
Vata (Äther/Luft)	Bewegung	Nerven- und Bewegungssystem, feinstoffliche Körperstrukturen	trocken, kalt, flink, leicht, hart, rau, klar	Nervosität, Schlafstörungen, Blähungen, Verstopfung, trockene Haut, neuralgische und Autoimmunerkrankungen, Beschwerden des Bewegungsapparats
Pitta (Feuer/Wasser)	Umsetzung, Transformation	Verdauung, Hormonsystem, Stoffwechsel, Intelligenz	heiß, beweglich, flüssig, leicht, ölig, sauer, scharf	Übersäuerung, Sodbrennen, Durchfall, Magenbeschwerden, Migräne, Hauterkrankungen, Entzündungen
Kapha (Wasser/Erde)	Stabilität, Synthese	Immun- und Lymphsystem	ölig, kalt, feucht, unbeweglich, schwer, weich, süß, schleimig	Müdigkeit, Antriebslosigkeit, Übergewicht, Diabetes mellitus, Verschleimungen

sauer, etwas ölig, beweglich wie eine Flüssigkeit (fließend), scharfer Geschmack und penetrierend. Wenn sich *Pitta* im Normalzustand befindet, ruft es diese Eigenschaften im Körper hervor und erhält sie aufrecht. Ist *Pitta* jedoch gestört, prägen sie sich im Übermaß aus und Krankheiten entstehen, bei denen diese Eigenschaften die Hauptsymptome bilden, wie wir es beispielsweise bei Hautkrankheiten, emotionaler Reizbarkeit, Gastritis oder Migräne beobachten können. Hier führt das Übermaß an Feuer zu brennender, geröteter Haut, Übersäuerung im Verdauungstrakt oder, angesammelt, zu Hitze und Überlastung im Kopf.

Kapha wird als »Schleim« übersetzt und steht für das Prinzip der Stabilität im Organismus. Es bildet sich aus Wasser und Erde und schenkt dem Körper Ruhe, Ausdauer und Immunkraft. Die Eigenschaften von *Kapha* sind ölig, kühl, schwer, süß, stabil, schleimig oder klebrig und weich. Befindet sich *Kapha* in einem Normalzustand, so produziert es diese Eigenschaften und hält sie – wo nötig – aufrecht. Es schenkt dem Körper Stärke und Struktur, und bildet die Grundlage für ein starkes Immunsystem und aktives Lymphsystem. Ist *Kapha* jedoch gestört, so entstehen sie im Übermaß im Körper, was zu schwerwiegenden Erkrankungen wie Diabetes mellitus oder Tumorbildungen führen kann. In leichteren Fällen kann eine Ansammlung von *Kapha* Übergewicht, Antriebslosigkeit oder Verschleimungen im Brust- und Kopfbereich bewirken.

Befindet sich das ursprüngliche *Dosha*-Gefüge in seinem harmonischen Gleichgewicht und Normalzustand, so ist der Mensch gesund, widerstandsfähig und glücklich. Sind die *Doshas* jedoch gestört, so ist dies eine Ursache von physischen und psychischen Beschwerden aller Art.

Angefangen von Alltagsproblemen wie innere Unruhe, Kopfschmerzen oder Antriebslosigkeit bis zu schweren Erkrankungen wie Rheuma, Diabetes mellitus oder Krebs – all dies sind unterschiedliche Ausdrucksformen von angesammelten und akkumulierten *Doshas* in unseren Körpergeweben (*Dhatus*) und Kanälen (*Srotas*).

Agni – das Verdauungsfeuer

Ein weiterer Faktor für den gesunden Aufbau des Körpers und Stoffwechsels ist im Ayurveda *Agni*, das Verdauungsfeuer.

Agni wird von *Pitta* produziert, benötigt aber ein harmonisches *Dosha*-Gleichgewicht, um seine volle und gesunde Funktionsfähigkeit zu erlangen. Ein funktionstüchtiges *Agni* zeichnet sich durch die Eigenschaften heiß, trocken, leicht, klar, wohlriechend und rein aus. Es nimmt eine zentrale Bedeutung für alle Stoffwechsel- und Erneuerungsprozesse ein, welche durch seine drei Unterarten abgedeckt werden:

- *Jathragni* befindet sich im Bereich von Magen, Leber und Zwölffingerdarm. Es scheidet den wertvollen von dem für den Körper unbrauchbaren Teil der Nahrung ab und steuert so die Verdauung und Assimilation. Es ist das Haupt-*Agni,* da die anderen beiden von seiner Vorarbeit abhängig sind.

- *Bhutagni* hat zur Aufgabe, die einzelnen Elemente (*Bhutas*) so umzuwandeln, dass sie für die *Dhatus* und den Körper überhaupt eine verwertbare Struktur bekommen. Dies geschieht im molekularen, submolekularen und energetischen Bereich. So ist *Bhutagni* in jeder Zelle anzutreffen, vor allem in der Leber.

- *Dhatvagni* entzieht dem wertvollen Teil der Nahrung die Essenz, um sie den *Dhatus*, den Körpergeweben, zur Verfügung zu stellen. Je nach vorliegender *Dosha*-Qualität brennt das *Agni* auf konstitutionstypische Weise stark, schwach, gleichmäßig oder ungleichmäßig. Leute mit einem starken *Agni* vertragen nahezu alle Ernährungsweisen, wohingegen bei schwachem *Agni* die Verdauungskraft fast völlig daniederliegt und sich Schlacken bilden können.

Ama – die Verdauungsrückstände

Toxische Verdauungsrückstände oder Schlacken werden im Ayurveda als *Ama* – wörtlich „nicht gekocht" – bezeichnet und entstehen immer dann, wenn *Agni* zu schwach ist, um die Nahrung vollständig zu verwerten. *Ama* kann verdauungsbedingt oder auch als nicht vernichtete und abtransportierte Zellgifte anfallen, welche sich nun mit jedem *Dosha* verbinden und so den Grad der Belastung oder Krankheit erhöhen können. Dies wird dann als *Sama* (»mit *Ama*«) bzw. *Nirama* (»ohne *Ama*«) bezeichnet.

Die Bildung von Ama

Wer regelmäßig schwer verdauliche Nahrungsmittel verzehrt, belastet seinen Stoffwechsel und läuft Gefahr *Ama* (nicht voll verdaute Nahrung) zu bilden. Dies kann zu vielerlei Beschwerdenbildern – wie Müdigkeit, Übergewicht oder Allergien – führen. Folgende Nahrungsmittel sollten eher gemieden werden:

- Fleisch, Wurst und Eier
- Fettige und frittierte Speisen
- Milchprodukte, Käse, Sahne
- Schwere Süß- und Mehlspeisen

Ebenso sind kalte Speisen (Rohkost) und Nüsse eher schwer verdaulich.

Dhatus – die sieben Körpergewebe

Ayurveda beschreibt sieben verschiedene Körpergewebe, welche *Dhatu* – wörtlich «aufbauendes Element» – genannt werden, und wie sich diese aus der Nahrung unter der wiederholten Einwirkung des Gewebestoffwechsels (*Dhatvagni*) nacheinander entwickeln.

Die sieben *Dhatus* sind:

- *Rasa* (Plasma)
- *Rakta* (zellulärer Blutanteil, rot)
- *Mamsa* (Muskel)
- *Meda* (Fettgewebe)
- *Asthi* (Knochen)
- *Majja* (Knochenmark)
- *Shukra* (Samen, Fortpflanzungsgewebe)

Aus *Shukra* wird eine feinstoffliche, ganz subtile Essenz abgesondert, *Ojas*, »das was belebt«, welche auf subtilster Ebene den grobstofflichen Körper energetisch unterhält und ihm Kraft und Gesundheit gibt. Wird dieser Ernährungskreis an irgendeiner Stelle gestört, können zunächst einmal die folgenden *Dhatus* nicht gebildet werden, was sich spätestens über ein Fehlen von *Ojas* auch auf die Arbeit der vorangehenden negativ auswirkt.

Srotas – die Zirkulationskanäle

Neben der Beschaffenheit der Körpergewebe (*Dhatus*) ist auch die Funktionstüchtigkeit der Zirkulationskanäle (*Srotas*) für einen gesunden Körper von größter Bedeutung. Die 13 verschiedenen Kanalsysteme der *Srotas* bilden ein weitverzweigtes Kanalnetz im menschlichen Körper, welches der Nahrungsversorgung sowie der Reinigung des Körpergewebes dient. In einem gesunden Organismus können die Körpersäfte durch die *Srotas* ungehindert fließen und sich gleichmäßig an den gewünschten Stellen verteilen. Durch schwere, schleimige Nahrung und

Ama-Ablagerungen können die *Srotas* in ihrer freien Zirkulation gestört werden und Blockaden bilden, welche maßgeblich an vielen weitver-breiteten Krankheiten, wie beispielsweise Rheu-ma oder Hauterkrankungen, beteiligt sind.

Gesundheit aus dem wahren Selbst

Die ayurvedische Philosophie basiert auf einer ganzheitlichen Denkweise und ist um die För-derung des Lebens im Allgemeinen bemüht. Es betrachtet den Menschen als ein Ganzes und als untrennbaren Bestandteil des Universums. Das Wohlergehen eines Individuums ist nach ayurvedischer Auffassung mit dem Wohlergehen der gesamten Gesellschaft, dem Naturreich und dem Universum verknüpft. Sein Überleben ba-siert auf einem harmonischen und ungestörten Umfeld in einer gesunden Pflanzen-, Tier- und Menschenwelt.

In diesem Sinne erzählen die heutigen Ayur-veda-Heiler, sogenannte *Vaidyas*, von der Überlieferung, in der sich in alter Zeit alle Weisen (*Rishis*) versammelt haben, um über die bedenkliche Entwicklung der menschlichen Gesellschaftsformen zu diskutieren. Sie waren in Sorge, dass die Menschen ihr naturverbundenes Leben im Wald verließen, um sich in Dörfern und Städten zu sammeln. »Was soll aus den Menschen werden, wenn sie den Kontakt zu den Pflanzen, den Tieren, den Steinen, den Sternen und den Göttern verlieren?«, fragten sie sich. Eine Antwort könnten wir heute geben, denn wir leiden unter den sogenannten Zivilisations-krankheiten, wie Burn-out, Depressionen oder Übergewicht. Trotz Reichtum und technischem Fortschritt mangelt es uns an Lebenserfüllung, Glück und Gesundheit. Wir haben den Kontakt zu uns selbst und zu unseren natürlichen Be-dürfnissen verloren, und wissen nicht mehr, was wir tun müssen, um gesund und leistungsfähig zu bleiben. So leiden im zunehmenden Maße immer mehr und immer jüngere Menschen unter körperlichen und psychischen Dysbalan-cen, die auf einer unnatürlichen und fremdbe-stimmten Lebensweise beruhen. Kommen wir hingegen wieder mit einer naturverbundenen und selbst erfüllten Lebensweise in Kontakt, so entwickeln wir automatisch eine gute Wahrneh-mung, Unterscheidungsfähigkeit und Intuition für alles, was uns stärkt oder schadet.

Jeden Tag bewusst leben

Richten wir unser tägliches Verhalten nach unseren wahren Bedürfnissen aus, können wir uns nicht nur vor körperlichen Krankheiten aller Art schützen, sondern gewinnen auch auf der energetischen Ebene ein tief verankertes Selbst-vertrauen, strahlende Lebensfreude und Liebes-fähigkeit. Dies ist das Ziel der ayurvedischen Gesundheitslehre: Dass wir vor dem Ausbruch einer Krankheit mit unserer wahren Natur in Kontakt treten und damit neue Gesundheit, Vitalität und Schönheit finden. So dienen die einfachen Empfehlungen zur täglichen Ernäh-rung und Körperpflege nicht nur als Grundlage jeder medizinischen Therapie, sondern bilden auch das Herz der ayurvedischen Psychologie, Verjüngungs- oder Schönheitstherapien.

> **Seele, Geist und Körper – diese drei sind wie ein Dreifuß; die Welt wird durch ihre Kombination erhalten, sie bilden das Substrat für jedes Wesen.**
> (Quelle: Caraka-Samhita, Susruta I.46)

Prakriti – die Grundkonstitution

Die klassische Übersetzung für den Begriff »Selbst« lautet »*Prakriti*«. Als *Prakriti* beschreibt Ayurveda unsere Grundkonstitution, mit der wir seit Geburt ausgestattet sind. Entsprechend der Qualität und Ausprägungen unserer *Doshas* (*Vata*, *Pitta*, *Kapha*) verfügt jeder von uns über eine ganz einzigartige Konstitution, die unseren Körper und unsere Psyche prägt. Gesundheit aus ayurvedischer Sicht ist immer gleichbedeutend damit, dass wir in Harmonie mit unserer Grundkonstitution sind. Dies beinhaltet automatisch einen Prozess der Selbsterkenntnis und Selbstakzeptanz. Denn unsere *Prakriti* lässt sich nicht verändern, um grundsätzlich jemand anderes zu werden. Auch wenn es heute groß in Mode ist, sich eine neue Nase oder Brust in wunschgemäßer Form und Größe »einzukaufen«, unsere innere Körperintelligenz weiß, was wirklich zu uns passt und hat uns genau den Körper geschenkt, der unserem inneren Potenzial am meisten entspricht. Leben wir aus einem erfüllten Selbst heraus, gewinnt unser Körper automatisch an Attraktivität und Ausstrahlung. Diese entspricht vielleicht nicht unbedingt dem modernen Schönheitsideal, doch sie entspricht dem optimalen Ausdruck unserer Persönlichkeit. Dem sollten wir uns öffnen! Verändert sich das ursprüngliche *Dosha*-Gleichgewicht der *Prakriti*, so entsteht die *Vikriti*. Durch die Ansammlung eines oder mehrerer *Doshas* verändern sich die dominanten, sicht- und spürbaren Eigenschaften der *Dosha*-Manifestation. Mit der Analyse der *Vikriti* finden wir den Status unseres »Jetzt-Zustandes« heraus und erforschen damit die Ursache für Beschwerden. Denn körperliche und psychische Störungen entstehen immer dann, wenn sich unser *Dosha*-Gefüge von seinem ursprünglichen *Prakriti*-Zustand auf unnatürliche Weise entfernt hat.

Die sieben Konstitutionstypen

Ayurveda beschreibt sieben verschiedene Kombinationsmöglichkeiten, wie sich die Konstitution bilden kann: Entsprechend der am stärksten ausgeprägten Kräfte können wir ein führendes *Dosha* haben, was als *Vata*-, *Pitta*- oder *Kapha*-Typ bezeichnet würde. Oder zwei *Doshas* sind gleichermaßen stark, dann sprechen wir von einer Konstitution mit *Vata-Pitta*, *Vata-Kapha* oder *Pitta-Kapha*. Relativ selten sind Menschen, die alle drei *Doshas* mit nahezu gleichen Teilen in sich vereinen, die sogenannten Tri-*Dosha* oder *Vata-Pitta-Kapha*-Typen.

Die klassischen Ayurveda-Schriften beschreiben die Konstitutionsqualitäten von *Vata*, *Pitta* und *Kapha* ausführlich und umfassend. Die Mischtypen hingegen sind immer eine Kombination aus den verschiedenen Kräften und können sich ganz unterschiedlich manifestieren. So kann z.B. ein *Vata-Kapha*-Typ einen *Kapha*-Körperbau und eine *Vata*-Haut aufweisen. Sein Stoffwechsel kann ebenfalls von *Vata* geprägt sein, wo hingegen die allgemeinen Vorlieben der *Kapha*-Persönlichkeit entsprechen.

■ Je nachdem über welche Konstitution Sie verfügen, verdanken Sie ihr Ihre Körperstruktur, Ihre angeborenen Verhaltensmuster, Vorlieben, Abneigungen, Einstellungen, Denkweisen sowie Reaktionsweisen auf bestimmte Stimuli. Auch Anfälligkeiten für bestimmte körperliche und mentale Krankheitsfaktoren sind typgerecht

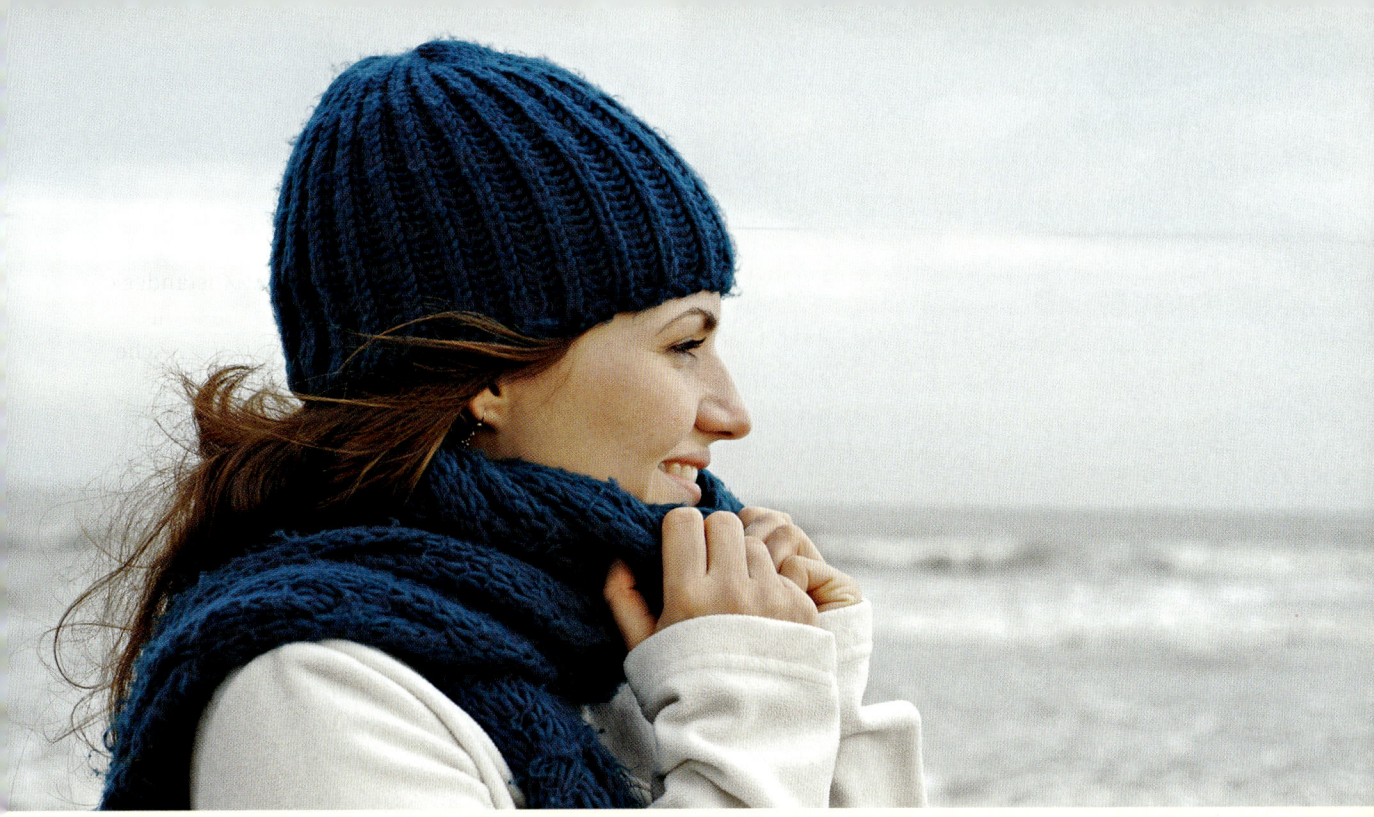

und können mit einer ayurvedischen Konstitutionsbestimmung gut vorausgesehen werden. Dementsprechend haben wir alle unser eigenes »Thema« – veranlagte Schwachpunkte und Störanfälligkeiten, die tief in unserem Wesen verankert sind, und an denen wir uns häufig ein Leben lang abarbeiten können.

Die Vata-Konstitution Ist das *Vata* bei einer Konstitution ausgeprägt, zeichnet sich diese durch die *Vata*-Haupteigenschaften kalt, trocken, rau, leicht und beweglich aus. Der Körperbau ist eher schmal, die Haut trocken, rau und kühl, das Immunsystem instabil und das Temperament von innerer Unruhe und Unstetigkeit geprägt. *Vata*-Menschen sind körperlich und geistig immer aktiv, neugierig und haben ein starkes Bedürfnis, sich zu bewegen. Eine sehr sensible Körperfunktion stellt ihre Verdauung dar. *Vata*-Typen haben von Natur aus einen unregelmäßigen Appetit und reagieren auf Stress, falsche Nahrung und innere Anspannung unmittelbar

mit Blähungen und Verstopfung. Das Nervensystem ist empfindsam, und ihre Körperstärke und Widerstandsfähigkeit gegen Krankheiten sind eher gering. So sind *Vata*-Menschen besonders empfindlich gegenüber Kälte und Wind.

Eine große Stärke von *Vata* liegt in der Kommunikation. *Vata*-Typen haben ein offenes Wesen, können gut Kontakt aufbauen und sind normalerweise redselig. Der Ideenreichtum und die Kreativität von *Vata*-Menschen sind bemerkenswert, und ihre große Begeisterungsfähigkeit lässt sie Tätigkeiten sehr schnell beginnen. Es macht ihnen große Freude, neue Dinge zu lernen und ihr Leben mit Veränderungen zu bereichern. Leider haben sie keine ausgeprägte Ausdauer und verfolgen oft mehrere Projekte gleichzeitig, ohne sich auf eins voll zu konzen-

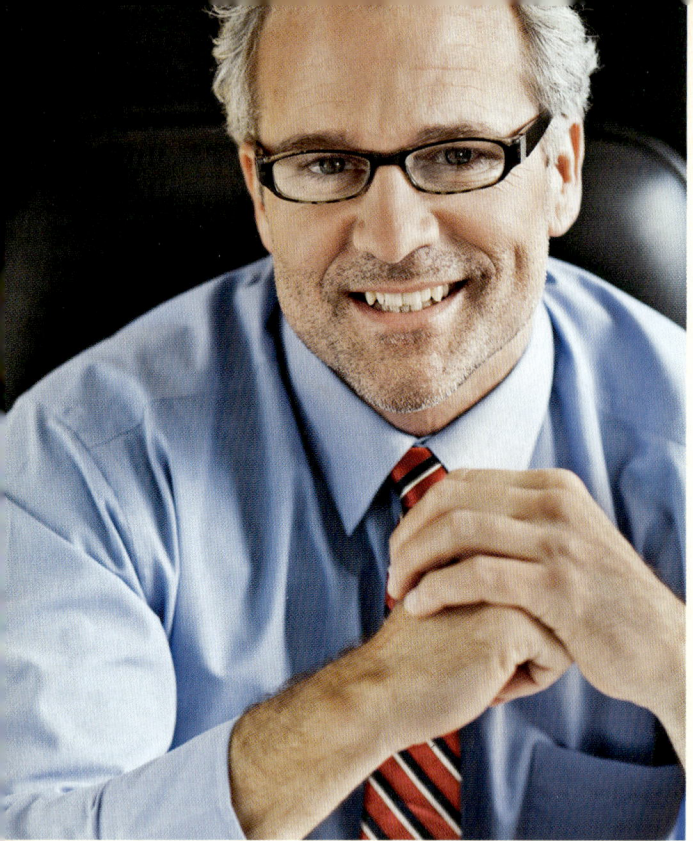

Pitta-Typen überzeugen durch Führungsqualitäten und Effizienz in der Wirtschaft, Sport und Wissenschaft. Sie fordern auch andere Menschen heraus.

trieren. Leicht lassen sie sich auch durch Sorgen, Ängste und stressbedingte Überlastung von ihren Vorhaben abbringen.

Generell neigen *Vata*-Menschen zu mentalen und psychosomatischen Erkrankungen, Beschwerden des Bewegungsapparats sowie Energiemangel, Tinnitus, Schlaflosigkeit, Herzerkrankungen und neuralgischen Schmerzen.

Die Pitta-Konstitution Ist das *Pitta* in einer Konstitution ausgeprägt, so äußert sich dies mit seinen Haupteigenschaften heiß, sauer und scharf in einer dynamischen, erfolgreichen und eindrucksvollen Persönlichkeit. *Pitta*-Menschen verfügen über ein gutes Energiepotenzial und sind körperlich und geistig sehr leistungsstark, zielgerichtet und handlungsorientiert. Sie haben eine gute Verdauung und einen guten Stoffwechselumsatz, daher ist ihr Körper mittelmäßig entwickelt. Er schwitzt viel, und die Haut ist normalerweise feucht, warm und gut durchblutet. Die Haut weist einen rötlichen Schimmer auf, hat oft Sommersprossen und neigt zu Rötungen, Hautunreinheiten oder Reizungen. Ebenso zeigt die *Pitta*-Haut die Tendenz zur Faltenbildung, und die Haare können zu früh ergrauen oder ausfallen. *Pitta* verleiht der Stimme Schärfe sowie eine flüssige, klare Sprache. *Pitta*-Menschen sind gute Redner und nehmen in Versammlungen, Diskussionen und Seminaren normalerweise einen besonderen Platz ein. Sie lieben das Debattieren und Diskutieren. Sie sind häufig dominant und durchsetzungsfähig, was manchmal als Sturheit empfunden wird. Der Wunsch, immer recht zu behalten, zieht sich wie ein roter Faden durch ihre privaten und geschäftlichen Gespräche und Aktionen.

Auf der körperlichen Ebene hat *Pitta* eine Affinität zu Übersäuerung, Entzündungen sowie Problemen mit der Leber und anderen Verdauungsorganen. Mental ist *Pitta* leicht reizbar, neigt zu Ärger, Ungeduld, Intoleranz, Perfektionismus und einem sehr starken Wunsch nach Anerkennung. Das führt häufig zu Konflikten mit sich selbst und dem anderen.

Die Kapha-Konstitution Ist das *Kapha* in einer Konstitution ausgeprägt, so schenkt dies innere Stärke und Stabilität. *Kapha*-Menschen sind kräftig gebaut, verfügen über ein gutes Immunsystem und sind ruhevoll im Umgang mit anderen Menschen und sich selbst. Entsprechend seiner Eigenschaften schwer, kalt, feucht und unbeweglich zeichnet sich *Kapha* durch einen schweren Körperbau, Langsamkeit, Sicherheit und ruhevolles Gemüt aus. Der Körper einer *Kapha*-Person ist gut entwickelt mit runden Konturen, und er tendiert zur Gewichtsansammlung. *Kapha*-Menschen haben eine schöne, glatte Haut, große ausdrucksvolle Augen und kräftige Haare. Ihre Körperstärke ist bemerkenswert, und sie besitzen eine gute Widerstandsfähigkeit gegen Krankheiten. Sie können jedoch an Diabetes mellitus, Beschwerden im Lungen-, Bronchial- und Kopfbereich leiden sowie an Fettleibigkeit und an Krankheiten, die im Zusammenhang mit überschüssigem Fett stehen. Von allen Konstitutionstypen besitzen sie die geringste Neigung zu mentalen Störungen. Dafür neigen sie aber sehr zu Bequemlichkeit und Antriebslosigkeit.

Ojas – der Schlüssel zu mehr Vitalität und Lebensfreude

Sind unsere *Doshas* im Gleichgewicht und arbeitet unser Stoffwechsel (*Agni*) gut, so steht unserer strahlenden, gesunden Schönheit und Erfüllung nichts mehr im Wege. Der Körper erneuert sich mithilfe seines aktiven Zellstoffwechsels (*Dhatvagni*) bei jeder vitalstoffreichen Mahlzeit, unsere Ausscheidungen (*Malas*) befreien uns täglich von allen Abfallstoffen, und der Geist (*Manas*) ist klar, aufnahmefähig und freundlich. All diese positiven Symptome zeigen an, dass wir über viel *Ojas* verfügen. *Ojas* bedeutet übersetzt auch »Strahlen«. Es ist das Endprodukt einer gesunden und vitalen Gewebserneuerung, und ist maßgeblich für unsere Immunität und Attraktivität verantwortlich. Mit *Ojas* gewinnen wir an Lebensfreude und Ausstrahlung, es bringt die Augen zum Leuchten, die Haut zum Schimmern und bewirkt eine unwiderstehliche Anziehungskraft.

Der Aspekt von *Ojas* spielt in allen Zweigen des Ayurveda eine wichtige Rolle: In der Ayurveda-Medizin achten wir auf einen guten *Ojas*-Haushalt, um die Abwehrkraft und Regenerationsfähigkeit des Körpers zu gewährleisten. Ebenso basiert die gesamte geriatrische Heilkunde des Ayurveda auf *Ojas*-fördernden Maßnahmen zur Verjüngung. In der Ayurveda-Psychologie gilt ein guter *Ojas*-Status als Garant für mentale Belastungsfähigkeit und als Schutz vor psychischen Erkrankungen wie Depressionen oder Burn-out. Im Bereich der Ayurveda-Kosmetik ist *Ojas* das Elixier, das die Haut jugendlich und straff werden lässt, die Augen zum Strahlen bringt und die sexuelle Anziehungskraft steigert.

Verlust von Ojas Leiden wir unter Stress, mentaler Anspannung oder einer energieraubenden Lebensweise, so zahlen wir die Rechnung für die übermäßige Computerarbeit, Fast Food oder Reise-Jetlag mit unserer *Ojas*-Energie. Durch

Ojas, feinste Lebensessenz

Param ojas bezeichnet die acht Tropfen essenzieller Lebensenergie, die bereits von Geburt an in uns Menschen angelegt ist. Der Verlust von *Param ojas* ist lebensbedrohlich, irreparabel und sollte mit allen Mitteln verhindert werden.

Aparam ojas hingegen bildet sich immer wieder neu und kann durch spezielle Nahrungsmittel, Massagen und Heilkräuter verstärkt werden. Im Ayurveda dienen vor allem die Verjüngungstherapien des *Rasayana* dem Aufbau von *Aparam ojas*. Wenn es vermindert ist, wirkt dies nicht tödlich, kann aber Krankheiten verursachen.

den Verlust wird unser Körper krankheitsanfälliger, unsere Psyche labil, und wir fühlen uns lustlos, alt und leer. Jedes Mal wenn wir unseren natürlichen Bedürfnissen (wie beispielsweise Urinieren, Gähnen, Niesen, Schlafen, Essen, Bewegung usw.) nicht auf gesunde Weise nachkommen können, fügen wir unserem Organismus neuen *Ojas*-raubenden Stress zu. Unter dieser Betrachtung sind viele Berufsgruppen automatisch einem *Ojas*-Verlust ausgesetzt. Ganz abgesehen von individuellen Belastungen, denen jeder zusätzlich ausgesetzt ist, wie emotionalem Stress durch angespannte Beziehungen mit dem Partner oder Kollegen.

Rasayanas für Körper und Geist

- Nahrungsmittel, die neue Lebens- und Immunkraft (*Ojas*) schenken, sind: Milch, Ghee, Mandeln, Rosinen, getrocknete Aprikosen, Honig, Weizen, Reis, Mangos, Hühnchen.
- Gewürze, Kräuter und Nahrungsergänzungen zur *Ojas*-Stärkung sind: Ingwer, Safran, Knoblauch (gekocht), Süßholz, *Amla* (Indische Stachelbeere), *Haritaki, Ashwaganda* (Winterblume), *Shatavari* (Indischer Spargel).
- Spezielle Kräuter und Empfehlungen für die geistige Kraft und das psychische Gleichgewicht (*Medhya-Rasayana*) sind: *Brahmi* (Nabelkraut), *Tulsi* (Indisches Basilikum), Kalmus (*Vaca*), vegetarische Ernährung, regelmäßige Meditation, Wahrhaftigkeit.

Mangel an Ojas erkennen

Es gibt sechs Fragen, um einen Mangel an *Ojas* zu erkennen.

- Fühlen Sie sich ständig müde, energielos und ausgebrannt?
- Haben Sie eine blass-fahle Haut, stumpfe Augen und eventuell Augenringe?
- Leiden Sie unter Lustlosigkeit, Erschöpfung oder psychischen Beschwerden?
- Ist Ihr Immunsystem instabil, und sind Sie trotz Erholungsphasen chronisch angeschlagen?
- Leiden Sie unter schwacher Libido oder unerfülltem Kinderwunsch?
- Treffen zwei oder mehr Gefühle von den folgenden auf Sie zu: unzufrieden, unerfüllt, unglücklich, unruhig, angespannt, reizbar, leer, schwach, überempfindlich, permanent gestresst, von Trauer überwältigt, alt, verbraucht?

Rasayana

Aus ayurvedischer Sicht ist Stress ein *Ojas*-Killer, und eine Vielzahl unserer Alltagsprobleme lassen sich auf die körperlichen und mentalen Stressfaktoren zurückführen. Gelingt es uns, diese zu analysieren und zu verändern, so haben wir den wichtigsten Grundstein zur Heilung und Transformation bereits gelegt. Für die äußeren Belastungsfaktoren, wie Lärm, Schmutz oder Schichtdienst, benötigen wir rationale Therapien zum Ausgleich. Mit ayurvedischen Ölmassagen, ausgleichenden Ernährungsempfehlungen und wirkungsvollen Kräuterpräparaten können wir den Energieverlust und die daraus resultierende *Dosha*-Störungen ausgleichen. Die *Ojas*-aufbauenden Therapieformen werden unter dem Begriff »*Rasayana*« zusammengefasst und finden sowohl in der ayurvedischen Kosmetik und Verjüngungstherapie als auch bei den modernen Zivilisationserkrankungen ihren

Interview mit Dr. Ram Manohar

Ayurveda-Arzt M. D. (Ayu.) und -Pharmakologe, Forschungsdirektor von AVTAR bei Arya Vaidya Pharmacy in Coimbatore. Mitarbeit in Ayurveda-Forschungsprojekten in Europa und den USA.

Sie sind als führender Arzt und Forscher bekannt für Ihre herausragende Kompetenz in ayurvedischer Medizin und Psychiatrie. Als wie stark würden Sie die Wirkung unserer Psyche auf den Ojas-Haushalt einschätzen?

Der Geist hängt sehr stark von *Ojas* ab. Gemäß der Texte, können negative mentale Emotionen das *Ojas* sofort abbauen. Besonders gewohnheitsmäßige Wut, exzessives Denken und Depression kann *Ojas* schädigen. Auf der anderen Seite kann ein ruhiger Geist dazu führen, *Ojas* zu bewahren. Spirituelle Praxis hilft, den Geist zu beruhigen und so das *Ojas* zu erhöhen. *Rasayana* kann *Ojas* erhöhen, indem der Stoffwechsel und die Umwandlung der Gewebe verbessert werden. So ist *Agni* hilfreich in der Herstellung von *Ojas*. Aber der Zustand der Psyche ist entscheidend für den Erhalt von *Ojas*. Daher wird begleitend zu den *Rasayanas* in den Schriften dazu geraten, den Geist zu kontrollieren und eine positive, mentale Einstellung zu kultivieren. Ansonsten verbrennen wir das ganze *Ojas*, das wir durch die Rasayanas aufbauen.

Können Sie den Ansatz der rationalen, psychologischen und spirituellen Therapien nochmals genauer erklären?

Die *Caraka Samhita* erklärt, dass Krankheiten, die den Körper betreffen, durch rationale (*Yuktivyapashraya*) und spirituelle (*Daivavyapashraya*) Behandlungen behandelt werden können, während Erkrankungen des Geistes durch *Sattvavajaya* behandelt werden.

Yuktivyapashraya bedeutet rationale Medizin, basierend auf einem Verständnis der Eigenschaften und Wirkungen von Medikamenten sowie den physiologischen und pathologischen Zuständen des Körpers. Diese Art von Behandlungen wirkt auf dem physischen Level und basiert auf einem Verständnis der Naturgesetze, die dem Universum zugrunde liegen.

Daivavyapashraya zielt darauf ab, die Wirkung von Handlungen aus vergangenen Leben auszulöschen. Daiva bedeutet Wirkung vergangener Handlungen. Diese Methode beinhaltet religiöse Interventionen wie Mantra, Homa/Feuerrituale, Tragen von Edelsteinen usw.

Sattvavajaya bedeutet, den Geist zu kontrollieren. Dies wird erreicht mit einem verbesserten, spirituellen Bewusstsein durch Selbsterkenntnis. Dies ist die ultimative Therapie für mentale Erkrankungen. Diese drei Arten der Behandlung wirken auf die physische, die mentale und die spirituelle Ebene der menschlichen Persönlichkeit.

Wie wichtig sind Ihrer Meinung nach die spirituellen Therapieformen für den Behandlungserfolg?

Aus ayurvedischer Sicht gibt es viele Erkrankungen, bei denen wir als Ursache die Wirkungen von Handlungen aus früheren Leben vermuten. In dem Falle müssen wir religiöse Interventionen integrieren, um Heilung zu erzielen. Auch viele Schulmediziner in Indien tun dies, in dem sie *Pujas* abhalten, Beten usw. Manche Erkrankungen, die jenseits der Behandlungsmöglichkeiten der konventionellen Medizin liegen bzw. Routinebehandlungen im Ayurveda darstellen, erfordern *Daivavyapashraya*. Dies sind einige Formen von Krebs, Hauterkrankungen, mentale Erkrankungen, Unfruchtbarkeit.

Einsatz. Beschwerden wie Schlafstörungen, Depressionen, Hyperaktivität bei Kindern, Burnout, ungewollte Kinderlosigkeit, Tinnitus … all das sind typische *Vata*-Störungen, die sich mit *Ojas*-stärkenden *Rasayanas* sehr gut behandeln, bzw. begleiten lassen.

Auch für das psychische Gleichgewicht ist *Ojas* ein wichtiger Faktor. Die ayurvedischen Schriften betonen immer wieder, dass *Ojas* die emotionale Immunität stärkt und unsere mentale Belastungsfähigkeit von einem guten *Ojas*-Haushalt abhängt. Ein ausgeglichenes Gemüt, gute Konzentrationskraft und positive Lebenseinstellung benötigen dynamische Lebensenergie und Vitalkräfte. Somit lassen sich viele mentale Stressfaktoren mit einer individuell abgestimmten *Rasayana*-Therapie harmonisieren. Darin enthalten sind dann auch »*Medhya Rasayanas*«: Kräuter, Gewürze und Nahrungsmittel, die eine speziell aufbauende Wirkung auf den Geist haben.

Liegen die Ursachen jedoch tiefer – in unbearbeiteten Erlebnissen und Traumata unserer Vergangenheit –, dann ist es nicht ausreichend, nur ein paar *Rasayanas* einzunehmen. Nun braucht

Die hellgrüne Amlafrucht zählt mit Ingwer und Kurkuma zu den wirkungsvollsten Hausmitteln zur Energiegewinnung für Körper und Geist.

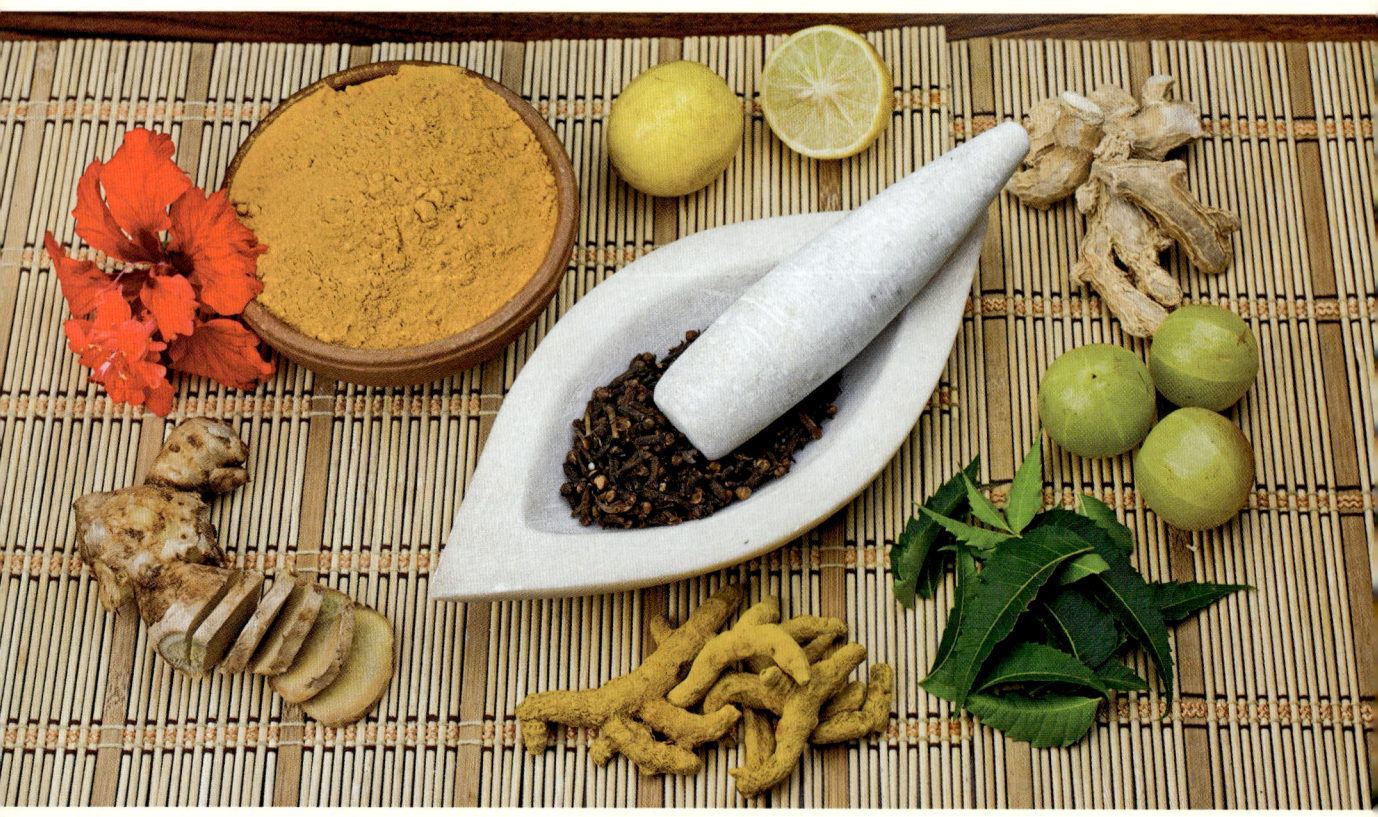

es psychologische und spirituelle Therapien, mit denen die unreflektierten Störfaktoren im Bewusstsein aufgearbeitet und aufgelöst werden können. Die klassischen Ayurveda-Therapien für Geist und Seele bestehen hauptsächlich auf Meditation und Ritualen im Tempel. In meiner eigenen Ayurveda-Praxis habe ich jedoch erfahren, dass es für den westlichen-intellektuellen Geist oftmals sehr hilfreich ist, zusätzlich auch verstärkende psychologische Therapien – wie Gesprächstherapie oder visualisierende Bewusstseinsübungen – zu integrieren, um in einer prozessorientierten Selbsterfahrung die subtilen Stressfaktoren wirklich zu verstehen und die Muster der Vergangenheit zu erkennen. Damit können wir uns neue Denk- und Verhaltensformen antrainieren, die uns Schritt für Schritt näher an unser wahres Selbst (*Prakriti*) und strahlende Lebensfreude (*Ojas*) heranführen.

Schönheit für jede Konstitution

Jeder von uns hat seine ganz eigene Konstitution und seinen ganz eigenen Lebensplan. Nach vedischer Auffassung hat sich unsere Seele den optimalen Körper und die passgenauste Lebenssituation gesucht, mit der wir Befreiung (*Moksha*) erlangen können. All unsere Krankheiten, Probleme und Krisen sind reinigende Lernprozesse, in denen wir uns von alten Mustern und schädlichen Einflüssen der Vergangenheit befreien können. Die Instrumente für ein erfülltes Leben werden in den Veden mit Pflichterfüllung (*Dharma*), Wohlstand (*Artha*) und Wunscherfüllung (*Karma*) beschrieben. Doch um dies zu erfüllen, benötigen wir einen gesunden Körper. Denn Gesundheit und Glück basieren auf der Analyse und positiven Erfüllung von *Dharma*, *Artha* und *Karma*. In Lebenskrisen ist es jedoch

Die Lehre des Ayurveda

Ayurveda lehrt Ziel und Erfüllung im Leben:
Dharma die Erfüllung der individuellen Pflichten und Verantwortlichkeiten
Artha der Verdienst bzw. Erwerb von Wohlstand
Karma der bewusste und selbst reflektierte Umgang mit Wünschen und Begehrlichkeiten

nicht leicht, hier ein ausgeglichenes Verhältnis dieser drei Lebenssäulen zu finden und angemessene Entscheidungen für die eigene Lebensgestaltung zu treffen. Oftmals arbeiten wir zu viel, streben übertrieben nach materiellen Werten oder sind in unseren Wünschen und Süchten gefangen. Um hier wieder das rechte Maß zu finden, analysieren wir nach ayurvedischem Konzept folgende Faktoren, um die Ursachen und Lösungsansätze für unsere Probleme zu definieren:

■ *Atma* – die Prägung des innersten Selbsts bzw. der Seele
■ *Deca* – die Lebensprägungen von Ort, Land, Region, Umgebung
■ *Kula* – die Lebensprägungen des familiären Umfelds
■ *Kala* – der zeitliche Faktor wie Tages- und Jahreszeit, Alter, Zeitalter
■ *Bala* – die eigenen Stärken und Fähigkeiten.
Im Sinne von *Atma*, *Deca*, *Kula*, *Kala* und *Bala* hat der tägliche Kampf gegen überschüssige Pfunde oder hässliche Pickel eine weitreichende Bedeutung: Wir stehen vor der Herausforderung, das Zusammenspiel unseres Körpers und

unseres Geistes zu verstehen und von seinen Störfaktoren auf allen Ebenen zu befreien. Oftmals liegt die Ursache für unsere Probleme in *Kala*, dem zeitlichen Faktor. So ist es ganz natürlich, dass wir im Winter stärker zu *Vata*-Störungen neigen oder im Alter verstärkte Faltenbildung haben. Hier können wir mit einer ausgleichenden Ernährung, Kräutern und Ölbehandlungen vieles wieder wettmachen. Sind die Störfaktoren jedoch in *Kula* (familiäres Umfeld) oder *Deca* (kulturelle Lebensprägung) verankert, so benötigt es nicht nur äußere Maßnahmen, sondern vor allem eine psychische Aufarbeitung zur liebevollen Hinwendung zum eigenen Selbst.

Selbsterfüllung und Lebensfreude

In meiner Praxis habe ich viele Klienten in ihren Gesundheits- und Lebensfragen beraten. Oftmals litten sie unter vielfältigen Problematiken, in denen sich alle *Doshas* mischten, wie etwa der innere Stress und die Schlafstörungen von *Vata*, die Übersäuerung und Kopfschmerzen von *Pitta* und das Übergewicht von *Kapha*. Diesen *Dosha*-Mix wieder ins Gleichgewicht zu bringen, ist ein Weg in mehreren Etappen: Wir schälen uns langsam von Störung zu Störung zum eigentlichen Kern durch. Dabei streifen wir all die Dinge, die nicht zu uns gehören wieder ab und nähern uns der eigenen Grundkonstitution. Entsprechend unserer *Prakriti*-Anlagen haben wir aber auch Themen, die uns ein Leben lang begleiten.

»Die Kette ist nur so stark, wie ihr schwächstes Glied«. Dieser Satz lässt sich auch auf die Manifestation unserer *Doshas* übertragen. Und das schwächste Glied ist immer unser am stärksten ausgeprägtes *Dosha*, denn dies ist besonders störungsanfällig. Analog der Eigenschaften unserer Beschwerden können wir gut herausfinden, welches *Dosha* im Krankheitsprozess beteiligt ist und dieses entsprechend behandeln. Doch *Dosha*-Störungen manifestieren sich nicht gleich in Krankheiten. Bis eine Dysbalance auf der *Dosha*-Ebene pathogen wird und sich in einem körperlichen Krankheitsbild manifestiert, dauert es oftmals Jahre. In den differenzierten Ayurveda-Beschreibungen des Krankheitsprozesses (*Samprati*) wird aufgezeigt, dass die körperliche Manifestation einer *Dosha*-Störung erst in der vierten Krankheitsstufe vollzogen wird und sich bis zur sechsten Krankheitsstufe in schwere und chronische Beschwerden steigert. Um diese Stadien zu behandeln, braucht es eine ausführliche Diagnostik und medizinische Behandlungsmethoden unter Leitung eines erfahrenen Ayurveda-Arztes.

Doch die »einfachen« Beschwerden in den ersten drei Krankheitsstufen können sehr gut im Präventionsbereich behandelt werden. Speziell unser Wunsch nach mehr Lebensenergie, Schönheit und Jugendlichkeit ist ein guter Motivator, um sein Leben nach den Gesundheitsprinzipien des Ayurveda auszurichten und damit auch schwereren Krankheitsbildern vorzubeugen. Denn so sehr uns auch unsere Cellulitis oder Falten stören mögen, aus Sicht der Ayurveda-Medizin sind es nur kleine Vorboten für »echte« Probleme in fortgeschrittenem Stadium. Und doch sollten wir die Signale unseres Körpers ernst nehmen und genau beobachten. Ein knackiger Körper mit gesunder Haut, strahlenden Augen und guter Ausstrahlung resultiert immer aus einem gesunden Stoffwechsel und gutem *Ojas*-Haushalt. Gerät das Gleichgewicht auf der körperlichen oder psychischen Ebene aus den Fugen, so sind die äußeren Körpergewebe – wie Haut oder Fettgewebe – unmittelbar betroffen und offenbaren den Missstand auf der funktionalen Ebene. Ebenso manifestiert sich die psychomentale Qualität unserer Konstitution im körperlichen Ausdruck. Jede Fettzelle und jeder Pickel hat seine Entsprechung in unseren Gefühlen, die sich in ihnen speichern. Wollen wir an der äußeren Form unseres Körpers etwas verändern, so werden wir automatisch mit den darunterliegenden Problematiken konfrontiert. Dies ist der ganzheitliche Ansatz der Ayurveda-Therapie.

Saundarya – die Schönheitslehre

Schönheit wird im Ayurveda als *Saundarya* übersetzt, und die dazugehörigen Therapien stehen in engem Zusammenhang mit der *Rasayana*-Lehre. Das Ziel aller *Saundarya*-Empfehlungen und Behandlungsformen ist die Optimierung des eigenen Schönheits- und Selbstausdrucks sowie die Verjüngung von Haut, Haar und Zellstoffwechsel. Mit sanften Massagen und Ölbehandlungen, wirkungsvollen Kräuterrezepturen und vitalisierenden Ernährungsempfehlungen pflegen wir uns von innen und außen. Die ganzheitlichen Behandlungstechniken zeigen einen direkt spürbaren und sichtbaren Effekt auf das körperliche und emotionale Wohlbefinden. Speziell die einfühlsam ausgeführten Ölmassagen (*Snehana*) werden aufgrund ihrer hormonstimulierenden Wirkung auch als »Liebestherapie« bezeichnet. Ihr verjüngender Effekt bewirkt nicht nur eine glatte und straffere Haut, sondern setzt auch viele Glücksgefühle frei, die unser Strahlen im Herzen und in den Augen zum neuen Leuchten bringen.

Ayurvedische Ölbehandlungen können als entspannende Wellnessmassage oder medizinische Therapie eingesetzt werden.

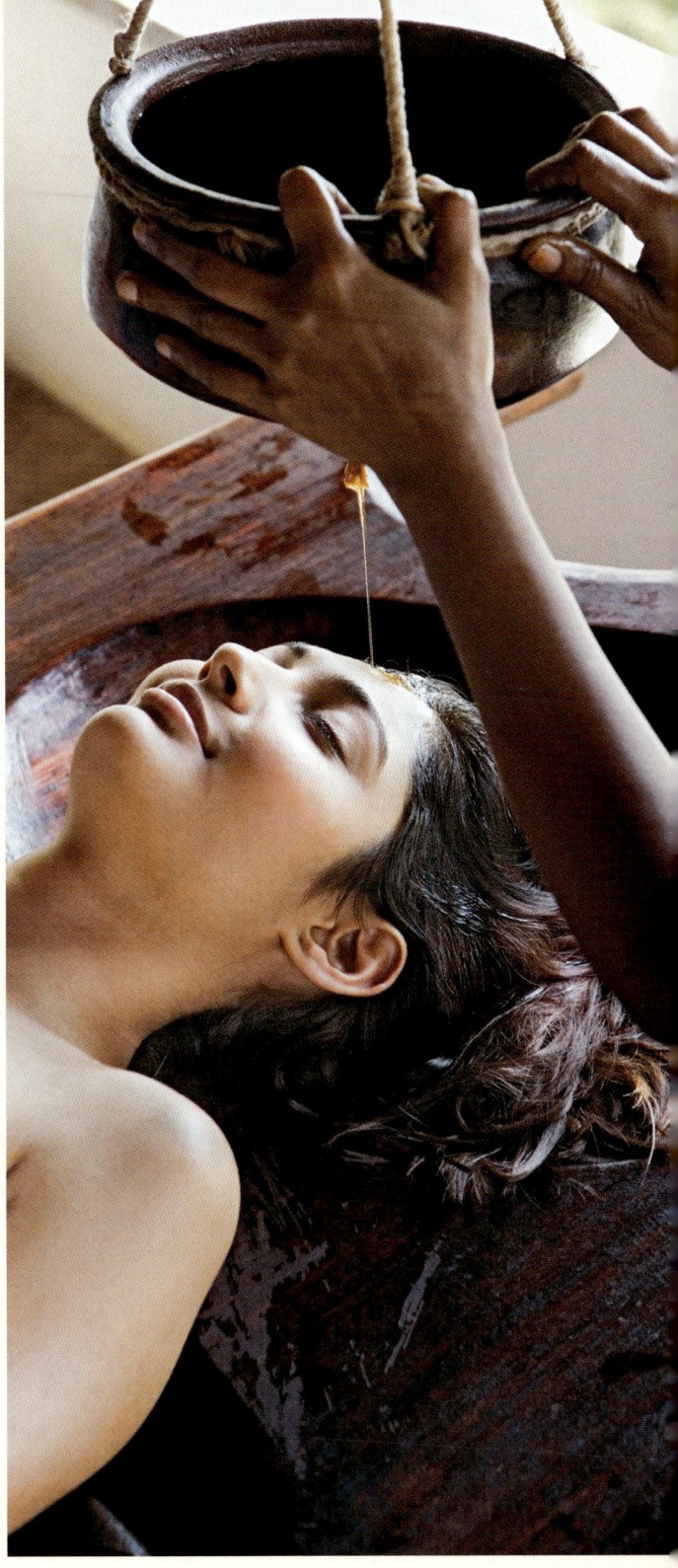

Aus ayurvedischer Sicht ist Schönheit immer ein ganz individueller Ausdruck des Menschen. Jede Konstitution hat ihr eigenes Schönheitspotenzial, das es zu entdecken gilt. Die überirdisch schöne *Vata*-Fee bezaubert mit einer anderen Anziehungskraft als die heißblütige *Pitta*-Schönheit oder herzenswarme Weiblichkeit einer *Kapha*-Frau.

Entsprechend unserer Konstitution kann sich der Körper aber auch auf unterschiedliche Weise verändern. So neigt jedes *Dosha* zu speziellen »Schönheitsproblemen«, die seine Störung anzeigen: Aufgrund ihrer aufbauenden Stoffwechselqualitäten leiden *Kapha*-Typen ihr Leben lang unter der (oftmals berechtigten) Sorge, zu dick zu sein. *Pitta*-Typen hingegen bringen ihre Hitze und Säure in Form von unreiner Haut und Haarausfall nach außen, und *Vata*-Typen leiden unter dem Gefühl frühzeitig zu altern und verlieren schnell an Vitalität und Spannkraft. Interessanterweise stelle ich in meinen Beratungen und Seminaren immer wieder fest, dass für viele Menschen die »Schönheitsthemen« besonders schmerzhaft besetzt sind. Obwohl wir unter einer Vielzahl von Problemen – wie gesundheitliche Beschwerden, Arbeitsstress oder Beziehungskonflikte – leiden, belasten uns die Unzu-

länglichkeiten unseres Aussehens vorrangig und eindrücklich. Die negativen Empfindungen dem eigenen Körper gegenüber sind unsere ständigen Begleiter und trüben das Selbstwertgefühl und die Lebensfreude auf empfindlichste Weise. Jeden Tag, wenn wir uns im Spiegel anschauen, erhält unsere Selbstablehnung neues Futter und wird als Grund für alle möglichen Misserfolge und Enttäuschungen im Leben betrachtet. Doch die Tatsache, dass auch ausgesprochen schöne Menschen unter den gleichen Komplexen leiden, zeigt deutlich, dass wir vor allem eine neue Einstellung zu unserem Körper gewinnen müssen. Dies ist auch die Voraussetzung, um wirkliche Veränderungen vorzunehmen. Nur ein Körper, der geliebt und angenommen wird, kann sich von allem, was nicht zu ihm gehört, befreien und sein erfülltes Schönheitspotenzial entfalten.

Kapha – die Leichtigkeit entdecken

Das große Lebens- und Leidensthema einer von *Kapha* dominierten Persönlichkeit ist das Gewicht. Auch wenn die ayurvedischen Schriften die aufbauenden Qualitäten von *Kapha* lobend erwähnen und auf das gute Immunsystem sowie die körperliche und mentale Belastungsfähigkeit hinweisen, bei dem heutigen Schönheits- und Schlankheitsideal schneiden *Kapha*-Typen denkbar schlecht ab. Ihr Körperbau ist von Natur aus mollig, kräftig und rund. Ausgestattet mit einem runden Gesicht, relativ breiten Schultern und Hüften sowie kräftigen Beinen und Armen, sieht *Kapha* immer wohlgenährt aus. Der Stoffwechsel ist in der Lage, trotz wenig Nahrung nur ein Minimum an Gewicht zu verlieren. Dies mag in früheren Hungerzeiten ein Segen gewesen sein, doch heutzutage hungern sich *Kapha*-Typen mit mäßigem Erfolg von einer Diät zur anderen. Bis sie frustriert aufgeben und munter vor sich hin futtern, frei nach dem Motto: »Es nützt ja eh nichts.« Doch das stimmt nicht. Ein *Kapha*-Stoffwechsel ist auf die richtige Menge und Zubereitung einer angemessenen Nahrung angewiesen, um gut zu funktionieren. Und auch wenn es einige Zeit braucht, bis sich die Ernährungsumstellung im Fettgewebe des Oberschenkels bemerkbar macht – die energetische Qualität mit *Kapha* ändert sich schnell: Gewinnen wir mehr Leichtigkeit und Dynamik, steigern sich automatisch auch die Lebensfreude und *Ojas*-Kraft. Wir entgiften, und der Körper gewinnt an Festigkeit, Spannkraft und Ausstrahlung.

Neben der Gewichtsproblematik zählen auch Wasseransammlungen, Schwellungen, Cellulitis und ein großporiges, schlecht durchblutetes Hautbild zu den typischen *Kapha*-Schönheitsproblemen.

Gemäß des Konzepts der Ayurveda-Therapie »Gegensätze gleichen sich aus« helfen zum *Kapha*-Ausgleich alle Nahrungsmittel und Körperbehandlungen mit leichten, trockenen, scharfen, wärmenden, ausleitenden und beweglichen Eigenschaften. Ebenso sind körperliche Bewegung und bewusstes Atmen ganz wichtig, um den trägen *Kapha*-Stoffwechsel auf Trab zu bringen. Auch auf der psycho-mentalen Ebene sollten *Kapha*-Typen versuchen, mehr Leichtigkeit und Durchlässigkeit zu gewinnen. Fettgewebe dient als idealer Speicher für verdrängte Gefühle, schmerzhafte Erinnerungen und abgelagerte Stoffwechselschlacken.

Pitta – die Energie kanalisieren

Wenn die in einer *Pitta*-Konstitution stark ausgeprägte Feuerkraft so richtig lodert, hat sie – je nach Qualität – eine aufbauende oder zerstörerische Kraft: Im Positiven ist die *Pitta*-Energie auf körperlicher und geistiger Ebene schöpferisch,

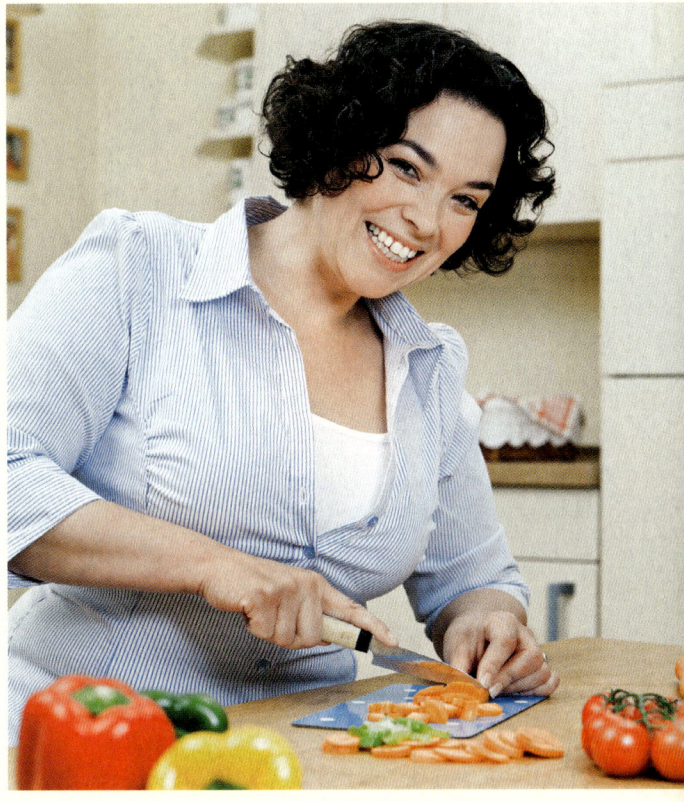

Eine erfolgreiche Schönheitstherapie basiert auf dem richtigen Speiseplan, sei es zur Verjüngung, zur Gewichtsreduktion oder für eine schöne Haut.

Leben spendend und erneuernd. Gerät das Feuer jedoch aus den Fugen, dann verbrennt sich der Körper quasi selbst mit Entzündungen und Infarkten. Die Psyche explodiert in emotionalen Ausbrüchen, und der Kontrollverlust im Reaktions- und Handlungsfeld kann verheerende Auswirkungen im privaten und beruflichen Umfeld auslösen. Die kraftvollen Feuerenergien richtig zu kanalisieren und einzusetzen, ist das große *Pitta*-Thema im Leben.

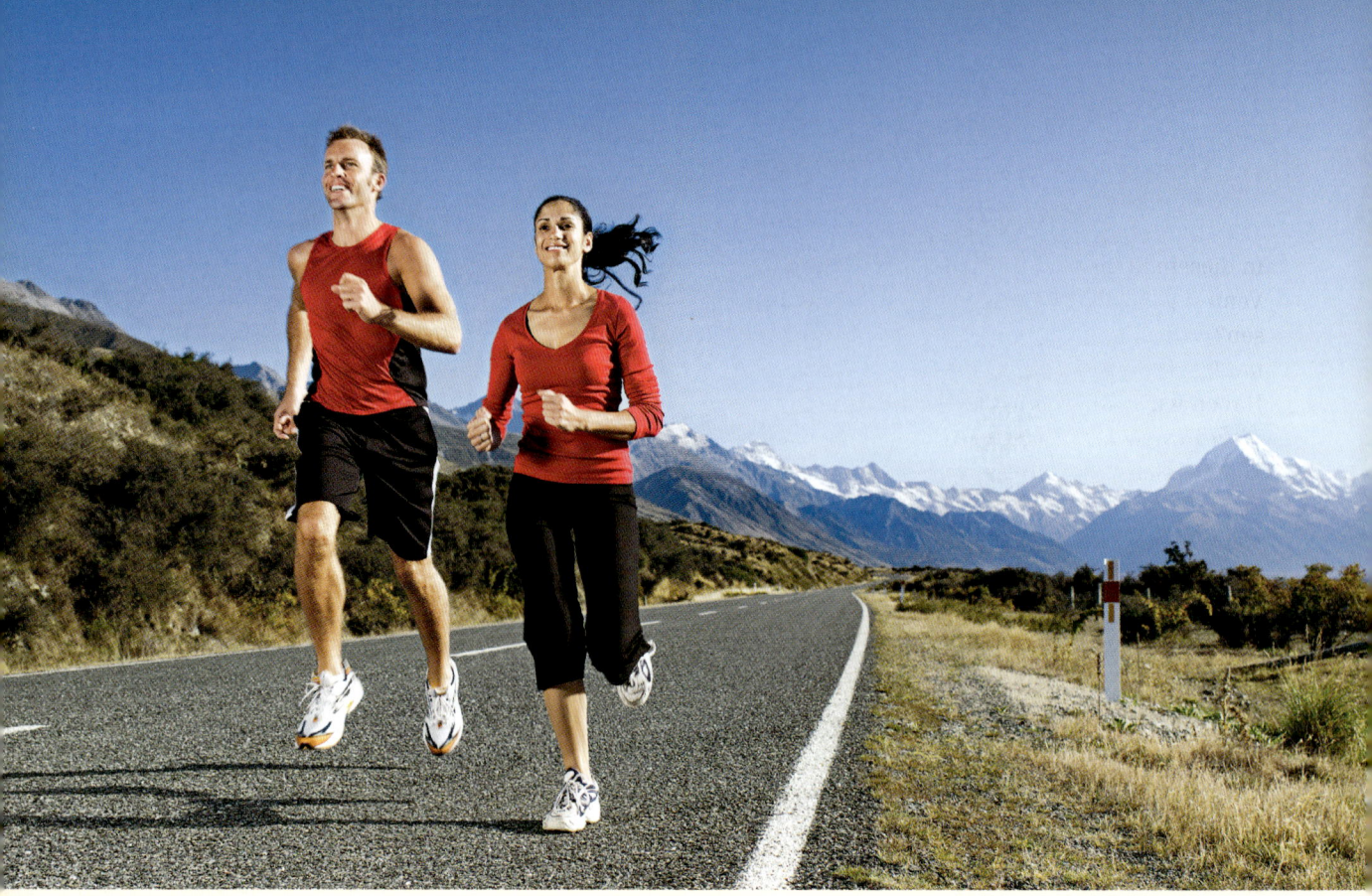

Die Haut ist direkt mit *Pitta* assoziiert und spiegelt seine Qualität. So basieren alle Hautbeschwerden, wie Unreinheiten, Rötungen, Pusteln, Entzündungen usw., auf einem *Pitta*-Überschuss, der über die Haut abgeleitet wird. Ebenso ist frühzeitiges Haarergrauen oder Haarausfall ein typisches Symptom für zu viel *Pitta* im Kopf, was häufig bei intellektuellen oder emotionalen »Hitzköpfen« vorkommt.

Die Ursachen für den *Pitta*-Überschuss in Haut und Haar sind vielfältig: Einerseits neigen *Pitta*-Konstitutionen aufgrund ihrer *Dosha*-Dominanz von Anfang an zu sensibler Haut und Hitzereaktionen. Diese wird durch Sonne und Stress sowie durch saure, scharfe und salzige Speisen verstärkt und manifestiert sich dann in entsprechenden Hautbeschwerden. Neben den äußeren Faktoren können auch mentale Faktoren zu

Nur in einem gesunden Körper kann ein gesunder Geist zur Entfaltung kommen. Bewegung hält die Transportkanäle frei und sorgt für Wohlbefinden.

einer *Pitta*-Ansammlung führen: Angestauter Ärger, Wut und Ungerechtigkeit treiben das *Pitta* nach oben. Jeder Pickel ist ein Aufschrei unterdrückter Gefühle und macht das Verdrängte sichtbar.

Um die *Pitta*-Problematik besser zu verstehen, gebe ich meinen Klienten häufig das Bild eines Kamins an die Hand: Wenn man in seinem Haus einen großen Kamin (*Pitta*) hat, dann benötigt man auch einen guten Schornstein. Fehlt dieser, so kann der Rauch nicht abziehen, kommt nach innen und vergiftet uns. Brennt also unser Feuer stark, dann müssen wir immer für einen guten Abzug sorgen.

In diesem Sinne ist die Frage »Mit welchen Ventil kannst Du mal inneren Druck ablassen?« ein wichtiger Aspekt der Psychohygiene, um Hautbeschwerden präventiv vorzubeugen. Haben wir keine Ausgleichmethode, so sind *Pitta*-Beschwerden vorprogrammiert und wir kompensieren den inneren Stress häufig mit zu viel Alkohol, Süßigkeiten oder Computerspielen. Gelingt es uns stattdessen Sport, Tanz, Singen oder Yoga als Ventil zu nutzen, besteht ein optimaler Ausgleich für das körperliche und emotionale Gleichgewicht, welcher sich auch in Haut und Haar widerspiegeln wird.

Vata – im Einklang sein

Durch den engen Bezug zum Luft- und Ätherelement wird das *Vata-Dosha* direkt mit den lebensbestimmenden Aspekten von Raum und Zeit in Verbindung gebracht. Dies können wir gut bei der *Vata*-Konstitution wahrnehmen, die ein starkes Bedürfnis nach Raum für die eigenen Gedanken, Gefühle und Ideen hat und mit *Vata*-bestimmenden Talenten wie künstlerische Neigungen, Kommunikationsfähigkeit und Erfindungsreichtum ausgestattet ist. Die Zeit steht für *Vata*-Typen ebenfalls im Mittelpunkt der Aufmerksamkeit: Ständig stehen sie unter Zeitdruck, vergessen die Zeit, verpassen den richtigen Zeitpunkt oder haben das Gefühl, die Zeit verrinnt viel zu schnell.

Auch der Alterungsprozess wird im Ayurveda unter dem *Vata*-Schirm betrachtet: Mit dem Einzug der ersten Alterungserscheinung kommen wir in eine von *Vata* bestimmte Lebensphase. Reduzierte Regenerationsfähigkeit, Erschöpfungszustände, beschleunigte Hautalterung und *Ojas*-Verlust – alle dies sind typische *Vata*-Symptome, die anzeigen, dass das Rad der Zeit nicht spurlos an uns vorübergeht und wir uns mehr Raum geben müssen für die eigenen Bedürfnisse, um den Alterungsprozess so gesund und erfüllend wie möglich zu gestalten.

Alle Empfehlungen und Behandlungsformen des Ayurveda, die das Ziel verfolgen, die Lebensqualität und Jugendlichkeit bis ins hohe Alter zu erhalten, dienen dem *Vata*-Ausgleich. Spätestens ab 45 Jahren sollte jeder Mensch regelmäßige *Rasayana*-Kuren zur körperlichen und geistigen Erneuerung in seinen Alltag einbauen, um das nun ansteigende *Vata* auszubalancieren. Gerade in unserer heutigen Zeit sind wir so vielen *Vata*-erhöhenden Stressfaktoren ausgesetzt, dass fast jeder von typischen *Vata*-Störungen betroffen ist. Hier helfen vitalisierende Nahrungsmittel und Gewürze wie Trauben, Mandeln, Kurkuma, Safran und Ingwer.

Wenn wir jedoch bereits in früheren Lebensphasen von *Vata*-Problemen betroffen sind, so sollten wir diese als Warnsignal betrachten, die einen frühzeitigen Alterungs- und Erschöpfungszustand ankündigen. »Der erste Tag deiner Krankheit ist der, an dem du mehr Energie verbrauchst, als du neu hinzugewinnst«, sagte mein Ayurveda-Lehrer immer. Und wenn wir ein *Vata*-Typ sind, so haben wir ein nicht so großes Energiepotenzial zur Verfügung. Dementsprechend rücksichtsvoll und behutsam sollten wir mit den eigenen *Ojas*-Energiereserven umgehen. In diesem Sinne können wir jede Falte, die unser Gesicht zeichnet, auch als Symbol verstehen, durch das sichtbar wird, dass wir uns über das eigene Energielevel hinaus verausgaben. Je mehr Entspannung wir uns gönnen, umso effektiver kann der Körper seine regenerativen und gewebserneuernden Kräfte freisetzen. Neben den aufbauenden *Rasayana*-Therapien benötigen wir vor allem Entspannung und Meditation, die uns helfen, innerlich zur Ruhe zu kommen.

ESSEN FÜR DIE SCHÖNHEIT
GESUNDHEIT VON INNEN HER

Die richtige Ernährung ist laut Ayurveda der Schlüssel zu unserem körperlichen und emotionalen Wohlbefinden. Mit dem, was wir essen und wie wir es zubereiten, nehmen wir direkten Einfluss auf die körperliche Gesundheit und das emotionale Gleichgewicht. Dabei handelt es sich bei der ayurvedischen Ernährung nicht um eine Diät, sondern um ein ganzheitliches Ernährungssystem, das äußerst differenziert auf die unterschiedlichen Bedürfnisse der Menschen eingeht.

Die wohlschmeckenden Speisen im Ayurveda werden auf die vorherrschenden *Dosha*-Eigenschaften abgestimmt, um den Stoffwechsel typgerecht in seinen Verdauungs- und Erneuerungsvorgängen zu unterstützen. Ebenso können spezielle Nahrungsmittel und Gewürze ernährungstherapeutisch eingesetzt werden, um Krankheiten präventiv vorzubeugen und diätetisch zu behandeln.

Auch in der ayurvedischen Schönheitslehre nimmt die richtige Ernährung einen großen Stellenwert ein: Bis zu 60 Prozent unseres Therapieerfolgs bei einer *Saundarya*- oder *Rasayana*-Kur hängen von der täglichen Nahrung ab. Durch das umfassende Ayurveda-Wissen um die geschmacklichen und heilenden Qualitäten der Nahrungsmittel können wir Menü- und Speisepläne zusammenstellen, welche den zellerneuernden Energie- und Substanzgewinn des Körpers optimal steuern, die Sinne befriedigen und die Psyche balancieren. Dabei begeistert die ayurvedische Ernährung immer wieder durch ihre Vielseitigkeit, in der sich eine wirkungsvolle Diätetik mit genussvoller Kochkunst vereint. Gelüste, Heißhungergefühle und Suchtverhalten werden mithilfe der Ayurveda-Psychologie analysiert und mit speziellen Übungen zur Gewohnheitsänderung und stimulierenden Gewürzen ausgeglichen. Damit gelingt eine ganzheitliche Ernährungsumstellung ohne Dogma oder asketischen Verzicht, doch mit viel Feingefühl für den intelligenten Einsatz aller Schätze der Natur.

Gründe für eine ayurvedische Ernährung

Typgerechte Ernährung Die täglichen Speisen werden auf die individuelle Konstitution und die jeweiligen Störungen abgestimmt.

Essen im Einklang mit der Natur Entsprechend der Lebensphasen, Jahres- und Tageszeiten werden die Auswahl und Zubereitung der Speisen angepasst.

Körperliches, emotionales Wohlbefinden Passende Nahrungsmittel und Gewürze gleichen Belastungs- und Stressfaktoren in Körper und Seele aus.

Spaß am Essen Die Nahrung wird auf wohlschmeckende und sinnlich erfüllende Weise zubereitet und schmeckt gut.

Zeitsparend Viele Rezepte der Ayurveda-Küche sind schnell und einfach zuzubereiten.

Sich gesund und schön essen Die ayurvedische Ernährung ist wichtiger Bestandteil der Medizin und Kosmetik. Sie kennt spezielle Diäten und Kuren, um die Verjüngungs- und Heilprozesse zu fördern.

Den richtigen Weg finden

Um das Leben nachhaltig zum Guten zu verändern, geht kein Weg an einer gesunden Ernährungsweise vorbei. Unsere Gesundheit, unser Aussehen und unsere Lebensfreude werden davon beeinflusst, auf welche Weise wir unsere täglichen Mahlzeiten gestalten.

Viele Menschen wissen um die Wichtigkeit einer ausgewogenen Ernährung, doch nur wenigen gelingt es, dieses Wissen konsequent umzusetzen. Wir sind gefangen in den inneren und äußeren Zwängen der alten Gewohnheiten, die eine Ernährungsoptimierung verhindern. Finden wir jedoch einen Lebensstil und eine Ernährungsform, die wirklich zu uns passen und die uns glücklich machen, so werden wir diese auf allen Ebenen unseres Seins als Gewinn wahrnehmen und damit in Freude und Leichtigkeit alle Widerstände überwinden können. Ayurveda kann den richtigen Weg weisen.

Konstitutionsgerechte Ernährung

Im Ayurveda dienen die drei *Doshas Vata*, *Pitta* und *Kapha* als Leitfaden für eine individuelle Ernährungsumstellung: Mit jeder Mahlzeit »füttern« wir unsere *Dosha*-Anteile, und durch die gezielte Auswahl von Nahrungsmitteln und Anwendung spezieller Ernährungsregeln können wir ihre Qualität und Quantität unmittelbar steuern.

Das grundlegende Prinzip der konstitutionsgerechten Ayurveda-Ernährung beruht auf dem Ausgleich der übermäßigen Eigenschaften: Jedes *Dosha* manifestiert sich im Organismus durch seine Eigenschaften. Störungen entstehen immer durch übermäßige Ausprägung dieser Qualitäten, die mit der richtigen Ernährung auf einfache Weise ausgeglichen werden können:

■ Um die *Vata*-Eigenschaften wie trocken, leicht und kalt auszugleichen, empfiehlt Ayurveda warme, gekochte und feuchte Nahrungsmittel wie sämig gekochte Suppen, Getreidegerichte oder süße Früchte.

■ Ist das *Pitta* aus dem Gleichgewicht geraten, so sammeln sich Hitze und Säure im Körper an. In diesem Fall helfen alle süßen und bitteren

Eigenschaften und Geschmack zum Dosha-Ausgleich

Dosha	Empfehlenswerte Eigenschaften	Empfehlenswerter Geschmack
Vata	leicht, warm, weich, feucht, beruhigend	süß, salzig, leicht sauer, leicht scharf
Pitta	kühl, mild, weniger gekocht, schwer	süß, bitter, zusammenziehend
Kapha	leicht, warm, trocken, anregend	scharf, bitter, zusammenziehend

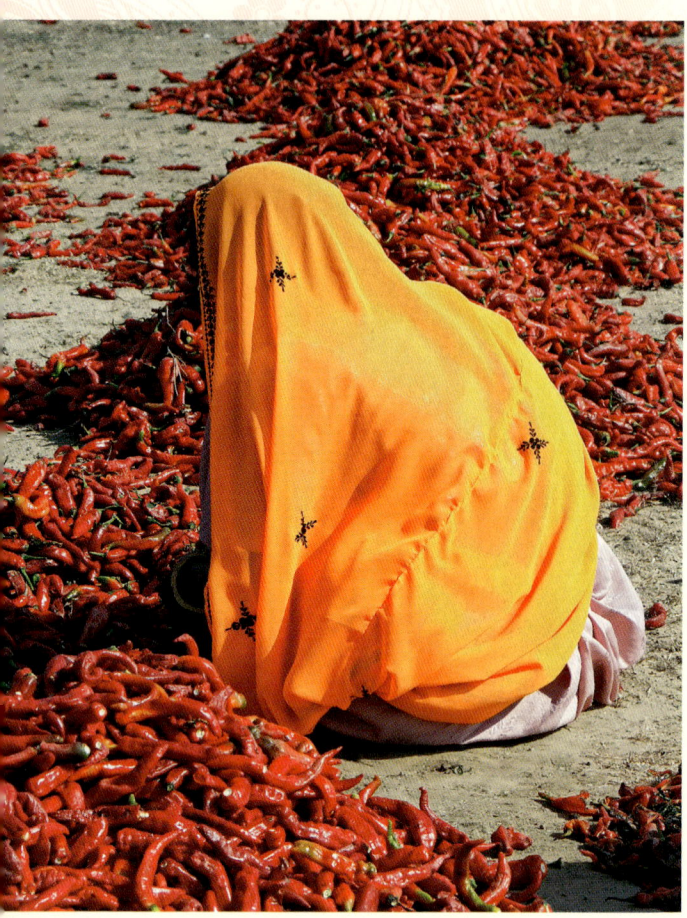

Scharfe Chilischoten sind ein wichtiges Gewürz zur Gewichtsreduktion – sie stärken den Stoffwechsel, verbrennen Fettgewebe und bilden Glückshormone.

Speisen wie Wurzelgemüse und Salat sowie Kurkuma, Kardamom und Koriander zum Würzen der Speisen.

● Ist *Kapha* mit seinen Eigenschaften schwer, kalt und feucht zu stark ausgeprägt, so helfen scharfe und erhitzende Gewürze wie Ingwer, Pfeffer, Chili oder Senfsamen, die den Speisen beigegeben werden. Ebenso ist der Genuss von leichten und bitteren Speisen wie Hülsenfrüchten und Blattgemüse angesagt, um den Stoffwechsel auf natürlichem Weg ins Gleichgewicht zu bringen.

Die sechs Geschmacksrichtungen

Besonders eindrucksvoll können wir die Wirkung unserer Nahrung mit dem gezielten Einsatz des Geschmacks steuern. Dazu beschreibt Ayurveda die sechs Geschmacksrichtungen (*Rasa*) mit ihrem Einfluss auf die *Doshas,* den Stoffwechsel (*Agni*) und die Psyche (*Manas*). Ob ein Nahrungsmittel dem Substanzaufbau dient oder den Gewebsaufbau unterstützt, den Körper befeuchtet oder austrocknet, uns anregt oder beruhigt – all das lässt sich direkt von den Geschmacksqualitäten ableiten.

Der Grundgeschmack wird von der Nahrungsgruppe bestimmt, so sind z.B. Getreide, Nüsse und Fette immer süß, Blattsalate und Gemüse immer bitter, und Zitrus- und Beerenfrüchte immer sauer. Innerhalb dieser Nahrungsgruppen gibt es allerdings Ausnahmen, und diese spielen in der ayurvedischen Ernährungs- und Schönheitstherapie eine besonders große Rolle: Ein gutes Beispiel dafür ist der Honig, der trotz seines süßen Geschmacks eine *Kapha*-reduzierende und gewebeabbauende Wirkung hat.

Der süße Geschmack (*Madhura*) wird wegen seiner heilenden und aufbauenden Kraft geschätzt. Süße Substanzen nähren das Gehirn, fördern die sexuelle Kraft, wirken antitoxisch und allgemein kräftigend. So zählen alle süßen Nahrungsmittel zu den wichtigsten *Rasayanas* und werden in Anti-Aging-Kuren eingesetzt. Besonders gut sind sie für den Gewebsaufbau, das Herz, die Haut und Haare. Im Ayurveda steht der süße Geschmack auch für Liebe und mütterliche Nährkraft. Viele süße Substanzen haben eine stimulierende Wirkung auf die Psyche und schenken Zufriedenheit, innere Ruhe und Liebe. Wer jedoch abnehmen will und mehr Leichtigkeit und Aktivität für sein Leben sucht, der sollte die süßen Nahrungsmittel stark eingrenzen.

Alle Hauptnahrungsmittel wie Getreide, Fette, Hülsenfrüchte, Süßmittel und Milch sind süß. Ebenso haben wir viele süße Gemüse wie Möhren, Fenchel, Kürbis, Rote Bete, Kartoffeln, Gurken sowie süße Früchte wie Bananen, süße Trauben, Äpfel, Mangos, Melonen und viele mehr, die unseren Speiseplan dominieren.

Der saure Geschmack (*Amla*) regt den Stoffwechsel an und hat befeuchtende, appetitanregende und kräftigende Eigenschaften zum Ausgleich von *Vata*.

In der ayurvedischen Schönheitstherapie werden saure Speisen eher gemieden: Sie übersäuern den Stoffwechsel, fördern Hautproblematiken und Gewebsaufschwemmungen, belasten die Fortpflanzungsgewebe (*Shukra*) und damit auch den Verjüngungsprozess. Auf die Psyche übt der übermäßige Genuss von sauren Speisen ebenfalls einen negativen Einfluss aus, da sie Gier und Aggressionen fördern können.

Zu den sauren Speisen zählen Zitrusfrüchte, Ananas, saure Milchprodukte und Essig. Besonders schädlich sind jedoch die Nahrungsmittel, die nicht unmittelbar sauer schmecken, aber

eine saure Wirkung haben. Zu diesen zählen Fleisch, weißer Zucker, weißes Auszugsmehl, Kaffee und Alkohol. Aber es gibt auch Ausnahmen! Früchte, die sauer schmecken, aber eine süße, bzw. scharfe Wirkung (*Vipaka*) haben. Diese sind die Könige der Schönheitstherapie, da sie viele Antioxidanzien und andere Wirkstoffe zum Verjüngen und Abnehmen in sich vereinen. Diese drei Früchte sind *Amla* (siehe *Amalaki* Seite 78), Granatapfel und Berberitze (Sauerdorn).

Der salzige Geschmack (*Lavana*) wirkt gut auf das Nerven- und Lymphsystem. Sein systemischer Effekt ist befeuchtend, appetitanregend, und verdauungsfördernd. Auch bei psychischer Anspannung und mentaler Überlastung wirkt der salzige Geschmack besonders stabilisierend und entspannend.

In der ayurvedischen Schönheitstherapie wird nur wenig Salz empfohlen. Seine erhitzende Wirkung verstärkt *Pitta*-Problematiken wie Ergrauen der Kopfhaare, Haarausfall, Hautreizungen und Faltenbildung.

Pippali – der Pfeffer für jeden Typ

Pippali, der Lange Pfeffer (lat. *Piper longum*), hat eine ganz spezielle Eigenschaft: Er schmeckt zwar scharf, hat aber eine süße Wirkung nach der Verdauung (*Madhura Vipaka*). Damit ist er für jeden Konstitutionstyp – auch für *Pitta* – geeignet! Trotz dieser milden Qualität zeichnet sich *Pippali* durch seine *Ama*-reduzierende Wirkung (*Amapacana*) aus.

Honig macht schlank

Unter allen Süßungsmitteln nimmt Honig eine ganz spezielle Rolle ein. Trotz seines süßen Geschmacks bewirkt er eine *Kapha*-Reduzierung. Speziell dunkler Wald- oder Kastanienhonig zeichnet sich durch die Eigenschaften leicht, spitz und scharf nach der Verdauung (*Tikshna Vipaka*) aus und wird zur Gewichtsreduktion und Entschleimung eingesetzt.

Die Auswahl an unterschiedlichen Salzsorten in den Läden ist groß, laut Ayurveda ist das Steinsalz (auch als Himalaya-Salz oder Ur-Salz bekannt) am besten verträglich.

Der scharfe Geschmack (*Katu*) wirkt reinigend und anregend. Er wird als Therapeutikum gegen Fettsucht, Diabetes mellitus, Husten, Asthma, Erkältung und Blutstillung sowie als Aphrodisiakum (Mittel zur Steigerung der sexuellen Empfindung) eingesetzt. Optimal ist der scharfe Geschmack, um den Gewebsstoffwechsel anzuregen und Gewicht abzubauen. Gewürze wie Ingwer, Chili, Pfeffer oder Meerrettich sind hier die wichtigsten Vertreter.

Auf der psychischen Ebene macht der scharfe Geschmack wach und aktiv; im Übermaß genossen, kann er aber auch zu Unruhe und Kontrollverlust führen.

Der bittere Geschmack (*Tikta*) schenkt dem Körper viel Leichtigkeit und Bewegung. Er ist äußerst blutreinigend, antitoxisch, appetitanregend, verdauungsfördernd, fiebersenkend und entzündungshemmend. Verdauungsstörungen, Übersäuerung, Hautkrankheiten (ganz besonders Akne) und Fettsucht können mit dem bitteren Geschmack wirkungsvoll gelindert werden. Damit ist der bittere Geschmack optimal, um alle *Pitta*- und *Kapha*-Probleme zu lindern.

Wirkungen der Geschmacksrichtungen

Rasa	Doshas	Wirkung auf Agni	Wirkung auf Dhatus	Srotas	Empfehlung als Rasayana bzw. Saundarya
Madhura (süß)	erhöht K reduziert V, P	schwächt	baut auf	blockiert	nährt und verjüngt
Amla (sauer)	erhöht P, K reduziert V	stärkt	baut auf (außer *Shukra*)	blockiert	befeuchtet, vermindert Libido
Lavana (salzig)	erhöht P, K reduziert V	stärkt	baut auf	reinigt	erhitzt, bindet Feuchtigkeit
Katu (scharf)	erhöht V, P reduziert K	stärkt	reduziert	reinigt	reinigt, baut Fettgewebe ab
Tikta (bitter)	erhöht V reduziert P, K	stärkt	reduziert	reinigt	austrocknend, entsäuernd
Kasaya (zusammenziehend)	erhöht V reduziert P, K	schwächt	baut auf	blockiert	heilend, macht leicht

V = Vata, P = Pitta, K = Kapha

Zu den bitteren Speisen zählen alle Blattgemüse wie Mangold, Spinat, Chicorée, Radicchio, Salat sowie Artischocken, bittere Kräuter und viele Gewürze der Ayurveda-Küche.

Der zusammenziehende Geschmack (*Kasaya*) ist ein wichtiges *Rasas* in der ayurvedischen Pharmakologie und Kräuterheilkunde. In ihm liegt eine große heilende Kraft, die absorbierend, blutstillend und sekretionsvermindernd wirkt. Er tritt vor allem in Heilkräutern und einigen Gewürzen (wie Kurkuma) auf. In der Ernährungslehre wird der zusammenziehende Geschmack unter den gleichen Kriterien wie der bittere Geschmack betrachtet.

Grundregeln ayurvedischer Ernährung

Unabhängig von seiner individuellen Anwendungsweise gibt es einige Grundregeln, die jeder Mensch in seiner Ernährung berücksichtigen sollte, wenn er gesund und leistungsfähig bleiben möchte. Die allgemeinen Regeln der Ayurveda-Ernährung dienen als Leitlinien für jede Ernährungsumstellung. Sie gleichen die *Doshas* aus, stärken den Stoffwechsel (*Agni*), schützen vor Verdauungsstörungen und Toxinen (*Ama*) und fördern die Transportkanäle (*Srotas*), die für eine aktive Verdauung und Zellerneuerung notwendig sind. Je nach Konstitution sind manche Regeln mehr oder weniger entscheidend für den persönlichen Speiseplan und sollten in den Alltag integriert werden.

Die richtige Menge Essen Sie in Maßen, denn sowohl zu viel als auch zu wenig Nahrung führt zu Störungen. Dazu vierteln Sie das Fassungsvermögen Ihres Magens in Ihrer Vorstellung: Zwei Teile sind für feste und ein Teil für flüssige Nahrung (wie Getränke oder Suppen) gedacht; der vierte Teil sollte frei bleiben, damit die Verdauungsfunktionen nicht gestört werden.

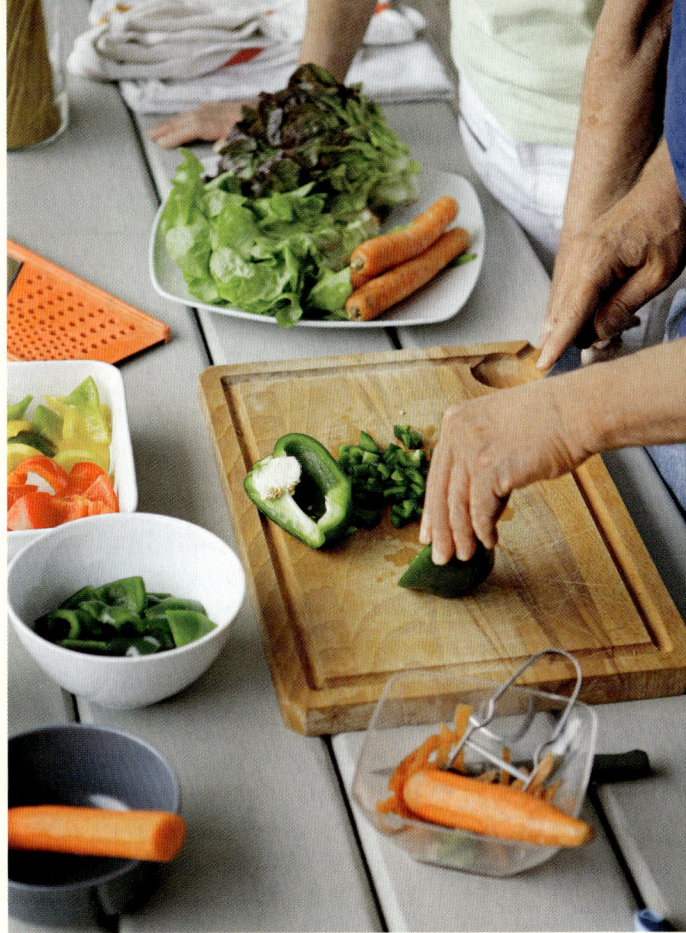

Für sich und andere täglich zu kochen und vorausplanend zu sorgen, ist eine wunderbare Aufgabe. Gut organisiert, lässt es sich schnell kochen.

Regelmäßig essen und auf Zwischenmahlzeiten verzichten Essen Sie regelmäßig und vermeiden Sie unkontrollierte Zwischenmahlzeiten. Kaum etwas ist der Verdauung zuträglicher. Am besten ist es, erst wieder zu essen, wenn die vorangegangene Mahlzeit verdaut ist. Nur so werden die Verdauungs- und Stoffwechselprozesse nicht belastet. Deswegen sollten Sie viele Mahlzeiten und häufige Snacks vermeiden. Drei Mahlzeiten sind die Regel. Die Nahrung, die Sie morgens und mittags zu sich nehmen, sollte am Abend verdaut sein, und das Abendessen sollte am nächsten Morgen verdaut sein.

Morgens haben wir eine träge Verdauungs-funktion, deshalb ist ein warmes und leichtes Frühstück angemessen. Mittags ist die Verdauungskraft am stärksten, weshalb die Hauptmahlzeit ansteht. Abends sollte man ca. drei Stunden vor dem Schlafengehen eine leichte, warme Mahlzeit essen. Und da am Abend der Körper besonders leicht verschlackt, sollte man zu später Stunde keine Nahrungsmittel einnehmen, welche die Transportfunktionen (*Srotas*) beeinträchtigen, wie Käse, Joghurt und säuerliche Speisen.

In Ruhe essen und gut kauen Essen Sie in Ruhe, jedoch nicht zu langsam. Kauen Sie die Nahrung gut durch und widmen Sie dem Genuss beim Essen die volle Aufmerksamkeit. Sie nehmen dadurch Magen und Darm Arbeit ab.

Zu den Mahlzeiten nicht trinken Um das Verdauungsfeuer nicht zu löschen, sollten Sie eine bis anderthalb Stunden vor und nach dem Essen nichts trinken. Zum Essen hat sich das schluckweise Trinken von einem Glas heißen Wassers jedoch als verdauungsfördernd erwiesen. Ausnahmen vor dem Essen bilden auch verdauungsanregende Tees. Für die allgemeine Flüssigkeitsaufnahme sind warmes Leitungs- oder stilles Mineralwasser und Kräutertee am besten geeignet.

Hochwertige Nahrungsmittel essen Ihre Nahrung sollte stets rein sein, d.h. hochwertig, frisch und mit Liebe zubereitet. Die beste Qualität bieten Eigenanbau und Bioläden, da deren Produkte so wenig wie möglich mit Düngemitteln, Insektiziden, Konservierungsmitteln und Schadstoffen belastet sind. Bevorzugen Sie Nahrung aus Ihrer Umgebung und Güter der Saison.

Gekochte und selbst zubereitete Mahlzeiten bevorzugen Kochen Sie möglichst selbst und essen Sie warme Mahlzeiten. Warme Speisen regen die Verdauung und den Stoffwechsel an. Selbst Schwerverdauliches kann dann besser aufgespalten und verwertet werden. Mindestens die Hauptmahlzeiten (Mittag- und Abendessen) sollten warm zubereitet sein.

Individualität in Auswahl und Zubereitung Bedenken Sie bei der Wahl der Nahrungsmittel Ihre persönlichen Vorlieben und Verträglichkeiten, d.h. Ihre Konstitution (*Prakriti*) sowie Ihre gegenwärtigen Gesundheitsstörungen (*Vikriti*).

In angenehmer Atmosphäre essen Essen Sie an einem geeigneten Ort, der mit Dingen versehen ist, die bei Ihnen Wohlbefinden hervorrufen. Die psychische Komponente ist bei der Nahrungsaufnahme sehr wichtig. Genießen Sie das Essen und widmen Sie ihm die volle Aufmerksamkeit. Wenn Sie viel reden, nebenbei lesen oder fernsehen, bringen Sie sich um einen hohen Genuss, beeinträchtigen die Verdauung und auf lange Sicht Ihre Gesundheit.

Auf ausgewogenen Geschmack achten Im Ayurveda gilt eine Mahlzeit als ausgewogen, die alle sechs Geschmacksrichtungen enthält. Idealerweise nimmt man diese in folgender Reihenfolge zu sich: süß, sauer, salzig, scharf, bitter, herb. Dies entspricht den Phasen der Verdauung. Das Kochen mit Ghee (Butterfett) intensiviert den Geschmack und fördert die Verdauung.

Auf richtige Kombinationen achten Die lange Erfahrung des Ayurveda hat gezeigt, dass gewisse Nahrungsmittel nicht kombiniert werden sollten. Im Ayurveda werden diese »falschen Kombinationen« immer wieder als Ursachen verschiedenster Erkrankungen angesehen. Sie behindern die Transportfunktionen (*Srotas*) und bilden Stoffwechselschlacken (*Ama*), was z.B. die Hauptursache vieler Hautkrankheiten ist. Achten Sie deshalb auf die richtige Kombination von Nahrungsmitteln.

Dosha-Test: Welcher Esstyp bin ich?

Mit diesem Erhebungsbogen können Sie erste Anhaltspunkte erhalten, die Ihnen Ihren Konstitutions- und Esstyp entschlüsseln. Zählen Sie zusammen, wie viele Aussagen Sie bei *Vata, Pitta* und *Kapha* mit Ja beantworten konnten. Auch wenn Sie bei den einzelnen Aussagen nicht alle aufgeführten Punkte bestätigen können, sollten Sie diese Aussagen ankreuzen.

A Aussagen, um die grundlegenden Konstitutionseigenschaften des Körpers (Prakriti) zu erkennen

Vata

Mein Körperbau ist dünn, schwach entwickelt, feingliedrig, klein oder groß	☐
Ich habe ein geringes Gewicht und nehme schwer zu	☐
Mein Gesicht ist eher schmal, klein, hager oder zerfurcht	☐
Meine Haut ist oft trocken, glanzlos und zeigt auch raue, schuppige Stellen	☐
Meine Haare sind dünn, trocken und haben häufig Schuppen	☐
Meine Hände sind schmal, klein, rissig, fühlen sich oft kalt an, haben schmale hervorstehende Gelenke und hervortretende Venen	☐
Summe Vata-Prakriti	

Pitta

Mein Körper ist athletisch gebaut und von mittlerer Größe	☐
Ich habe ein Idealgewicht mit guter Muskulatur	☐
Mein Gesicht ist von mittlerer Größe, rötlich, eckig und hat eher scharfkantige Züge	☐
Meine Haut errötet leicht, ist rotwangig, hat Sommersprossen, ist weich, ölig und neigt zu Hautunreinheiten	☐
Meine Haare sind fein, weich, rötlich und frühzeitig ergraut	☐
Meine Hände sind warm, rosig, weich und von mittlerer Größe	☐
Summe Pitta-Prakriti	

Kapha

Mein Körperbau ist stämmig, eher großgliedrig und gut entwickelt	☐
Mein Gewicht ist schwer, mit Tendenz zur Fettleibigkeit	☐
Mein Gesicht ist eher rund, blass und hat weiche Züge	☐
Ich habe eine relativ dicke, robuste Haut mit Neigung zu Wasseransammlungen	☐
Meine Haare sind kräftig, reichlich und schnell fettend	☐
Meine Hände sind kräftig, fest und mit wenig Linien	☐
Summe Kapha-Prakriti	☐

B Aussagen, um die eigenen Beschwerden und Bedürfnisse (Vikriti) zu erkennen

Vata

Ich bin häufig nervös, unorganisiert, ängstlich und/oder überfordert	☐
Ich habe eine trockene, sensible Haut	☐
Ich bin vergesslich und kann schlecht auswendig lernen	☐
Ich leide unter Stimmungs- und Energieschwankungen und fühle mich häufig leer und ausgelaugt	☐
Ich kann abends nur schlecht einschlafen oder wache nachts häufig auf	☐
Ich leide häufig unter einer schlechten Verdauung und/oder Blähungen	☐
Ich habe sehr häufig kalte Hände und Füße	☐
Häufig oder regelmäßig leide ich unter einer oder mehreren der genannten Beschwerden:	☐
▸ Untergewicht, Auszehrung, Zittern, Zuckungen, Schwindel	☐
▸ Blähungen, Verstopfung	☐
▸ Schlafstörungen, Schlaflosigkeit	☐
▸ Angst, Nervosität, mentaler Instabilität	☐
▸ Verlust der Körperkraft, Schwäche des Immunsystems	☐

- Ohrgeräuschen oder Tinnitus ☐
- Häufigen Schmerzen, Taubheit, Steifigkeit und Krämpfen (z.B. Menstruationsschmerzen) ☐
- Jeder Art von Lockerheit in Gelenken, Bändern oder Muskeln oder Störungen des Bewegungsapparats (z.B. Rheuma, Osteoporose) ☐

Summe Vata-Vikriti ☐

Pitta

Ich fühle mich oft angespannt, gereizt, ungeduldig und/oder verärgert ☐

Ich habe eine empfindliche, leicht gerötete und warme Haut ☐

Ich schwitze leicht und habe auch oft einen heißen Kopf ☐

Manche Leute bezeichnen mich als stur, aufbrausend und/oder streitsüchtig ☐

Ich habe einen sehr guten Appetit und reagiere mit Ärger und Ungeduld, wenn ich hungrig bin ☐

Ich bin ein Perfektionist und setze mich damit selbst oder andere unter Leistungsdruck ☐

Meine Augen sind sehr empfindlich, brennen leicht oder haben eine Sehschwäche ☐

Häufig oder regelmäßig leide ich unter einer oder mehreren der genannten Beschwerden: ☐

- Unreiner Haut und/oder Hautkrankheiten ☐
- Frühzeitigem Haarausfall und/oder Haarergrauen ☐
- Fieber, erhöhter Temperatur, exzessivem Schwitzen ☐
- Durchfall oder roter, gelber oder grünlicher Verfärbungen von Urin oder Stuhl ☐
- Entzündungen und Eiterung ☐
- Kopfschmerzen und/oder Migräne ☐
- Sodbrennen, saurem Geschmack oder Aufstoßen oder Magenbeschwerden ☐
- Schwächung des Sehvermögens ☐

Summe Pitta-Vikriti ☐

Kapha

Ich fühle mich oft müde, antriebslos und schwer	☐
Ich nehme leicht an Gewicht zu und nur schwer ab	☐
Ich bin oft erkältet und/oder verschleimt	☐
Ich bin nicht besonders ehrgeizig, sondern eher nachlässig und/oder faul	☐
Ich bin sehr anhänglich und kann mich schwer von alten Dingen trennen	☐
Ich esse oft zu viel und unkontrolliert	☐
Ich vermeide körperliche Bewegung und/oder Sport, wenn auch immer möglich	☐
Häufig oder regelmäßig leide ich unter einer oder mehreren der genannten Beschwerden:	☐
▸ Schweregefühl im Körper, Erhöhung des Körpergewichts, Fettleibigkeit	☐
▸ Wasseransammlungen und/oder Ödemen	☐
▸ übermäßiger Schleimbildung in den Bronchien, Stirn und/oder Nebenhöhlen	☐
▸ träger Verdauung, Appetitverlust	☐
▸ Schläfrigkeit, exzessivem Schlaf	☐
▸ Diabetes mellitus	☐
▸ Verlust von Stärke und Widerstandskraft	☐
▸ Tumorbildung	☐

Summe Kapha-Vikriti ☐

Auflösung

	A Prakriti	B Vikriti
Vata		
Pitta		
Kapha		

Bitte Punkte eintragen. Die Anzahl der mit Ja beantworteten Fragen zeigt auf, welche *Dosha*-Ausprägung bei Ihrer *Prakriti* (Grundkonstitution, von Geburt auf definiert) bzw. *Vikriti* (derzeitiger »Jetzt-Zustand« der Doshas) vorhanden ist.

Falsche Kombinationen von Nahrungsmitteln

■ Milch darf nur mit bestimmten Nahrungsmitteln zusammen eingenommen werden: Milchunfreundliche Nahrungsmittel sind Fisch, Fleisch, Jaggery (Palmzucker), Mung-Dal, saures Obst, Rettich, Blattgemüse, Weine, Sesamsamen, Sesamöl, Senf, Jackfrucht, Zitronen, Bananen, Granatäpfel und Salz – sie sollten nie mit Milch zusammen eingenommen werden.
Milchfreundlich hingegen sind Mangos, Weintrauben, Honig, Ghee, Butter, Ingwer, Pfeffer, Zucker, Reisflocken, Gerste, *Amla*. Diese dürfen zusammen mit Milch gegessen werden.
Weitere schädliche Kombinationen sind:
■ Fleisch mit Sprossen, mit Honig, mit Zuckerrohrprodukten
■ Fisch mit Banane, mit Joghurt oder mit Buttermilch
■ Honig mit Rettich
■ Saure Früchte und Gemüse, wie Zitrusfrüchte, Beeren, Tomaten, Rhabarber mit Joghurt, Quark oder Kefir
■ Ghee und Honig zu gleichen Teilen

Dem eigenen Esstyp auf der Spur

Wollen Sie herausfinden, welche Ernährungs- und Gesundheitsempfehlungen Ihnen helfen können, Ihre Ziele im Leben zu erreichen? Dann vergessen Sie alle bis jetzt antrainierten Verhaltens- und Essformen. Wenden Sie sich Ihrem Körper zu und analysieren Sie anhand Ihres strukturellen Körpers Ihre jetzigen *Dosha*-Qualitäten. Mit der Betrachtung von Körper- und Gesichtsform, Gewicht, Haut, Haaren, Händen, Nägeln und Zunge können Sie gut Ihre jetzige Konstitutionsausprägung (*Vikriti*) feststellen. Beobachten Sie Ihre Gedanken, Gefühle und Handlungen, die Ihr Leben bestimmen. Begegnen Sie dabei sich und Ihren *Dosha*-Qualitäten auf frische und unvoreingenommene Weise: Wir können unsere Konstitution nicht wählen, sondern nur optimieren. Wir können unsere Probleme nicht lösen, in dem wir gegen uns ankämpfen, sondern das dahinter stehende Bedürfnis verstehen und erfüllen. Der erste Schritt dazu ist, dass wir alle (wirklich alle!) Anteile unserer Persönlichkeit willkommen heißen. Wir müssen lernen, von erziehungsbedingten Wertevorstellungen loszulassen und uns so zu lieben, wie wir wirklich sind. Dabei helfen auch Körpertherapien: Mit einer Selbsteinölung oder Morgenroutine pflegen wir unsere zärtliche Beziehung zum eigenen Körper. Auch mit jedem Essen können wir uns auf gesunde Weise verwöhnen und die Baustoffe für den umfassenden Erneuerungsprozess von Körper und Geist geben.

Körperreise zum Ursprung der eigenen Persönlichkeit

Die folgende Übung ermöglicht, *Vata*, *Pitta* und *Kapha* im eigenen Körper zu spüren und die Ebenen der *Doshas* in uns bewusst zu machen. Wiederholen Sie diese Übung ruhig in größeren Zeitabständen immer wieder, denn Sie werden dadurch immer neue Aspekte Ihrer Persönlichkeit erfahren und Ihrer wahren Grundkonstitution Schritt für Schritt näher kommen.

1. Legen oder setzen Sie sich ganz entspannt hin und atmen Sie ruhig ein und aus. Hören Sie dabei eine entspannende Musik oder genießen Sie einfach die Stille Ihrer Umgebung. Spüren Sie, wie der Atem durch den ganzen Körper fließt und Sie seine rhythmische Bewegung in jeder Zelle erfüllt. Ihr Körper ist entspannt, angenehm schwer und warm.

2. Legen Sie die Hände auf den unteren Bauch und atmen Sie tief in Ihren Bauch hinein. Konzentrieren Sie sich auf Ihren Unterbauch und den Dickdarm. Dies ist der Hauptsitz von *Vata*, hier sammelt sich Ihre gesamte Bewegungsenergie. Spüren Sie die Leichtigkeit Ihrer Bewegung und die Quelle Ihrer Kreativität, Flexibilität und Feinfühligkeit.

Vergegenwärtigen Sie sich die verschiedenen Aspekte und Persönlichkeitsmerkmale von *Vata* und spüren Sie Ihre eigenen Anteile davon:

- Ist Ihr Körper leicht, zart und schmal?
- Ist Ihre Haut trocken, dünn und kühl?
- Sind Sie in all Ihren Aktivitäten sehr schnell und sprunghaft?
- Ist Ihr Kopf immer in Aktion und können Sie Ihre Gedanken schlecht abschalten?

Erleben Sie bewusst alle *Vata*-Anteile in sich und atmen Sie wieder entspannt ein und aus. Genießen Sie die innere Leichtigkeit, die Sie durch und durch erfüllt.

3. Gehen Sie nun mit Ihrer ganzen Aufmerksamkeit in die Bauchmitte auf Höhe des Dünndarms und der Leber. Hier ist der Hauptsitz Ihres *Pittas* und der Verdauungsenergie. Spüren Sie die Kraft und die Hitze Ihrer Feuerkraft und die unermessliche Stärke, die in Ihnen daraus erwächst.

Ihre *Pitta*-Energie brennt und brodelt in Ihrem Inneren und schenkt Ihnen Vitalität und Dynamik in jedem Körperteil, geistige Klarheit und eine durchdringende Umsetzung in allen körperlichen und geistigen Prozessen.

Vergegenwärtigen Sie sich die verschiedenen Aspekte und Persönlichkeitsmerkmale von *Pitta* und spüren Sie ganz bewusst Ihre eigenen Anteile davon:

- Ist Ihr Körper warm und kraftvoll?
- Haben Sie eine gute Verdauung und einen aktiven Stoffwechsel?
- Sind Sie eine starke Persönlichkeit mit Ehrgeiz, Durchsetzungsvermögen und erfolgsorientierter Handlungsweise?
- Neigen Sie zu Hautreizungen, Durchfall oder Entzündungen im Körper?

Erleben Sie bewusst alle *Pitta*-Anteile in sich und atmen Sie wieder entspannt ein und aus. Genießen Sie die innere Wärme und Kraft, die Sie durch und durch erfüllt.

4. Wenden Sie nun Ihre Aufmerksamkeit Ihrem Brustkorb und oberen Magenbereich zu. Hier ist der Hauptsitz Ihres *Kaphas*. Öffnen Sie mit jedem Atemzug Ihre Brust und Ihre Herzensregion. Spüren Sie die liebevolle Kraft und Sehnsucht Ihrer Herzensenergie und genießen Sie die innere Fülle und angenehme Schwere der ruhigen *Kapha*-Energie. *Kapha* entfaltet sich im ganzen Brustraum und erfüllt Sie mit tiefer Ruhe, Gelassenheit und Liebe.

Vergegenwärtigen Sie sich die verschiedenen Aspekte und Persönlichkeitsmerkmale von *Kapha* und spüren Sie Ihre eigenen Anteile davon:

- Ist Ihr Körper robust und kräftig gebaut?
- Verfügen Sie über ein stabiles Immunsystem, fülliges Haar und eine unempfindliche Haut?
- Sind Sie eine ausgeglichene, in sich ruhende Persönlichkeit, und kommen viele Menschen zu Ihnen, um sich Hilfe und Trost geben zu lassen?

Erleben Sie bewusst alle *Kapha*-Anteile in sich und atmen Sie wieder entspannt ein und aus. Genießen Sie den inneren Frieden und die kraftvolle Ausdauer, die Sie durch und durch erfüllt.

5. Bleiben Sie entspannt und genießen Sie die vielfältige Fülle Ihrer Persönlichkeit. Konzentrieren Sie sich auf Bilder Ihrer Kindheit.

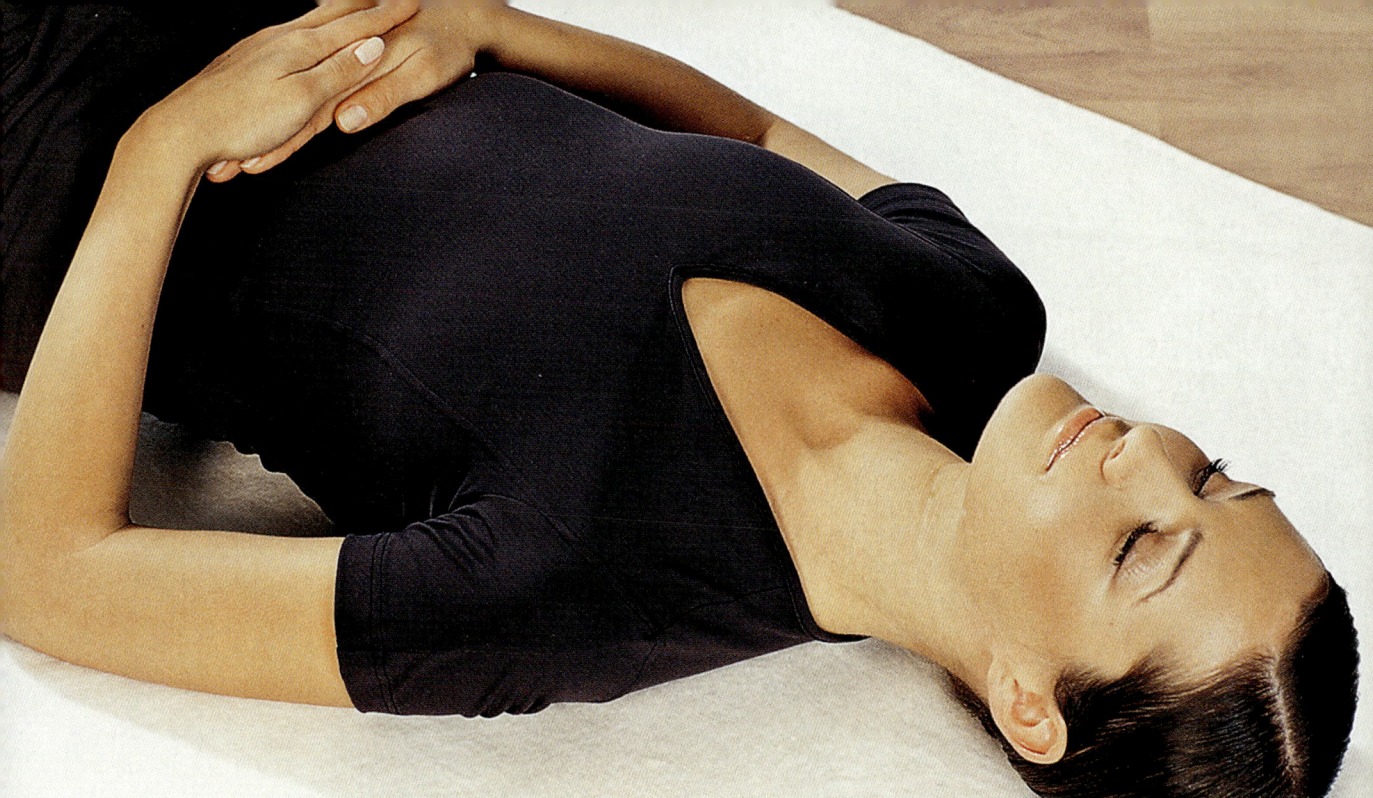

- Wie haben Sie als Kind ausgesehen?
- An welches Lebensgefühl können Sie sich noch erinnern?
- Wie würden Sie Ihre *Doshas* in der Kindheit beschreiben?
- Richten Sie Ihre gesamte innere Aufmerksamkeit auf Ihre Kindheit und die damit verbundenen Erinnerungen und Bilder. Lassen Sie diese einfach vor Ihrem inneren Auge entstehen und beobachten Sie diese.
- Waren Sie als Kind vom Grundwesen genau wie jetzt?
- Oder haben Sie sich stark vom Körperbau oder persönlichen Ausdruck her verändert?

6. Verweilen Sie einen Moment mit Ihrem inneren Kind und genießen Sie sich selbst in Ihrem unverfälschten und natürlichen Ausdruck der ursprünglichen Persönlichkeit.
- Gibt es Dinge oder Anteile Ihrer in der Kindheit sichtbaren Konstitution, die Sie auch

Wer den Atem bewusst wahrnimmt und mit geschlossenen Augen die Bewegungen im Körper spürt, entspannt auch Geist und Seele.

als Erwachsener wieder leben und ausdrücken möchten, weil Sie sich damals damit so wohlfühlten?
- Wenn ja, was ist es? Prägen Sie sich Ihre ungelebten Wünsche und ungenutzten Potenziale genau ein und nehmen Sie diese als inneres Bild, als persönlichen Auftrag, mit in den Alltag hinein.

7. Kommen Sie dann langsam wieder zurück in die Gegenwart und spüren Sie dem Kind in sich noch ein wenig nach. Atmen Sie wieder tief bewusst ein und aus und rekeln, recken und strecken Sie Ihren Körper. Öffnen Sie wieder die Augen und betrachten Sie Ihre Konstitution und *Dosha*-Anteile in einem neuen und etwas tiefer begründeten Licht.

Ayurveda-Ernährung für das innere und äußere Gleichgewicht

Alle regelmäßigen und richtigen Handlungen und verzehrten Lebensmittel, die die (Wirkungen) von Ort, Zeit, Konstitution (*Atma*) und Eigenschaften ausgleichen, das Hintersichlassen (*Tyaga*) von übermäßigem, fehlendem oder falschem Gebrauch von allem, das Vermeiden von allen Übertreibungen, das Zulassen von allen druckerzeugenden natürlichen Bedürfnissen, das Aufhören der Verdrängung (Gewalt gegen sich selbst), all dies halten wir für die Ursache einer anhaltenden Gesundheit.

(Quelle: Caraka-Vimana 3.36)

Ein differenzierter Ayurveda-Ernährungsplan muss häufig auf die unterschiedlichen Aspekte der eigenen Konstitution abgestimmt werden. Denn normalerweise setzt sich unsere körperliche und mentale Konstitution aus allen drei *Doshas* zusammen, und so müssen innerhalb eines Tages- und Speiseplanes sehr unterschiedliche Bedürfnisse berücksichtigt werden. Hier die richtigen Prioritäten zu setzen und eine alltagstaugliche Umsetzung zu finden, ist nicht immer einfach. Hilfe dabei können Sie auch in einer individuellen Ayurveda-Konsultation oder Ernährungsberatung finden.

Individueller Ernährungsplan

Wenn Sie Ihre Ernährung nur mithilfe dieses Buches umstellen wollen, so vergessen Sie bitte nie, dass im Ayurveda Gesundheit als das »dynamische Gleichgewicht aller körperlichen, geistigen und seelischen Kräfte« betrachtet wird. Die Betonung liegt dabei auf »dynamisch« – d.h., wir sind permanenten Veränderungen ausgesetzt, wie Jahreszeiten, Mondphasen, Sinneseindrücke, die unser inneres und äußeres Gleichgewicht beeinflussen. Damit ändert sich

auch unser *Dosha*-Status unentwegt. Ziel aller ayurvedischen Ernährungs- und Gesundheitsempfehlungen ist es, diese Einflüsse mit den entsprechenden Ausgleichmaßnahmen zu neutralisieren, so dass unser konstitutionsgemäßes *Dosha*-Gleichgewicht erhalten bleibt.

Um dieses Ziel zu erreichen, benötigen wir einen fein abgestimmten Speiseplan, der immer wieder auf die unterschiedlichen Phasen und Veränderungen eingeht und diese in der Nahrungsmittelauswahl berücksichtigt. Es reicht also nicht, nur einmal einen Fragebogen auszufüllen, das Haupt-*Dosha* zu erkennen und dann einfach die dazu aufgeführten Empfehlungen zu befolgen. Schauen Sie sich die unterschiedlichen Anteile Ihrer Persönlichkeit genau an und stellen Sie Ihren Speiseplan wie ein Mosaik zusammen. Dabei sollten Sie Folgendes hinterfragen:

Was ist Ihr Hauptanliegen? Welche Problematiken wollen Sie mit Ihrer Ernährungsumstellung primär verbessern, bzw. welche Bedürfnisse erfüllen?

- *Vata*: trockene Haut, Faltenbildung, Untergewicht, Erschöpfung, schwaches Immunsystem, Verstopfung, Blähungen, Schlafstörungen, Schmerzen des Bewegungsapparats.
- *Pitta*: Hautunreinheiten, Pickel, frühzeitiges Haarergrauen, Haarausfall, Schweißausbrüche, häufige Entzündungen, Sod- oder Magenbrennen, Reizbarkeit.
- *Kapha*: Übergewicht, Verschleimungen, Wasseransammlung, Antriebslosigkeit, schwache Libido, Müdigkeit.

Welche Dosha-Eigenschaften dominieren Ihre körperliche Konstitution (siehe Seite 35)?

- *Vata*: zartgliedriger/schmaler Körperbau, schmale Hände und Gelenke, sensible/trockene Haut, brüchige/trockene Haare und Fingernägel, kühle Körpertemperatur, unruhige Bewegungen.

- *Pitta*: mittlerer/sportlicher Körperbau, rötliche/unreine/sensible Haut, Sommersprossen, brennende/empfindliche/stechende Augen, rötliche Haare, warme Körpertemperatur, zielgerichtete und kraftvolle Bewegungen.
- *Kapha*: schwerer Körperbau, kräftige Hände und Gelenke, unempfindliche Haut, dicke Haare und Fingernägel, kühle Körpertemperatur, langsame Bewegungen.

Mit welcher Dosha-Qualität würden Sie Ihren Lebensstil beschreiben?
- *Vata*: stressig, unruhig, unregelmäßig, laut, chaotisch, überfordernd, auszehrend.
- *Pitta*: aktiv, verantwortungsvoll, herausfordernd, unter Druck, leistungsorientiert, hitzig.
- *Kapha:* regelmäßig, eintönig, routiniert, bedächtig, genussorientiert, bewegungsarm.

Körperlich-emotionale Aspekte

Für die Gestaltung Ihrer Ernährungs- und Lebensweise sollten Sie sich zuerst an Ihrem Anliegen orientieren. Entsprechend Ihrem Ziel,

In den alten Schriften wird der Körper oft mit einem Tempel verglichen. Er ist ein großes Geschenk, das wir wertschätzend hegen und pflegen sollten.

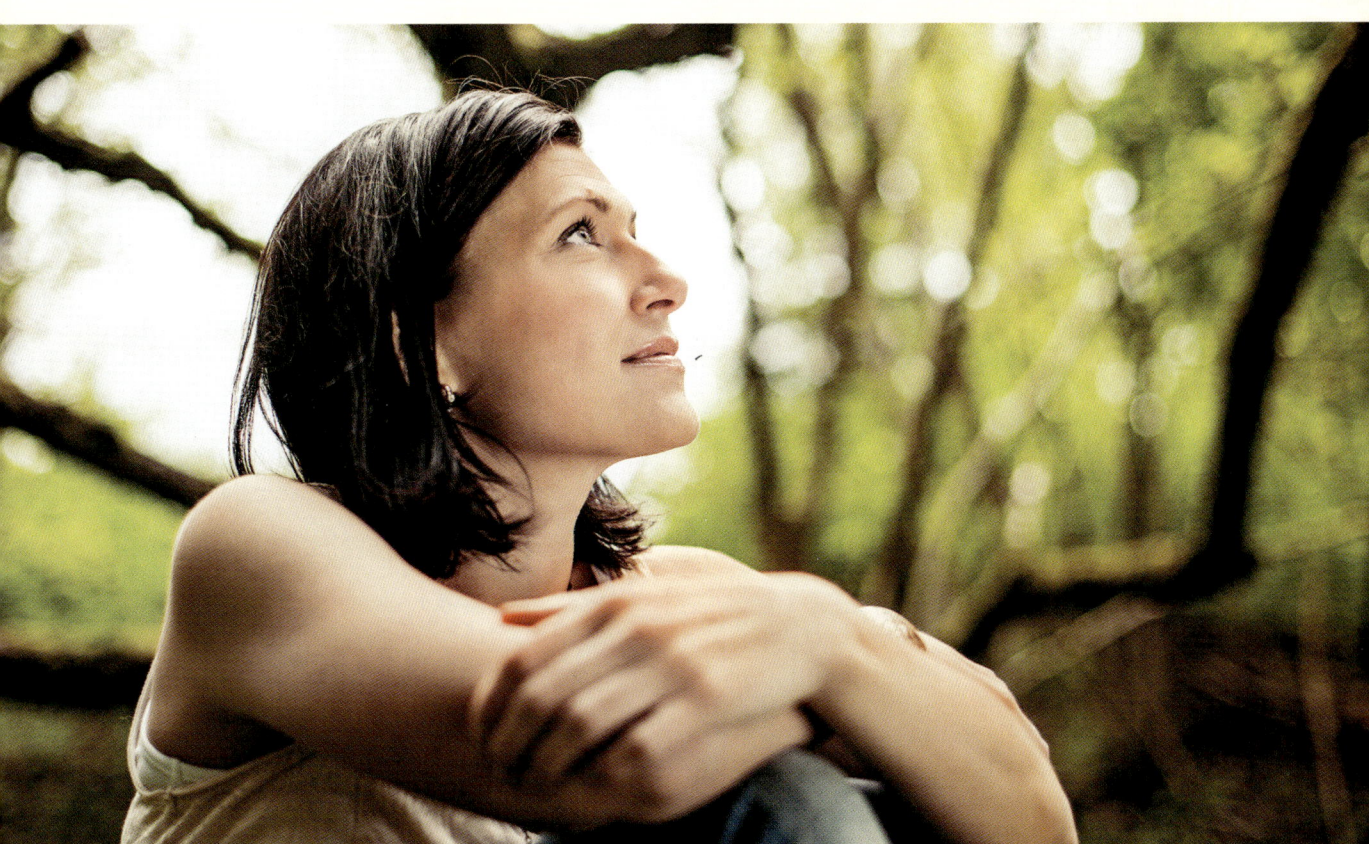

eine *Vata-*, *Pitta-* oder *Kapha*-Störung auszugleichen, wird der Diät-Plan mit Empfehlungen zu diesem *Dosha*-Ausgleich ausgestattet. Entspricht Ihre Problematik Ihren grundlegenden Konstitutionsanlagen, dann handelt es sich bei Ihrem ayurvedischen Speiseplan nicht um eine kurzfristige Diät, sondern um eine grundsätzliche Neuorientierung und Umstellung. Haben Sie jedoch ein für Ihre Konstitution eher untypisches Beschwerdebild aufgebaut, so sollten Sie die darauf abgestimmte Diät nur so lange praktizieren, bis das Problem gelöst ist. Anschließend modifizieren Sie Ihre Ernährungsweise wieder auf die Bedürfnisse Ihrer Grundkonstitution. In der Praxis bedeutet dies, dass es einem *Kapha*-Typ mit Übergewicht nicht reicht, nur für zwei bis drei Monate eine strenge Diät zu befolgen. Sobald er wieder in seine alten Gewohnheiten zurückfällt, wird der Körper erneut Gewicht aufbauen. So geht es für den *Kapha*-Typ generell darum, sein Leben neu zu gestalten und sich von alten Strukturen zu verabschieden. Diese Neuausrichtung umfasst weitaus mehr, als nur Honig statt Zucker zu verwenden. Es geht um einen Umbau auf körperlicher und emotionaler Ebene, in dem er sich seinen Ängsten, Widerständen und Bequemlichkeiten stellt und neuen Qualitäten wie Selbstdisziplin, Bewegungsfreude und Loslassen einen festen Platz in seinem Leben einräumt. Leidet jedoch ein *Pitta*-Typ unter Übergewicht, z.B. durch häufig spätes und schweres Essen mit viel Alkohol, Bewegungsmangel oder nach der Schwangerschaft, dann reicht es häufig, für einige Wochen eine *Kapha*-reduzierende Diät zu machen. Sobald das starke *Pitta*-Feuer wieder brennt und die überschüssigen Pfunde abgebaut wurden, sollte die Ernährung wieder auf die ursprüngliche *Pitta*-Konstitution abgestimmt werden.

Psycho-mentale Aspekte

Für den psycho-mentalen Ausgleich sollten wir uns immer auch das energetische Klima anschauen, in das unser Leben eingebettet ist. Unsere Psyche agiert nach dem Prinzip »Gleiches und Gleiches zieht sich an«. Dementsprechend reagieren wir mit Heißhunger und Gelüsten auf Nahrungsmittel, die für unseren mentalen Zustand anziehend wirken. Doch das kann genau das Gegenteil von dem sein, was wir für unseren körperlichen Ausgleich tun sollten. Leiden wir z.B. unter einem stressigen, unregelmäßigen und auszehrenden Lebensrhythmus, so macht das dadurch erhöhte *Vata-Dosha* Lust auf Süßigkeiten. Denn zum energetischen Ausgleich von mentalen *Vata*-Erhöhungen haben Schokolade und Kuchen (bei *Pitta* auch Eiscreme) eine hervorragende und unmittelbare Wirkung. Kein Wunder also, dass es für viele unmöglich erscheint, nach einem anstrengenden Arbeitstag auf die Süßigkeiten zu verzichten. Wer nun aber im Rahmen seiner Diät Süßigkeiten meiden will – um Gewicht zu reduzieren oder das Hautbild zu verbessern – der sollte unbedingt an seinen mentalen Stressfaktoren arbeiten, um Heißhungerattacken zu umgehen.

Empfehlungen zum Dosha-Ausgleich

Im Ayurveda nehmen wir unser Selbst objektiv und bewusst wahr, um mit den richtigen Speisen unser körperliches und psychisches Wohlbefinden liebevoll zu stärken.

Ausgleichende Empfehlungen für Vata
- Regelmäßige Ernährungsweise und beständige Lebensweise bevorzugen.
- Stress, innere Anspannung und eigene Ängste abbauen.
- Alle Sinnesüberreizungen meiden.

■ *Vata*-erhöhende Faktoren wie Lärm, Auszehrungen, Computerarbeit, Elektrosmog, Reisen, Geschmacksverstärker usw. reduzieren.

■ Auch beim Essen in Ruhe sitzen und nicht zu viel sprechen oder bewegen.

■ Nach dem Essen 15 bis 30 Minuten Ruhepause zur Verdauung einplanen.

■ Mindestens drei warme Mahlzeiten am Tag (mit genügend Fett und Eiweiß) essen.

■ Speisen immer frisch zubereiten und nicht aufwärmen.

■ Auf feuchtes Essen achten: saftig gekocht, mit Ghee zubereitet, genügend Salz.

■ Regelmäßig heißes Wasser, Ingwer- und Kräutertee trinken, eventuell auch beim Essen.

■ Schwer verdauliche, trockene und *Vata*-erhöhende Nahrungsmittel meiden, wie z. B. Hülsenfrüchte, Kohl, Pilze, Paprikaschoten, rohe Zwiebeln und roher Knoblauch, bittere Salate und Blattgemüse, scharfe Gewürze und trockene Getreide wie Hirse oder Gerste.

■ Verdauungsfördernde und wärmende Gewürze wie Ingwer, Fenchel, Anis, Nelke, Zimt, Kreuzkümmel (Cumin), *Hing (Asafoetida)*, *Ajwain*, Basilikum, Safran und gekochten Knoblauch verzehren.

■ Gewebeaufbauende Nahrungsmittel wie Milch, Weizen, Hafer, Dinkel, Urad-Dal, Mandeln und Nüsse, Wurzelgemüse und genügend Fett als Hauptbestandteil der Nahrung aufnehmen. Nicht-Vegetarier dürfen auch regelmäßig Geflügel und Eier essen.

■ Safranmilch, warme Ölmassagen und Einläufe zur Entspannung am Abend genießen.

Der Körper braucht über den Tag verteilt viel gesunde Flüssigkeit, auch, um die Ausscheidungsorgane zu stimulieren.

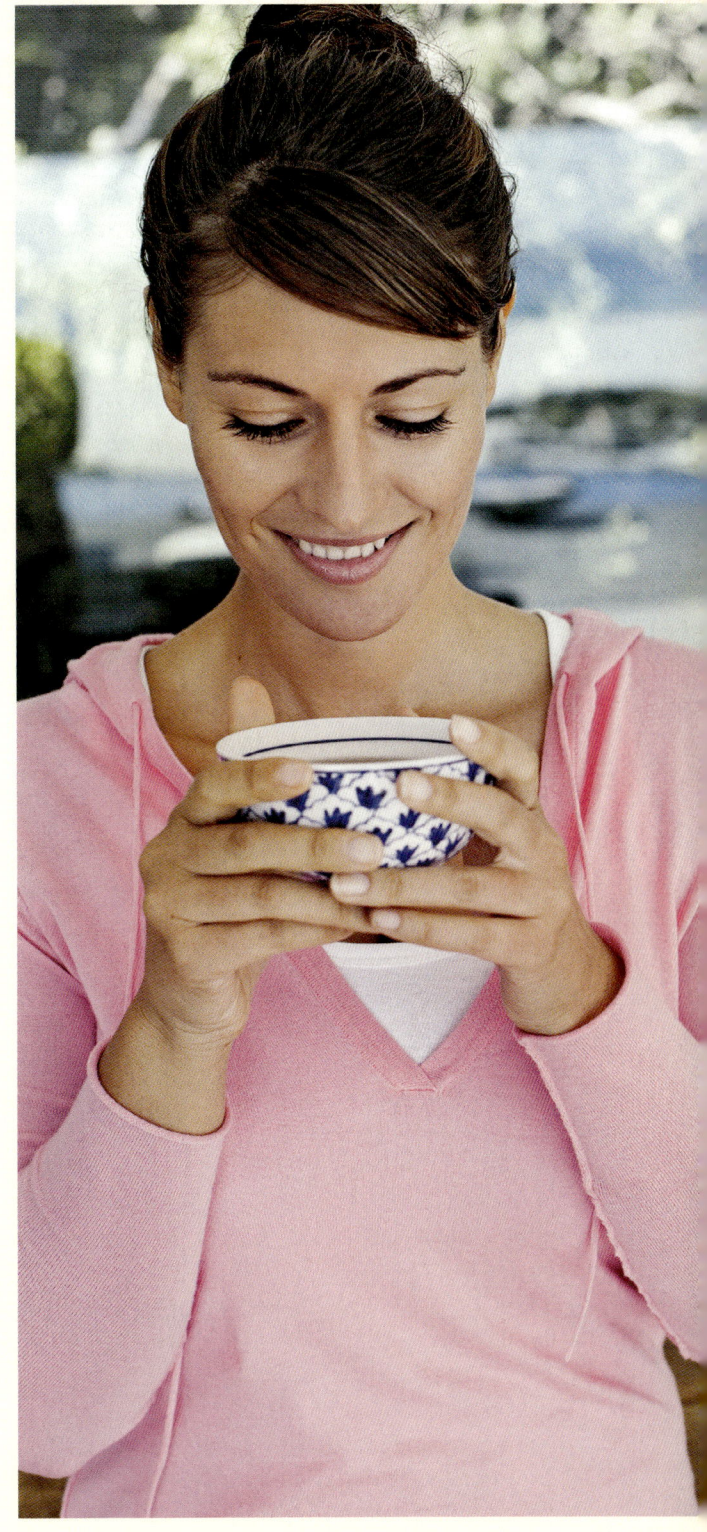

Für die Vata-Psyche:

- Dem Wunsch nach Kommunikation und Kreativität Ausdruck verleihen.
- Positive Gewohnheiten und Rituale aufbauen und beibehalten.
- Sich in Geduld, Selbstdisziplin, Gelassenheit und Ausdauer üben.

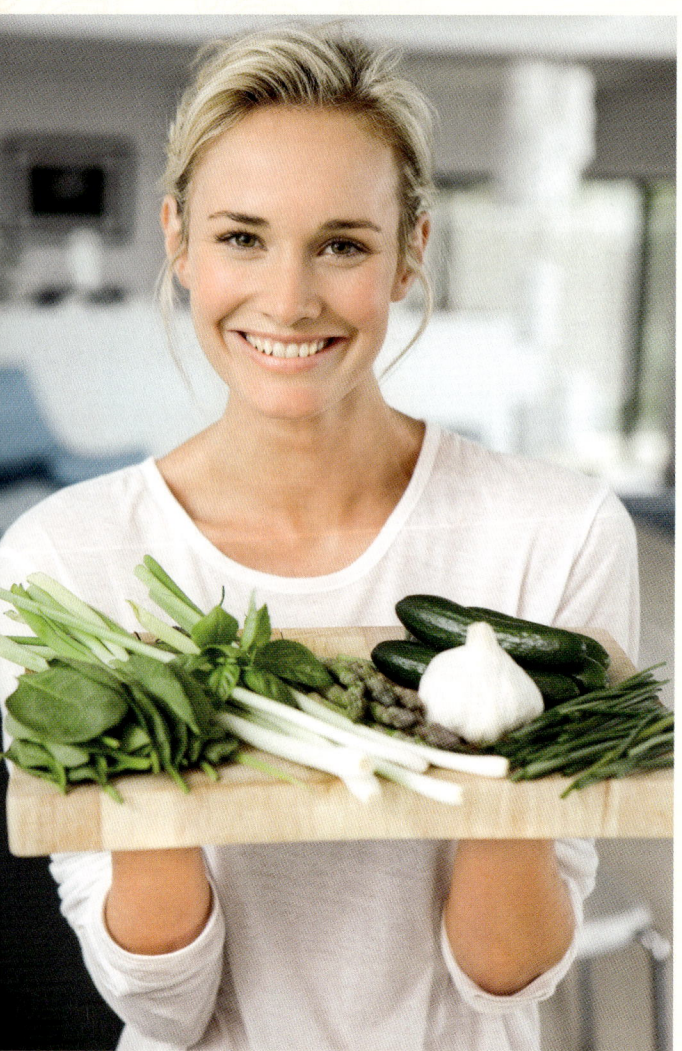

Ausgleichende Empfehlungen für Pitta

- Regelmäßige Mahlzeiten essen und keinen Heißhunger entstehen lassen.
- Auf ein reichhaltiges und vollwertiges Mittagessen mit ausreichend Salat, Rohkost, Getreide und Eiweißträger achten.
- Nicht zu schnell essen, Nahrung gut kauen und einspeicheln.
- Emotionale Anspannung durch körperliche Aktivität wie Sport abbauen.
- Kühlende Qualitäten bevorzugen mit knackig gedünstetem Gemüse, frischen Salaten und Rohkost. Melonen, Trauben und Gurken sind besonders gut.
- Alle sauren Früchte und Gemüse (Zitrusfrüchte, Tomaten) sowie Milchprodukte, Essig, Alkohol, Kaffee und salzige Speisen meiden.
- Alle scharfen Gewürze und heißen Nahrungsmittel meiden. Stark erhitzend sind Chili, Pfeffer, Senfsamen, *Hing*, Muskat, Zimt und Salz.
- Alle grünen Gemüsearten wie grüner Spargel, Brokkoli, Rosenkohl, Okra, Erbsen, Staudensellerie, Gurken, grüne Bohnen, Paprikaschoten, Zucchini, und alle Blattsalate (insbesondere Kopfsalat) aufnehmen. Sie wirken besonders ausgleichend auf *Pitta*.
- Alle süßen Gemüsearten wie Pastinaken oder Fenchel sowie Kartoffeln verzehren. Sie besänftigen *Pitta*.
- Alle bitteren, süßen und etwas schweren Gewürze, wie z. B. Kardamom, Koriander, Fenchel, Kurkuma, Safran sowie alle frischen Gartenkräuter verzehren. Sie harmonisieren *Pitta*.
- Regelmäßiges Abführen zur Ausleitung von Säure und Hitze praktizieren.

Wie ein kostbarer Schatz wird Gemüse im Ayurveda behandelt. Je frischer es ist, desto besser.

Für die Pitta-Psyche:

● Dem Wunsch nach Herausforderungen und Anerkennung Ausdruck verleihen.

● Die eigenen Potenziale der Intelligenz und Führungskraft zum Wohle aller nutzen.

● Sich in innerer Zufriedenheit, Hilfsbereitschaft, Toleranz und Gelassenheit üben.

Ausgleichende Empfehlungen für Kapha

● Nur kleine Mahlzeiten essen, am besten zwei oder maximal drei am Tag.

● Keine Zwischenmahlzeiten einnehmen, um die Verdauung in die richtige Bahn zu lenken.

● Am frühen Morgen und am späteren Abend nichts mehr essen.

● Regelmäßige Bewegung vor/nach dem Essen.

● Appetitanregende Mahlzeiten mit viel Gemüse und Hülsenfrüchten zubereiten, dabei die leicht verdaulichen Kombinationen berücksichtigen.

● Leichte und gewebeabbauende Nahrungsmittel und Gewürze im täglichen Speiseplan berücksichtigen, wie Mungbohnen, Gerste, Blattgemüse, Artischocken und Honig.

● Scharfe, bittere und anregende Gewürze (wie Chili, Pfeffer, Ingwer, Kurkuma, *Hing (Asafoetida)*, *Methisamen* (Bockshornkleesamen) und herbe Kräuter in jede Mahlzeit integrieren.

● Alle süßen, sauren, schweren, öligen, salzigen und kalten Nahrungsmittel meiden.

● Alle gebratenen, schweren, sehr fettigen und übermäßig salzigen Speisen meiden, ebenso Käse oder tierische Eiweiße.

● Rohkost nur wenig essen und das vorzugsweise am Mittag oder im Sommer.

● Milch grundsätzlich vermeiden.

● Regelmäßige Fastentage oder -kuren, Nasenspülung und Wasserspülung des Magens durchführen. Sie helfen bei einer akuten oder chronischen *Kapha*-Erhöhung.

Für die Kapha-Psyche:

● Dem Wunsch nach Ruhe, Sicherheit und Geborgenheit Ausdruck verleihen.

● Sich den Rückzug gönnen, der für die persönliche Ausgeglichenheit notwendig ist.

● Sich in körperlicher und geistiger Aktivität, Selbstdisziplin, Willensstärke und Wahrhaftigkeit üben.

Strategien für eine gesunde Ernährung

Der ganzheitliche Ansatz der ayurvedischen Lebensphilosophie lehrt, dass Gesundheit und Glück in der positiven Erfüllung der natürlichen Bedürfnisse liegen. Jeder Mensch ist von Grund auf vollkommen, denn seine Grundkonstitution (*Prakriti*) ist auf seine individuelle Weise perfekt. Krankheiten und Beschwerden aller Art – sei es Übergewicht, Hautunreinheiten, Allergien oder Schlafstörungen – entstehen, wenn das *Dosha*-Gleichgewicht unserer Konstitution gestört wird. Wollen wir diese Beschwerden beheben, so begeben wir uns automatisch auf den Weg zurück zum Ursprung unserer wahren Persönlichkeit und Bedürfnisse. Dementsprechend kämpfen wir nicht gegen den »inneren Schweinehund« an, um die ayurvedischen Ernährungsprinzipien zu befolgen, sondern erfüllen mit der richtigen Ernährungs- und Verhaltensform unser tiefes Bedürfnis nach Leichtigkeit, Reinheit und Selbsterfüllung.

Um das Rad zurückzudrehen – sozusagen von der Störung zur Erfüllung – wollen wir uns die ganzheitlichen Zusammenhänge von typischen Konstitutionsstörungen einmal genauer anschauen und ihre Ursachen verstehen:

Die Doshas manifestieren sich als Funktionsprinzip auf der körperlichen und emotionalen

Ebene. Durch sie werden die fünf Elemente (*Mahabhutas*) im menschlichen Körper stofflich. Sie sind das Kommunikationsorgan von Körper, Geist und Seele. Ein *Dosha*-Ungleichgewicht ist immer eine Ansammlung von einem oder mehreren *Doshas* und startet grundsätzlich erst einmal auf der energetischen Ebene, wird dann emotional und schließlich körperlich. Bis aus einer *Kapha*-Störung 15 Kilogramm Fettgewebe geworden sind, die sich hartnäckig an Bauch und Hüften festgesetzt haben, ist es ein langer Prozess, dessen krankhafte Ausprägung lange Zeit gebraucht hat, um manifest zu werden. Um also Beschwerden präventiv vorzubeugen, ist es notwendig, ein Gespür für die *Doshas* zu entwickeln, um ein Zuviel an *Vata*, *Pitta* und *Kapha* zu erkennen und zu beheben, ohne dass es sich zu einer körperlichen Beschwerde steigern musste.

Auf der energetischen und emotionalen Ebene gibt es immer eine Wechselwirkung zwischen allen Elementen, bzw. *Doshas*. Sammelt sich eines an, wird ein anderes automatisch verdrängt. Denn ähnlich wie beim Kuchenbacken das Verhältnis von Mehl, Eiern und Zucker stimmen muss, so benötigen *Vata*, *Pitta* und *Kapha* die richtige Abstimmung, um den richtigen *Prakriti*-Teig zu bilden.

Somit hat jede körperliche Beschwerde immer auch eine psychosomatische Komponente, die aus der Unerfüllung unserer natürlichen Bedürfnisse kommt und der ein emotionaler *Dosha*-Mangel zugrunde liegt. Aus unterschiedlichen Gründen heraus erlauben wir uns nicht, bestimmte Wesensanteile unseres Selbsts zum Ausdruck zu bringen. Diese Unterdrückung führt zu einem Schutzpanzer (die Krankheit), der sich je nach *Dosha*-Störung äußerlich in Übergewicht (*Kapha*), Hautunreinheiten (*Pitta*) oder Krankheitsanfälligkeit und frühzeitiger Alterung (*Vata*) manifestiert.

Der emotionale Mangel ist subtiler, und wir müssen uns auf die Suche nach unseren tiefsten Wünschen und Bedürfnissen begeben:

■ Eine *Kapha*-Ansammlung ist oftmals mit einer *Vata*-Unausgeglichenheit verbunden, die aus einem Mangel von *Prana* (feinstoffliche Lebensenergie), bzw. des Äther- und Luftelements entsteht. Dabei steht Äther für die Leere, welche als Verheißung oder als Bedrohung empfunden werden kann. Es fehlt uns an Leichtigkeit, Klarheit, Reinheit, Beweglichkeit und Durchlässigkeit. Wir sehnen uns nach mehr emotionaler Tiefe und spiritueller Anbindung im Leben. Um die innere Leere und den Stress auszugleichen, kompensieren wir mit Süßigkeiten und anderen Gaumenfreuden. Öffnen wir uns für die wahren Bedürfnisse unseres Selbst, fällt dieser Drang und Heißhunger automatisch weg!

■ Einer *Pitta*-Störung liegt häufig das Bedürfnis zugrunde, mehr Ausdrucksstärke und Aufmerksamkeit für das eigene Ich zu erhalten. Jeder unterdrückte Schrei nach Liebe und nach Anerkennung führt zu inneren Entzündungsprozessen. Jeder Pickel ist ein Protest gegen die übermächtigen Kräfte wie Neid, Missgunst und Ungerechtigkeit, die uns der Früchte unseres Lebens berauben und gegen die wir uns – meist erfolglos – auflehnen.

■ Zeigt sich unsere Störung in Form von *Vata*-Symptomen, so ist dies auch ein Zeichen dafür, dass wir auf der subtilen Ebene eine Sehnsucht nach den Synthese-Eigenschaften von Wasser und Erde haben. Wir vermissen die aufbauende Stärke und Vitalität, die mit diesen Elementen verbunden sind, verlieren das Vertrauen in die eigene Kraft und flüchten in Schwäche, Ängste, Sorgen und Krankheiten. Ein Teufelskreis!

Übung in fünf Schritten, um unterdrückte Gefühle zu entsorgen

Mit der folgenden Übung öffnen wir uns für die spirituelle Ebene unserer körperlichen Schönheitsanliegen. Wir machen uns bereit, unseren wahren Gefühlen zu begegnen, die sich in unserem körperlichen Erscheinungsbild verbergen.

1. Suchen Sie sich einen ruhigen, schönen Ort, an dem Sie ungestört sind. Nehmen Sie eine entspannte Körperhaltung ein: Im Sitzen mit geradem Rücken oder im Liegen.

2. Atmen Sie ruhig und entspannt ein und aus. Schließen Sie Ihre Augen und stellen Sie sich Ihren eigenen Körper vor. Sehen Sie ihn so wie er ist, mit all seinen Makeln und Besonderheiten. Stellen Sie sich ein helles Licht vor, das sich wie ein Mantel um Ihren Körper legt, ihn umhüllt, schützt und wärmt. Jede Zelle und jede Faser Ihres Körpers wird von diesem Lichtmantel durchdrungen.

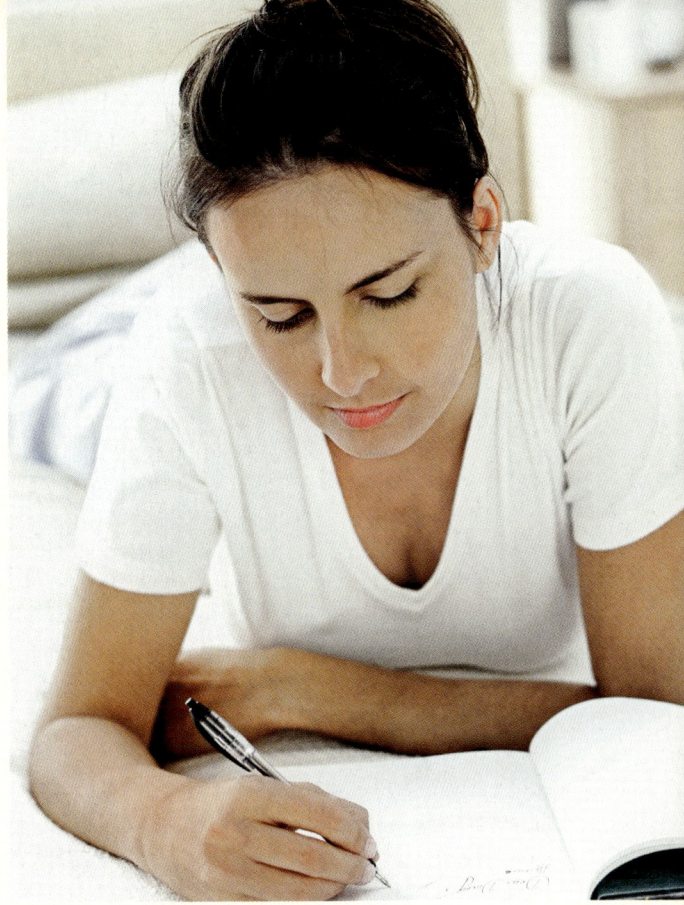

Die Ayurveda-Psychologie bezeichnet Worte als Schlüssel zur Seele, die unser Herz – gesprochen oder geschrieben – tief berühren.

3. Konzentrieren Sie sich auf die Aspekte Ihres Körpers, die Sie gerne ändern wollen und öffnen Sie sich für eine Begegnung mit Ihren abgespaltenen Gefühlen, die sich in den Geweben verbergen. Spüren Sie diese Gefühle in all Ihrer Verletzlichkeit und schreiben Sie Ihre Gedanken und Erinnerungen – die zu diesen Erfahrungen geführt haben – in ein Tagebuch. Führen Sie eine kleine Selbstanalyse mit den folgenden Anregungen durch.

Kapha – die Fülle zulassen Wenn Sie sich zu dick fühlen, so können Sie dieser Anleitung folgen: Sehen Sie Ihren Körper in seiner üppigen Fülle. Spüren Sie die Schwere und die Last, die Sie mit sich herum schleppen. Ihr Fettgewebe ist wie eine Schutzmauer, die Sie von sich selbst und anderen trennt. Eine Schutzmauer, deren einzelne Bausteine aus unterdrückten Gefühlen bestehen. Sehen Sie diese Mauer vor sich und versuchen Sie, jeden Mauerstein mit einem Gefühl zu benennen. Spüren Sie in die Einsamkeit, die Enttäuschungen, die Verletzungen, die Schuldgefühle, die Verzweiflung und die Ängste hinein. Welche Bilder aus der Vergangenheit begegnen Ihnen dabei? Vor wem oder vor was wollen Sie sich schützen? Was macht Ihnen Angst? Warum fühlen Sie sich schuldig?

■ Öffnen Sie sich für alle Gefühle, Bilder und Erinnerungen, die nun in Ihnen wach werden und schreiben Sie diese in ein Tagebuch.

Pitta – das Feuer leben Wenn Sie unter Hautproblemen leiden, so können Sie folgender
Anweisung folgen: Sehen Sie Ihren Körper
in seiner brennenden Hülle. Spüren Sie das
Feuer in sich und seine verbrennende Kraft.
Ihre Hautproblematiken machen sichtbar, was
Sie niemandem zeigen wollen. Jeder Pickel ist
ein Schrei der Entrüstung, jede rote Entzün-
dung eine Rebellion gegen die Ungerechtigkeit
und Willkür der Welt. Öffnen Sie sich Ihrem
Schmerz, lassen Sie Ihre Wut, Ihren Ärger, Ihre
Ängste, Ihre Verletzlichkeit und Ihren verzwei-
felten Wunsch nach Liebe zu. Lassen Sie Ihren
unterdrückten Gefühlen freien Lauf und befreien
Sie sich von Ihrem inneren Druck: Stehen Sie
auf und machen Sie laute Musik an. Sie können
schreien, stampfen, rennen, tanzen, weinen –
alles was Sie mit großer Kraftanstrengung
zurück gehalten haben, darf sich nun befreien.
● Öffnen Sie sich für alle Gefühle, Bilder und
Erinnerungen, die in Ihnen wach werden und
schreiben Sie diese in ein Tagebuch.

Vata – die Leere füllen Wenn Sie sich erschöpft
und alt fühlen, so können Sie folgender Anleitung folgen: Sehen Sie Ihren Körper in seiner
jetzigen Form. Spüren Sie Ihre Müdigkeit, Ihre
Erschöpfung und Anspannung in jeder Zelle.
Jede Falte zieht sich wie ein Graben der Traurigkeit über Ihr Gesicht und Ihren Körper. Ihre
erschöpfte Lebensenergie gibt Zeugnis von
den Anstrengungen und Enttäuschungen des
Lebens. Lassen Sie alle Anspannungen los und
öffnen Sie sich den inneren Bildern Ihrer reifen
Schönheit. Öffnen Sie sich für Ihre Sehnsucht
nach Liebe, Zärtlichkeit, Gemeinschaft, Lebensfreude, Abenteuer und Erfüllung. Lassen
Sie Ihre Enttäuschung, Ihre Traurigkeit, Ihre
Frustration, Ihre Überreizung und Ihre innere
Leere los.

● Geben Sie allen Gefühlen, Bildern und Erinnerungen, die in Ihnen wach werden, Raum und
schreiben Sie diese in ein Tagebuch.

4. Verabschieden Sie sich von der Vergangenheit, ganz im Sinne der Transformation Ihrer Erfahrungsmuster: Stellen Sie sich vor,
so zu sein und auszusehen, wie Sie zu sein sich
wünschen. Genießen Sie dieses Bild und betrachten Sie es als inneres Versprechen, das in
Erfüllung gehen wird. Alles Gute liegt in Ihrem
inneren Selbst.
Wenn noch weitere Erinnerungen, Gefühle oder
Gedanken einen Raum für Ausdruck suchen, so
schreiben Sie diese in Ihr Tagebuch.

5. Entspannen Sie sich zum Abschluss Ihrer
Übungen noch einmal ganz bewusst,
indem Sie sich auf den Atem konzentrieren und
mit positiver Energie aufladen. Bitten Sie um
Heilung und Erlösung und danken Sie für all das
Gute, das Ihnen widerfährt.

Abnehmen im Spagat von Kapha, Vata und Pitta

Auf körperlicher Ebene ist Übergewicht aus
ayurvedischer Sicht immer eine Ansammlung
von *Kapha* (oftmals mit *Ama*), die aus einem
Mangel an Leichtigkeit (*Vata*) und aktiver Ver-
brennung (*Pitta*) resultiert. Auf energetischer
Ebene sind die Gründe für das falsche und
zwanghafte Essverhalten, welches sich dann
in vermehrtem Körpergewicht manifestiert,
oftmals mit der Fehlversorgung unseres energetischen und emotionalen Körpers (*Prana-
maya- und Manomayakosha*) verbunden. Ein
körperlicher und emotionaler Verlust von Le-

bensenergie, Beweglichkeit und Selbstausdruck führen zu Fehlverhalten bei der Ernährung. Daran ist ganz besonders das Äther-Element beteiligt: Einerseits sehnen wir uns danach, mehr Raum (Äther) für uns selbst zu haben. Andererseits leiden wir an emotionalen Blockaden, die unseren Selbstausdruck verhindern.

Wir gestatten unseren Gefühlen und Wünschen nicht, mehr Raum einzunehmen, aber dafür dehnt sich unser Körper immer mehr aus. Ein weiterer Aspekt ist das Feuer-Element, welches für den aktiven Stoffwechsel benötigt wird. Der Mangel an der feurigen Verdauung und Transformation kann vielerlei Gründe haben:

Richtig abnehmen

Individuelle Ernährungs- und Verhaltensempfehlungen zur typgerechten Gewichtsreduktion:

Kapha reduzieren

- Drei kleine Mahlzeiten und keine Zwischenmahlzeiten essen.
- Leichte, trockene, warme, scharfe, bittere und herbe Speisen bevorzugen – schwere, fettige, salzige, süße und saure Speisen vermeiden.
- Viel warmes Wasser und Ingwerwasser trinken.
- Ab 16:00 Uhr keine ungekochten Speisen sowie kein oder nur ein leichtes Abendessen einnehmen.
- Zucker, Sahne, Weißmehl, Brot und zu viel Salz meiden.

Pitta anregen

- Scharfe und erhitzende Gewürze wie Pfeffer, Chili, Meerrettich, Muskat, Senf und Zimt bevorzugen.
- Das Verdauungsfeuer stärken durch Herauszögern oder Auslassen einer Mahlzeit.
- Nach dem Essen einen Verdauungsspaziergang machen.
- Sich in seiner emotionalen Ausdrucksweise üben: laute Meinungsäußerungen, schimpfen und streiten (bei Ungerechtigkeit) und über die eigenen Gefühle sprechen, stärken das Pitta.

Vata ausgleichen

- Einen ausgeglichenen Lebensrhythmus finden.
- Auf die natürlichen Bedürfnisse achten (regelmäßige Toilettengänge, Trinken bei Durst, Niesen oder Gähnen nicht unterdrücken usw.).
- Leichtigkeit durch viel Bewegung an der frischen Luft fördern.
- Neue Lebensenergie durch den Kontakt mit der Natur gewinnen – bei entspannter Gartenarbeit, Spaziergängen im Wald oder bei Urlauben in der Natur.
- Kreativität und Sinnlichkeit ausdrücken, etwa durch Malen, Töpfern, Musizieren, Kochen.

Vom Bewegungsmangel und Überessen bis zu unterdrückten Aggressionen und unbewältigten Enttäuschungen im emotionalen Bereich. Unter Berücksichtigung der vielschichtigen Aspekte, die uns übergewichtig werden lassen, wird deutlich, dass es eines nachhaltigen Ayurveda-Wohlfühlprogramms zur Gewichtsreduktion bedarf. Neue Denk- und Verhaltensmuster

Interview mit Maren Maiwald

Dipl. Ernährungswissenschaftlerin, Ayurveda-Ernährungs- und Gesundheitsberaterin, Ayurveda-Therapeutin und Yogalehrerin

Als Dipl.-Oecotrophologin (Ernährungswissenschaftlerin) und qualifiziert ausgebildete Ayurveda-Therapeutin bieten Sie eine Integration von klassischer Diätetik und Ayurveda. Passt das zusammen?

Die ayurvedische Ernährung ist durchaus mit den Grundsätzen für eine gesunde Ernährung aus der klassischen Diätetik vereinbar. Dies wird deutlich, wenn man sich die Ernährungsempfehlungen der Deutschen Gesellschaft für Ernährung (10 Regeln der DGE) anschaut. Eine gesunde Ernährung im Sinne der klassischen Diätetik ist auch eine gesunde Ernährung im Sinne des Ayurveda. Bei dieser handelt es sich um eine vorwiegend vegetabile, fettarme und möglichst frische Kost, die auch nach Auffassung der modernen Ernährungswissenschaft als Dauerkostform geeignet ist.

Die Unterschiede resultieren vielmehr aus der Sichtweise auf die Ernährung: Die klassische Diätetik geht von dem Konzept aus »Du bist, was du isst«, d.h. es gilt entsprechende Zufuhrempfehlungen für Nährstoffe mit der täglichen Ernährung zu erfüllen, um sich gesund zu ernähren.

Im Ayurveda berücksichtigt man die unterschiedliche individuelle Verdauungskraft »Du bist, was du verdaust«, denn es ist entscheidend, welche Nährstoffe am Ende auch verdaut und resorbiert werden können. Die Sicht ist also nicht so sehr auf den Nährstoffgehalt in den Lebensmitteln gerichtet, sondern auf deren Verfügbarkeit für den Körper des Menschen.

Während die klassische Diätetik die Empfehlungen pauschaliert für alle Individuen gleichsam ausspricht, berücksichtigt Ayurveda die Konstitution des Einzelnen und kann dadurch differenziertere und damit auch wirkungsvollere Empfehlungen aussprechen.

Viele Menschen leiden bei einer Diät unter starken Heißhungergefühlen und Gelüsten. Wie beurteilen Sie die Heißhungerproblematik und was empfehlen Sie dagegen?

Heißhungergefühle treten bei Diäten immer dann auf, wenn dem Körper Nährstoffe, insbesondere Kohlenhydrate, fehlen und der Blutzuckerspiegel stark absinkt. Dies passiert immer dann, wenn die Zeitspannen zwischen den einzelnen Mahlzeiten zu groß werden und die Diät auf starken Kalorienrestriktionen und Lebensmittelverboten basiert. Das erschwert das Durchhalten im Alltag!

wollen gelernt werden, um einen ganzheitlichen Heilungs- und Veränderungsprozess einzuleiten. Wir benötigen das Wissen und die Umsetzungsfähigkeit für einen Plan, welcher sich aus einer Anti-*Kapha*-Ernährung mit *Pitta*-anregenden Aspekten zur Fettverbrennung sowie *Vata*-ausgleichenden Lebensgewohnheiten für die Psyche zusammensetzt. Siehe Kasten auf Seite 51.

Ich selbst halte nichts von starren Diätplänen, wie sie Patienten oft gerne haben wollen, sondern empfehle eine flexible Selbstkontrolle, die bestimmte Freiheiten einräumt (z.B. Schokolade essen), damit auch die Psyche des Patienten genährt wird. Verbote erhöhen den Reiz bzw. das Verlangen nach bestimmten, dann meist ungünstigen Lebensmitteln und fördern die Entstehung von Essstörungen. Betroffene sind dann extrem außenreizgesteuert und beschäftigen sich permanent mit Essen bzw. den Verboten innerhalb eines Diätplanes.

In der westlichen Diätetik wird immer wieder auf die Bedeutung des Blutzuckerspiegels im Rahmen einer Diät hingewiesen. Können Sie erklären, was es damit auf sich hat?
Der Blutzuckerspiegel wird sehr wesentlich durch das Zusammenspiel der Hormone Insulin und Glukagon bestimmt und in engen Grenzen im Gleichgewicht gehalten. Insulin ist ein sogenanntes anaboles (aufbauendes) Hormon und sorgt für den Aufbau von Körpersubstanz, z.B. Muskulatur, Fettgewebe und Speicher für Kohlenhydrate. Glukagon ist ein kataboles (abbauendes) Hormon und sorgt für die Freisetzung von Blutzucker in die Blutbahn aus den Speichern und stellt so die ausreichende Versorgung mit Energie sicher.
Nach einer kohlenhydratreichen Mahlzeit steigt der Blutzuckerspiegel stark an, und damit auch der Insulinspiegel. Das Insulin sorgt dafür, dass der Blutzucker aus dem Blut in die Zellen gelangt und dort zur Energiegewinnung bzw. -speicherung genutzt werden kann.
Solange der Insulinspiegel im Blut hoch ist, kann kein Fett verbrannt werden – es bleibt in den Depots. Auf diesem Effekt basieren die sogenannten Low-Carb–Diäten, die auf den vermehrten Verzehr von Lebensmitteln mit niedrigem glykämischem Index bzw. eine niedrige glykämische Last setzen. Solche Lebensmittel lassen den Blutzuckerspiegel nur geringfügig und langsam ansteigen und sorgen so auch für einen niedrigen Insulinspiegel und damit eine verbesserte Fettverbrennung. Dieses Konzept ist allerdings umstritten, da es als Diätform nicht alltagstauglich ist und auf längere Sicht zur Fehlernährung führen kann.

Was ist Ihrer Meinung nach besonders wichtig, um eine Diät »durchzuhalten«, bzw. eine neue Ernährungsform langfristig in das eigene Leben zu integrieren?
Der Begriff Diät (griechisch) bedeutet »gesunde Lebensweise«. Wir assoziieren damit allerdings etwas anderes – Verzicht auf lieb gewonnene Gewohnheiten und Lebensmittel. Damit ist eine Diät schon im Vorfeld zum Scheitern verurteilt. Eine gute »Diät« muss alltagstauglich sein, individuelle Voraussetzungen berücksichtigen, wie z.B. die Konstitution, Vorlieben und Abneigungen, und gut schmecken. Sie sollte langfristig und nicht auf bestimmte Zeit ausgelegt sein.

DEN KÖRPER GENIESSEN
ANNEHMEN, WAS GUTTUT

Glück und Lebensfreude sind das Ziel aller ayurvedischen Lebensempfehlungen. Dies erfahren wir auch in den ayurvedischen Körpertherapien, die uns den eigenen Körper in seiner ganzen Schönheit und Vitalität genießen lassen. Die vielschichtigen Behandlungsmethoden der ayurvedischen Gesundheitslehre Svasthavritta integrieren eine neue Lebensqualität in den Alltag. Mit täglichen Routinemaßnahmen können wir unseren Körper verwöhnen und unser eigenes Wohlfühlprogramm auch für zu Hause zusammenstellen.

Die täglichen Routinemaßnahmen umfassen viele Anwendungen mit natürlichen Ölen, z. B. sanfte Massagen und harmonisierende Reinigungstechniken, mit denen wir uns pflegen und damit neue Lebensenergie und Ausstrahlung gewinnen. Auf entspannte Weise reinigen und entspannen wir uns von innen und von außen, und lernen dabei auch die Zonen unseres Körpers liebevoll anzunehmen, die wir in der Vergangenheit eher vernachlässigt oder abgelehnt haben.

Öl zum Wohlfühlen

Das Besondere der ayurvedischen Körperpflege ist der intensive Einsatz von pflanzlichen Ölen. Der ganze Körper wird mit warmen Ölen gesalbt, und die Körperöffnungen und Sinnesorgane werden damit ausgespült. Dabei lösen sich tief sitzende Schlacken aus den Geweben, alte Belastungsfaktoren weichen auf und alltägliche *Dosha*-Störungen – wie sie z.B. durch das Wetter, die Arbeitsbedingungen oder psychische Anspannung hervorgerufen werden – können ausgeglichen werden.

Alle gesundheitsfördernden Empfehlungen des *Svasthavritta* stehen im direkten Bezug zur körperlichen und mentalen Konstitution. Die wohltuenden Rituale für die Gesundheit bauen *Ojas* auf und lassen uns das Leben mit allen Sinnen neu erfahren und genießen. Die idealen Präventionsmaßnahmen erhalten die Gesundheit des Einzelnen bis in das hohe Alter und können auch schwere Krankheiten im Heilungsprozess unterstützen. Gemeinsam mit den ayurvedischen Ölmassagen und -bädern werden sie als wichtiger Teil der täglichen Körperpflege, aber auch zur Verjüngung und Schönheitstherapie eingesetzt.

Die drei Säulen des Lebens

Nach der ayurvedischen Auffassung basiert unser Wohlbefinden auf drei Säulen des Lebens:
- der richtigen Ernährung,
- einem guten Schlaf und
- einer erfüllten Sexualität.

Besteht ein Mangel oder Ungleichgewicht in einer dieser Säulen, so werden sich daraus resultierende Beschwerden und Mangelerscheinungen auf der körperlichen, geistigen und seelischen Ebene bemerkbar machen.

Die drei Lebenssäulen stehen auch im direkten Zusammenhang mit den drei *Doshas*: Ein Fehlverhalten zeigt sich unmittelbar in *Dosha*-Störungen vielfältigster Art und belastet den Organismus mit tief eingreifenden Stress- und Mangelsymptomen.

Bei vielen meiner Klienten sind die drei Säulen, auf denen ein gesundes Leben basiert, längst ins Wanken gekommen: Die tägliche Ernährung ist von Zeitdruck und Fertigmenüs geprägt, der Schlaf wird durch unruhige Gedanken oder häufige Toilettengänge gestört, und für eine erfüllende Sexualität fehlt vielen die passende Zeit oder eine Partnerschaft. Sind diese (und andere) Grundbedürfnisse jedoch unbefriedigt, so resultieren daraus früher oder später ersatzbefriedigende Süchte und Abhängigkeiten, welche dann erneut den Energiehaushalt belasten und zu körperlichen und mentalen Störungen führen.

Das richtige Maß finden

Die Kunst der gesunden Lebensführung liegt im rechten Maß der drei Lebenssäulen: Nicht zu viel und nicht zu wenig essen. Nicht zu viel und nicht zu wenig Schlaf. Und nicht zu viel oder zu wenig Sex haben. Diese Grundregel des Lebens hört sich zwar recht einfach an, erweist sich in ihrer praktischen Umsetzung aber als ausgesprochen schwierig. Um zu spüren, was das rechte Maß für uns ist, müssen wir einen positiven Kontakt zu den körperlichen und emotionalen Bedürfnissen aufbauen. Geraten wir jedoch in Stress, so verlieren wir die innere Balance und neigen dazu, den daraus entstehenden Energiemangel durch ein Zuviel an Essen, Schlafen oder sexueller Befriedigung auszuglei-

chen. Als Folge dieser Übersättigung geraten die *Doshas* jedoch weiter aus dem Gleichgewicht: Besonders zu viel essen und schlafen erhöht *Kapha* und zu viel Sex hingegen bringt *Vata*- und *Pitta*-Störungen hervor.

Bewusst essen

Die wichtigste Regel zur Gewichtsreduktion besteht darin, nur dann zu essen, wenn man wirklich Hunger hat, und auch nur so viel, bis der Magen zu zwei Dritteln gefüllt ist. Laut der ayurvedischen Konstitutionsbeschreibung ist es eine spezielle Eigenschaft von *Kapha*-Typen, dass sie nur über einen mäßigen Appetit verfügen. Meist sind zwei kleine Mahlzeiten pro Tag vollkommen ausreichend, um den körperlichen Appetit zu stillen. Jedoch lieben die meisten *Kapha*-Menschen die sinnlichen Freuden, die mit einem guten Essen verbunden sind, und essen weitaus üppiger und häufiger, als es ihrem schwachen Verdauungsfeuer (*Mandagni*) guttut.

Die ayurvedische Gesundheitslehre

Svasthavritta, die ayurvedische Gesundheitslehre, setzt sich zusammen aus:

Dinacarya die tägliche Morgenroutine

Ritucarya spezielle Verhaltensregeln gemäß den Jahreszeiten

Rasayana energiesteigernde Maßnahmen zur Verjüngung

Vajikarana aphrodisierende Maßnahmen für eine erfüllte Sexualität und gesunde Nachkommenschaft

Eine erfüllte Sexualität

»Essen ist der beste Sex« – diesen Spruch höre ich immer wieder von meinen übergewichtigen *Kapha*-Klienten. Und tatsächlich suchen viele von ihnen die sinnliche Befriedigung ausschließlich über den Gaumen. Doch dies dient häufig dem Überdecken des emotionalen Schmerzes, der aus tief verschütteten Gefühlen der Einsamkeit, Sehnsucht nach Liebe und Zärtlichkeit entsteht. Die liebevolle Annäherung an den eigenen Körper und Sexualität ist ein wichtiger Schritt zur Befreiung. Von allen drei Lebenssäulen – Essen, Schlafen, Sexualität – ist der Sex die einzige Säule, die *Kapha* im erweiterten Umfang konsumieren darf. Denn Sex bringt Dynamik und Leichtigkeit ins *Kapha*-Leben, während zu viel essen und schlafen die Schwere und Trägheit erhöhen.

Aphrodisierende Behandlungsformen

Für die gesunde Ausdrucksform der Sexualität kennt Ayurveda viele Rezepturen. Unter dem Begriff *Vajikarana* sind alle aphrodisierenden Behandlungsverfahren zusammengefasst, die zur Stärkung der sexuellen Energie und gesunden Fortpflanzung angewendet werden. Auch die

Verjüngungslehre des *Rasayana* lehrt uns, dass die gesunde Befriedung der sexuellen Grundbedürfnisse ein wichtiger Aspekt für alle regenerierenden und verjüngenden Aufbautherapien darstellt, da alle Aphrodisiaka auch als verjüngender *Ojas*-Spender eingesetzt werden können. Dementsprechend können alle gesunden und freudigen sexuellen Aktivitäten als natürliche Schönheits- und Verjüngungstherapie dienen. Streben wir hingegen nach einem vergeistigten und spirituellen Leben, so ist es ratsam, durch die Enthaltsamkeit der drei Säulen die Sinne zu disziplinieren.

Tägliche Routine zum Entschlacken

Unser Wohlbefinden ist von der ständigen Bewegung der uns beeinflussenden Zyklen wie Tagesrhythmus, Jahreszeiten, hormoneller Zyklus, Mond- und Lebensphasen abhängig. Je nach unserer individuellen *Dosha*-Qualität reagieren wir nun besonders sensibel mit körperlichen Symptomen oder psychischen Schwankungen in bestimmten Zyklenphasen. Daraus lassen sich auch immer gewisse Anfälligkeiten unserer Konstitution ablesen: Leiden wir z.B. regelmäßig im Frühling unter Frühjahrsmüdigkeit und Wasseransammlung, so zeigt dies unsere Neigung zu *Kapha*-Störungen an. Ärgern wir uns hingegen vor jeder Menstruationsblutung über die dann sprießenden Pickel im Gesicht, so können wir uns einer *Pitta*-Affinität sicher sein. Wer hingegen ein erhöhtes *Vata-Dosha* hat, dem können die Vollmondnächte den Schlaf rauben.

Morgenroutine Dinacarya

Mit *Dinacarya*, den ayurvedischen Empfehlungen für die tägliche Routine, können viele belastende Beschwerden und Stressfaktoren gelindert werden. Wie ein roter Leitfaden ziehen sich die speziellen Verhaltensregeln für den Tag, die Nacht und zu den verschiedenen Jahreszeiten durch unseren Alltag, um den Energiefluss und Stoffwechsel zu harmonisieren und das individuelle *Dosha*-Gleichgewicht immer wieder neu zu stärken.

Fit in den Tag

Die Morgenroutine des *Dinacarya* beschreibt ein umfassendes Reinigungsprogramm, das weit über das bei uns übliche Duschen und Zähneputzen hinausgeht. Durch wirkungsvolle Maßnahmen wie Zungeschaben, Ölgurgeln, Ölmassage und Yoga werden alle Sinnesorgane geöffnet und sensibilisiert. Das Verdauungsfeuer (*Agni*) wird angeregt, die Ausscheidungen gefördert und der Geist geklärt und gestärkt. Somit ist die ayurvedische Morgenroutine ein direkt spürbares Fitnessprogramm, das einen dynamischen und gesunden Start in den Tag ermöglicht.

Der optimale Start am Morgen

In der ayurvedischen Morgenroutine wird ein frühes Aufstehen empfohlen. In der indischen Tradition steht der Yogi vor Sonnenaufgang auf, um mit seiner täglichen Reinigungszeremonie zu beginnen. Und tatsächlich sind zum Sonnenaufgang die positiven Energien sehr stark, und wir können in dieser Zeit viel *Prana*-Lebenskraft in uns aufnehmen. Viele Menschen erleben die vitalisierende Kraft des Sonnenaufgangs, wenn sie sich in der freien Natur befinden. Und eine der wichtigsten Verjüngungsmaßnahmen des Ayurveda lautet aus diesem Grund, die Morgenstunden in der Stille der aufwachenden Natur zu verbringen: Wer einmal den kraftvollen Tagesbeginn am Meer, in den Bergen und einfach nur in seinem schönen Garten erlebt hat, möchte dieses Ritual nicht mehr missen.

Optimal ist es, am Morgen gegen 6:00 Uhr aufzustehen, denn zu dieser Zeit beginnt der Körper mit seiner natürlichen Ausscheidungsphase.

Faktoren, welche die Doshas erhöhen oder stören können

	Tages- und Jahreszeiten	Klima/Wetter	Lebensphasen	Erhöhende Belastungsfaktoren
Vata	Letztes Drittel des Tages, nach Beendigung der Verdauung	Wind und Kälte, trockenes Höhenklima und raues Seeklima	Im vorangeschrittenen Alter (ab 60 Jahre)	Übermäßige Arbeit, übermäßiges Sprechen, Angst, Trauer, Sorgen
Pitta	Mittagszeit, während der Verdauung	Sonne, Hitze, trockenes Wüstenklima	Mittlerer Lebensabschnitt (25–45 Jahre)	Zorn, Alkohol
Kapha	Erstes Drittel des Tages, unmittelbar nach der Nahrungsaufnahme	Nasskalte Witterung, Nebel, feuchtschwüles Klima	Erster Lebensabschnitt (Kindheit)	Tagesschlaf, süßes und fettes Essen, Bewegungsmangel

Damit eignen sich die frühen Morgenstunden besonders gut für spirituelle Übungen, Meditation und ganzheitliche Reinigungsempfehlungen.

Den Stoffwechsel ankurbeln

Trinkt man direkt nach dem Aufstehen 2 bis 3 Gläser warmes Wasser, so wird die Verdauung und Ausscheidung angeregt. Nach der Stuhlentleerung kann ein kleines, den persönlichen Bedürfnissen entsprechendes Meditations- und Yogaprogramm ausgeübt werden.

Manche Menschen können morgens noch nicht auf die Toilette gehen, um den Darm zu entleeren. In diesem Falle sollte die Morgenroutine unbedingt regelmäßig praktiziert werden, um den Ausscheidungsimpuls zu verstärken. Mit der Ausscheidung der *Malas* (Urin und Stuhl) wird der ganze Energie- und Bewegungsfluss im Körper aktiviert, die Körperkanäle (*Srotas*) öffnen sich, und die natürlichen Stoffwechselfunktionen (wie z.B. die Ausscheidung von Säuren und Toxinen) werden unterstützt.

Die Lebensenergie nährt sich aus den Elementen der Natur. Sie aufzuspüren und zu bewahren ist ein Anliegen der ayurvedischen Philosophie.

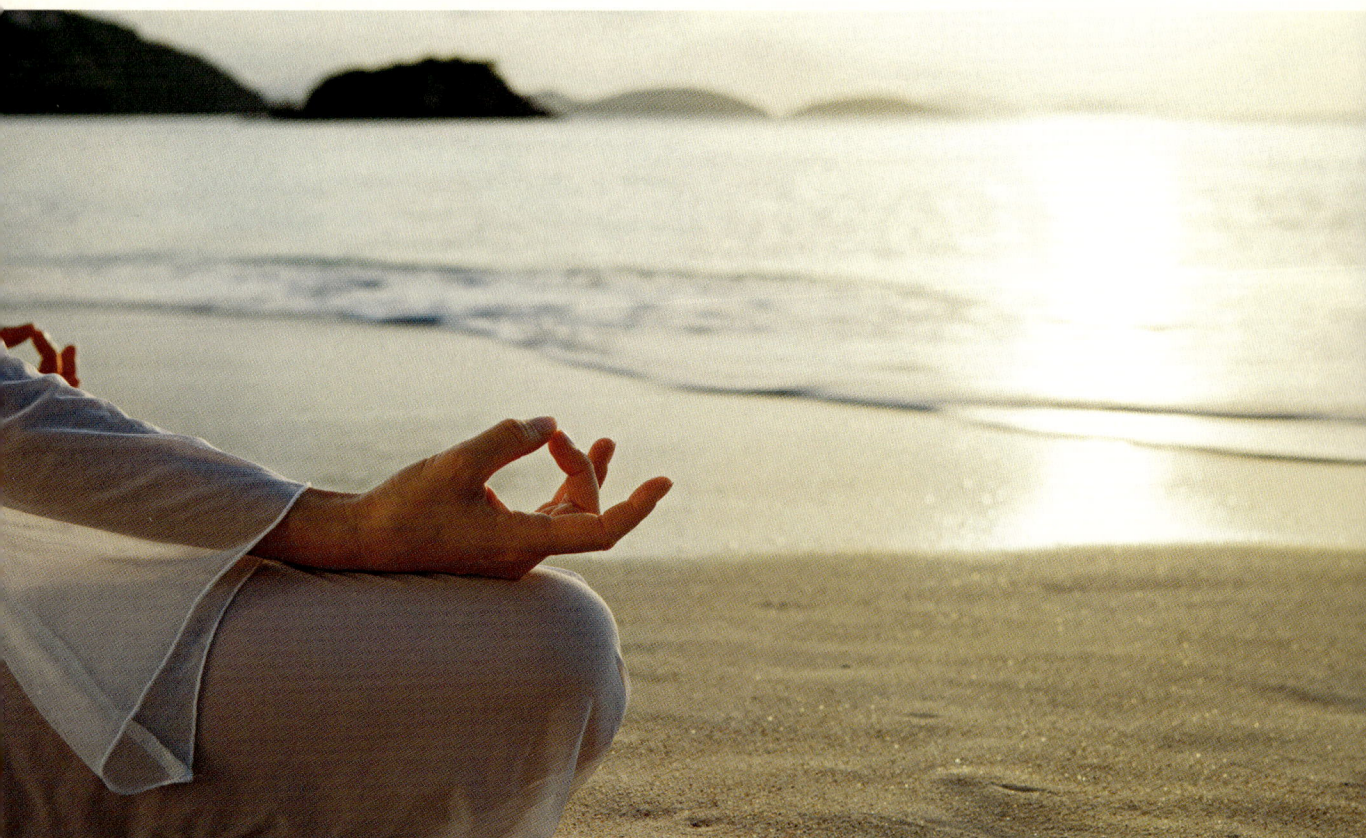

Ausscheidungen fördern Aus ayurvedischer Sicht sind die morgendliche Darmentleerung und die Entleerung der Blase von großer Wichtigkeit. Mit dem Urin befreit sich der Körper von überschüssigen Stoffwechselsäuren, die durch den Verdauungs- und Erneuerungsprozess in der Nacht entstanden sind. So sollte der Morgenurin natürlicherweise immer von saurer Qualität sein (optimal ist ein pH-Wert zwischen 5,5 und 6,0), da dies einen gesunden Stoffwechsel anzeigt. Werden am Morgen keine Stoffwechselsäuren über den Urin ausgeschieden, so ist dies ein Zeichen dafür, dass der Körper dazu neigt, Abfallprodukte im Gewebe einzulagern.

Tipp Wenn Sie den pH-Wert Ihres Urins untersuchen wollen, so können Sie sich in jeder Apotheke ein spezielles Indikatorpapier besorgen. Dies sollte mit dem Mittelstrahl des Morgenurins benetzt werden. Entsprechend der Verfärbung können Sie dann anhand einer Tabelle den pH-Wert ablesen. Um sich ein realistisches Bild der morgendlichen Säureausschüttung zu machen, sollten Sie mindestens für eine Woche lang Ihren Morgenurin untersuchen. Der pH-Wert des Urins reagiert intensiv auf einseitige Ernährung, Stress oder Alkohol und kann sich leicht verändern. Mehrmaliges Messen ist notwendig, um eine wirkliche Übersäuerung oder Stoffwechselstörung feststellen zu können.

Die vollständige Mundhygiene

Im Ayurveda reinigen wir morgens den Mundraum besonders gründlich. Dies dient vor allem dem Abbau von angesammeltem *Kapha,* welches seinen Hauptsitz im Kopf- und Brustraum hat. Gelingt es uns, dies durch das morgendliche Reinigungsritual des Mundes und der Nase zu reduzieren, so wirkt sich dies positiv auf alle *Kapha*-Regionen und -Beschwerden aus. Denn in den Sinnesorganen des Schmeckens (Mund) und Riechens (Nase) manifestieren sich alle *Kapha*-erhöhende Reize sehr auffällig. Werden diese neutralisiert, so hat dies einen harmonisierenden Einfluss auf unsere Ernährungsvorlieben, Schleimhäute und Körpergewebe.

Die Morgenroutine für den Mundraum beginnt optimalerweise dann, wenn der Körper sich von seinen Abfallprodukten (*Malas*) befreit hat. Nun kann mit der Mundhygiene begonnen werden. Hierbei wird im Ayurveda eine vollständige Mundpflege mit Zähneputzen, Zungenreinigung und Öl-Mund-Spülung praktiziert.

Zungenschaben Zuerst wird die Zunge von überschüssigen Belägen befreit. Dazu verwendet man einen kleinen Löffel oder speziellen Zungenschaber, mit dem die Zunge mehrfach vom hinteren Gaumenbereich bis zur Zungenspitze sanft abgeschabt wird. Die Zungenreinigung verleiht dem gesamten Mundraum Frische, verhütet Mundgeruch und befreit die Zunge von ihren *Ama*-Absorptionen.

Hat sich ein Belag auf der Zunge gebildet, so ist dies ein wichtiges Merkmal für Stoffwechselablagerungen und eine schwache Verdauungskraft. Speziell gräuliche und klebrige Zungenbeläge zeigen an, dass sich toxische Stoffwechselschlacken (*Ama*) gebildet haben.

Mit der Zungenreinigung wird nicht nur der gesamte Verdauungstrakt von überschüssigen Ablagerungen befreit, sondern auch der gesamte Geschmackssinn erhält eine Verbesserung. Die Geschmacksknospen werden gereinigt, und die unangenehmen Eindrücke der unnatürlichen Nahrungsmittel, Geschmacksverstärker, weißer Zucker oder Nikotin werden entfernt.

Ölziehen Nachdem die Zunge von Schleim und Belag befreit wurde, kommt nun der zweite Schritt der morgendlichen Mundpflege – das

Ölziehen *Gandusha*. Hierzu nimmt man einen Esslöffel Öl (am besten eignet sich kalt gepresstes und ökologisch hergestelltes Sonnenblumen-, Oliven- oder Sesamöl) in den Mund und gurgelt damit 2 bis 3 Minuten lang.

So befremdlich das Ölziehen am Anfang auch erscheinen mag, es hat eine hervorragende Wirkung zur Reinigung der Mundschleimhäute: Entzündetes Zahnfleisch, Zahnfleischbluten und Parodontose können verhindert oder gelindert werden. Mit dem Öl werden toxische Substanzen aus den Schleimhäuten gelöst, das gesamte Enzymsystem gestärkt, die Verdauungskraft verbessert und das Geschmacksempfinden intensiviert. Aus diesem Grund wird das Ölziehen ganz besonders für Raucher, Menschen, die regelmäßig Alkohol und säuernde Nahrungsmittel zu sich nehmen oder mit Schwermetallen belastet sind, empfohlen.

Die klassischen Ayurveda-Schriften beschreiben ausführlich, wie durch das Einbehalten von Sesamöl oder Ghee im Mund der Kiefer und die Stimme gestärkt, die Geschmackswahrnehmung verbessert und der Appetit angeregt werden.

Die regelmäßige Anwendung vermeidet Trockenheit im Mund, eingerissene Lippen, Karies, Zahnschmerzen, empfindliche Zähne, und stärkt die Zähne im Allgemeinen. Dazu gibt es auch medizinierte Ölmischungen, die durch ihre speziellen Kräuterrezepturen eine besonders tiefe und wohltuende Wirkung aufweisen.

Nachdem der Mund einige Minuten lang mit dem Öl ausgespült wurde, wird das Öl ausgespuckt, und der Mund kann mit einem Glas Wasser nachgespült werden. Dies beseitigt auch den öligen Nachgeschmack.

Zähneputzen Zum Abschluss folgt das Zähneputzen, für das möglichst eine natürliche Zahnpasta auf Kräuterbasis verwendet werden sollte. Es ist sehr empfehlenswert, die Zähne mit einer weichen Zahnbürste zu reinigen und den Geschmack der Zahnpasta auf die Konstitution abzustimmen. Für *Vata* sollte eine süßliche, bei *Pitta* eine bittere und bei *Kapha* eine scharfe Zahnpasta verwendet werden.

Die Nasenhygiene

Auch die Nase erfährt morgens eine regelmäßige Nasenspülung, das sogenannte *Nethi*.

Nasenspülung Durch die Reinigungstechnik für die Nasenschleimhäute (*Nethi*) wird die Nase mit Salzwasser gereinigt und anschließend innerlich mit etwas Öl betupft. Dies bewirkt eine spürbare Befreiung der gesamten Nasennebenhöhlen-Region. Starke Schleimbildung und die Neigung zu Erkältungskrankheiten werden reduziert.

Für *Nethi* benutzt man eine Schnabeltasse (*Nethi*-Kännchen). Diese kleine Kanne füllt man mit lauwarmem Wasser (möglichst ohne Chlor) und mischt ½ Teelöffel Salz (bei ca. ½ Liter Wasser) hinzu. Die Menge des Salzes und die Temperatur des Wassers kann so lange variiert werden, bis keine Reizung der Schleimhäute mehr auftritt. Man führt die Schnute vorsichtig an die Öffnung eines Nasenflügels und legt den Kopf nach vorne und zur Seite, so dass die Ohren übereinander liegen. Bei geöffnetem Mund lässt man das Wasser durch ein Nasenloch hineinfließen. Wie von selbst fließt es bei einer innerlich entspannten Haltung durch die andere Öffnung wieder heraus. Man benutzt einen Viertel Liter Wasser je Seite, die man natürlich wechselt.

Nach dieser Reinigung müssen unbedingt die Nasengänge durch forciertes Ausstoßen von Luft getrocknet werden. Anschließend sollten die Nasenlöcher mit einem Tropfen Ghee oder Sesamöl benetzt werden.

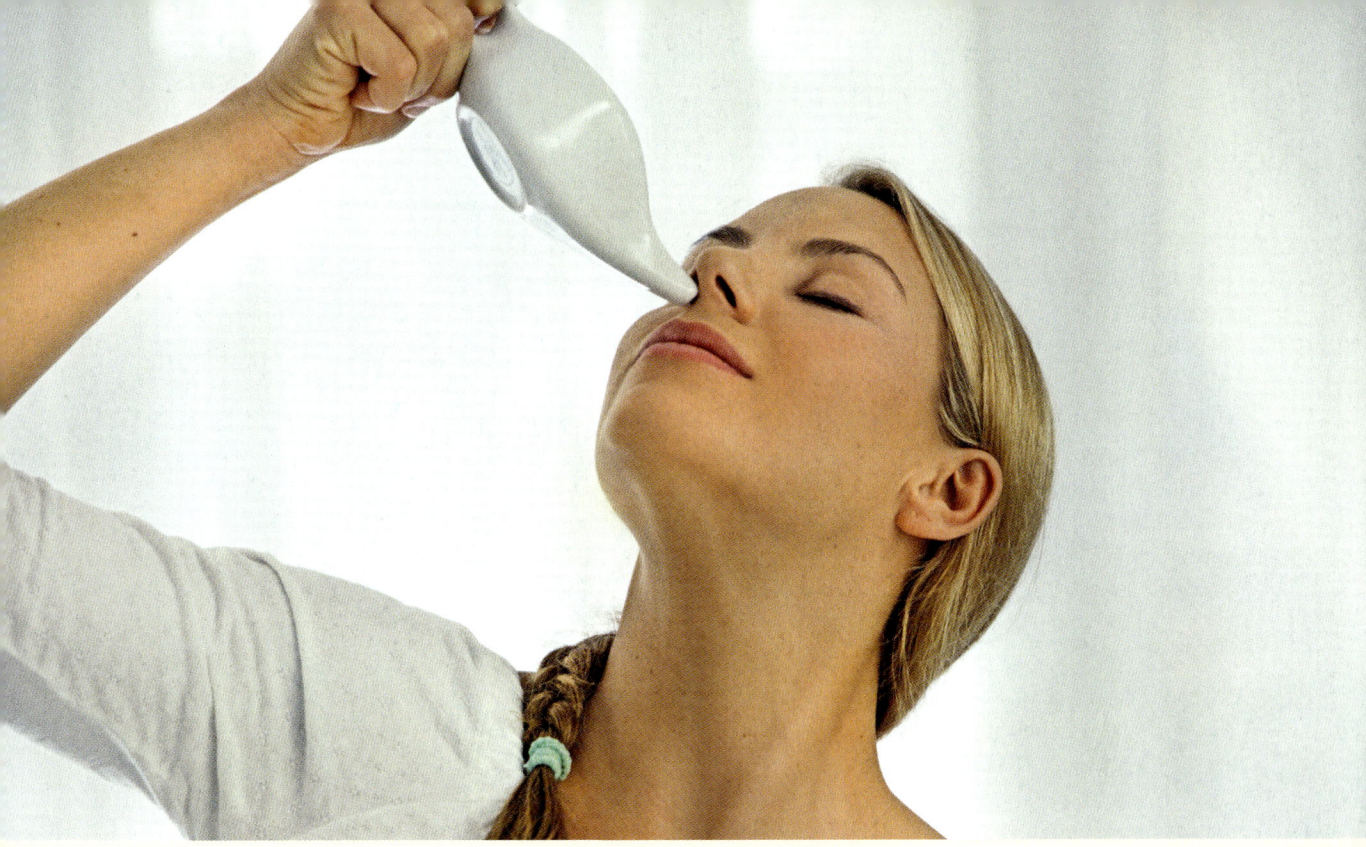

Alternativ zu *Nethi* kann die Nase auch nur mit Ghee (Rezeptur siehe Seite 146) ausgemantelt werden: Diese einfache Art der Nasenpflege eignet sich auch besonders gut als Prophylaxe bei Allergien, Heuschnupfen und Migräne. Dazu mit dem Finger etwas Ghee in die Nasenlöcher einführen und das Ghee nach oben ziehen. Die Prozedur kann man mehrmals am Tag wiederholen.

Augen, Haut und Sinne erfrischen

Für die tägliche Augen- und Gesichtspflege werden die Haut und die Augen zuerst mit kaltem Wasser gespült und anschließend sanft eingecremt. Die ayurvedische Kosmetik verwendet ausschließlich natürliche Cremes und Öle zur Hautpflege. Sehr gut für die empfindliche und anspruchsvolle Gesichtshaut eignen sich Kosmetikprodukte auf der Basis von Mandelöl oder Aloe vera.

Nethi, die Nasenspülung, ist eine wunderbare Methode, um Erkältungserkrankungen und Allergien präventiv zu behandeln.

Den Körper ölen und vitalisieren

Wenn Sie am Morgen viel Zeit haben, sollten Sie Ihre Routine um eine *Abhyanga* (Ganzkörperölmassage) mit anschließendem *Udvarthana* (anregendem Körperpeeling) erweitern.

Ölmassage Bei der Ölmassage wird der Körper kräftig mit einem der Konstitution, bzw. dem Hauttyp entsprechenden Körperöl eingerieben, und zwar so lange, bis die Haut kein Öl mehr aufnehmen kann. Das Öl lässt man dann ca. 20 Minuten einziehen.

Gut verträgliche Massageöle für die morgendliche *Abhyanga* sind Sesamöl, Mandelöl oder *Dhanwantaram Thailam*. Durch die morgendliche Ölmassage werden toxische Ablagerungen in den Körpergeweben gebunden und gelöst. Sie reduziert – je nach Öl – *Vata* oder *Kapha,* verbessert die Sehfähigkeit, fördert den Schlaf und wirkt nährend und stärkend auf die Haut. Sie hilft bei Schmerzen und Traumata, verbessert die Farbe und den Glanz der Haut.

Das anschließende Bad oder Duschen (*Snana*) nimmt das überschüssige Öl von der Haut und öffnet durch seine feuchte Wärme die Körperkanäle (*Srotas*), durch die die gelösten Ablagerungen abtransportiert werden können.

Peeling Um das überschüssige Öl gut von der Haut zu entfernen, ist ein Peeling aus Salz- oder Pflanzenpulvern sehr zu empfehlen. Das Peeling (*Udvarthana*) wird mit der Hand auf dem ganzen Körper verteilt, bindet das Öl und wird während des Badens oder duschend vom Körper gewaschen. Mit *Udvarthana* wird der gesamte Gewebsstoffwechsel aktiviert und die Zellerneuerung angeregt. Gerade während einer Kur zur Gewichtsreduktion ist es unerlässlich, regelmäßig ein *Udvarthana* zu praktizieren, um die Gewebsreduktion und Hautstraffung an den Problemzonen zu unterstützen.

Für das morgendliche Peeling besonders geeignet sind Kichererbsenmehl oder Gerstenmehl. Als intensivierende Kräuter werden hinzugefügt:

- Ingwer und Kalmus – sind scharf und erhitzend, wirken anregend und aktivierend.
- *Triphala (*siehe Seite 79) – regt den Stoffwechsel an, unterstützt die Gewichtsreduktion.
- *Methi* (Bockshornkleesaat und -blätter) – ist zusammenziehend/bitter, wirkt entwässernd.

Ein *Udvarthana* aus Gerstenmehl und *Triphala* ist ideal, um gegen Cellulitis, Wasseransammlungen und Fettpölsterchen vorzugehen.

Zum Schluss Nach der Ölmassage, dem *Udvarthana* und der anschließenden Dusche den erhitzten Körper in ein dickes Handtuch einwickeln und im warmen Bett etwas nachruhen. Nun arbeitet der Stoffwechsel auf Hochtouren, denn in der Entspannung können wir gut entgiften und ausscheiden.

Morgenroutine für Eilige

Für viele Menschen ist es morgens nicht möglich, das komplette Programm der Morgenroutine zu absolvieren. In diesem Fall sollte man sich auf die für die eigene Konstitution wichtigen Aspekte beschränken:

- Früh aufstehen. Die Zeit vor Sonnenaufgang ist voller Harmonie und Energie, daher empfiehlt Ayurveda, vor Sonnenaufgang aufzustehen.
- 2 bis 3 Gläser lauwarmes Wasser unmittelbar nach dem Aufstehen trinken. Das aktiviert und reinigt die Körperkanäle, die vom nächtlichen Schlaf träge geworden sind.
- Sich reinigen und auf die Mundhygiene achten. Besonders wichtig ist hier das Ölgurgeln.
- Ein Bad oder Dusche als Letztes durchführen, um den Körper zu reinigen. Unter der Dusche kann sehr gut ein anregendes Körperpeeling mit etwas Kräutermehl (mit Kichererbsenmehl oder je zur Hälfte *Triphala* und Gerstenmehl) durchgeführt werden. Wenn vorher eine Ölmassage durchgeführt wird, umso besser!

Die Dosha-Phasen des Tages

Uhrzeit	Dominantes Dosha	Funktion	Routineempfehlungen
06:00–10:00	Kapha	Ausscheidung von *Malas*	Den Körper reinigen, bewegen und entschlacken.
10:00–14:00	Pitta	Aufnahme und Verdauung	Dem Körper Nährstoffe zuführen (Hauptmahlzeit) und seine Leistungsstärke nutzen.
14:00–18:00	Vata	Kreativität/Bewegung	Die Leichtigkeit des *Vatas* für geistige und körperliche Aktivitäten nutzen, Nervensystem entspannen/stabilisieren.
18:00–22:00	Kapha	Regeneration/Sammlung	Keine übermäßigen Aktivitäten durchführen oder schwere Speisen essen.
22:00–02:00	Pitta	Energiegewinnung	Zur Ruhe kommen und früh schlafen gehen.
02:00–06:00	Vata	Geistige Klärung und Energieverteilung	Frühes Aufstehen und Meditation praktizieren.

Leben nach dem inneren Rhythmus

Je besser wir uns selbst, unsere Konstitution und unsere Bedürfnisse kennen, umso subtiler können wir auf die verschiedenen Zyklen des Lebens einwirken. Leben wir in Harmonie mit der Natur, so erfahren wir eine wertvolle Unterstützung in all unseren Bestrebungen, und wir können auf einfache Weise unser inneres Gleichgewicht immer wieder erneuern.

Entsprechend der eigenen Konstitutionsausprägung sollten wir den inneren *Dosha*-Phasen besondere Aufmerksamkeit schenken. Denn immer dann, wenn die durch die Konstitution bereits erhöhten *Doshas* noch eine Zusatzbetonung durch den äußeren Zyklus erfahren, kann das innere Gleichgewicht besonders leicht entgleisen. So benötigt beispielsweise ein *Vata*-Typ einen kleinen Mittagsschlaf und anschließend eine aufbauende Zwischenmahlzeit, während ein *Kapha*-Typ dies tunlichst vermeiden sollte. Für einen *Pitta*-Typen hingegen ist die ayurvedische Morgenroutine besonders wichtig, um sich von den überschüssigen Stoffwechselprodukten und Säuren zu befreien.

Der tägliche Energiehaushalt wird von einem inneren *Dosha*-Zyklus gesteuert: Für jeweils vier Stunden dominiert uns ein spezielles *Dosha*, das unsere Körperfunktionen, Gemütslage und Aktivitäten in dieser Zeit maßgeblich bestimmt. Selbstverständlich steht der Tagesrhythmus in engem Kontakt mit der eigenen Konstitution, und seine Übergänge sind fließend. Das heißt, dass wir immer zu den Tageszeiten empfindlich reagieren, die unserem stärksten *Dosha* entsprechen. In diesen Phasen sind die Empfehlungen des Ayurveda ganz besonders wichtig, um Störungen zu vermeiden (siehe Kasten Seite 63).

Bedürfnisse nicht unterdrücken

Ein weiterer, sehr wichtiger Aspekt der Gesundheitslehre des Ayurveda ist das Nicht-Unterdrücken der natürlichen Bedürfnisse. Häufig liegt die Ursache von weitverbreiteten Krankheiten wie z.B. Rheuma, Arthrose und aller Magen-Darm-Erkrankungen in der Störung des Stoffwechsels und der Ausscheidungsorgane. Somit gehören die Regeln der »gesunden Aktivitäten«, wie das Nicht-Unterdrücken der natürlichen Körperdränge (Reflexe), die Vermeidung jeglicher exzessiven Aktivität und die Unterlassung böser Taten zu den wichtigsten Regeln der gesundheitsfördernden Maßnahmen (*Dinacarya*) zur Vermeidung von Krankheiten und Disharmonien in Körper und Geist.

Alle natürlichen Körperdränge wie Luft ablassen, Niesen, Gähnen, Urinieren usw. zählen zu den Grundbedürfnissen des Menschen und sind eine wichtige Reinigungsmaßnahme des gesunden Organismus. Leider ist es vielen Menschen in der modernen Arbeitswelt nicht möglich, ihren inneren Bedürfnissen gleich nachzugehen. Als höfliche und wohlerzogene Person haben wir gelernt, die natürlichen Körperdränge zu kontrollieren und zu unterbinden. Der Körper reagiert auf diesen Zwang jedoch sehr empfindlich. Er sammelt *Vata* an, verbraucht Lebensenergie (*Ojas*) und gerät schnell aus seinem inneren Gleichgewicht. Dies führt zu innerer Unruhe, Stress und Energiemangel.

Beschwerden Unseren körperlichen Grundbedürfnissen Essen, Trinken, Schlafen, Sexualität, Atmen, Wasser lassen, Stuhl absetzen, Bewegung, Sauberkeit/Hygiene, Wärme- und Kälteschutz stehen die mentalen Grundbedürfnisse Anerkennung, Liebe, Freude, Harmonie, Geborgenheit und Selbstverwirklichung gegenüber.

Auswirkungen durch Unterdrückung

Werden die natürlichen Bedürfnisse immer und immer wieder unterdrückt, können sich Beschwerden entwickeln:

■ Wird das Luftablassen unterdrückt, können Blähungen, Müdigkeit, Kolik, Aggressionen und Herzbeschwerden entstehen.

■ Wird der Stuhlgang unterdrückt, können Erkältung, Kopfschmerzen, Aufstoßen, Verstopfungen und Bauchschwellungen entstehen.

■ Wird das Urinieren unterdrückt, können Steifheit in der Leistengegend, Nervosität sowie Schmerzen beim Urinieren und letztendlich Harnsteine entstehen.

■ Wird das Niesen unterdrückt, können Migräne und Gesichtlähmung entstehen.

■ Wird Durst unterdrückt, können Schwäche, Schwere, Müdigkeit und auch Ohnmacht entstehen.

■ Wird der Hunger unterdrückt, können Magersucht, Auszehrungen, Schwindel und Koliken entstehen.

■ Wird der Schlaf unterdrückt, können Verdauungsstörungen, Schwindel, Gliederschmerzen und Kopfweh entstehen.

■ Wird Husten unterdrückt, können Schluckauf, Atemnot und Appetitverlust entstehen.

■ Wird das natürliche Gähnen unterdrückt, können Gefühllosigkeit, Muskelzittern, Konzentrationsschwäche sowie Kieferverspannungen entstehen.

■ Werden Tränen unterdrückt, können Herzbeschwerden, Schnupfen, Bindehautentzündung und Kopfschmerzen entstehen.

Verjüngen und erneuern mit ayurvedischen Massagen

Die ayurvedischen Ölmassagen gehören zu den königlichen Behandlungsformen des Ayurveda. Sie übernehmen sowohl in der Ayurveda-Medizin wie auch in der ayurvedischen Gesundheitsfürsorge eine zentrale Funktion. Mit kunstvollen Ausstreichungen und wirkungsvollen Ölrezepturen wird der Körper entgiftet und verjüngt. Der Oberbegriff der Ölbehandlungen lautet *Snehana*. Dies bedeutet übersetzt »Öl« und darüber hinaus »Zärtlichkeit«. In der ayurvedischen Massage sprechen die Hände über liebevolle Berührungen und zarte Ausstreichungen zu unserem Körper und öffnen sanft die Türen zum Herzen. Mit jeder Ölmassage können wir wohlige Wärme, tiefe Kraft und inneren Frieden in jeder Faser unseres Seins erfahren. Damit nimmt die Ölmassage in der Körper- und Psychotherapie einen zentralen Stellenwert ein. Denn die ayurvedischen Ölmassagen wirken auf Körper und Geist gleichermaßen regenerierend und erneuernd. Klassische Indikationen der ayurvedischen Ölmassage sind Stress, Erschöpfung, Nervosität, Schlaflosigkeit, frühzeitige Alterung und mangelnde Selbstliebe.

Abhyanga – Ganzkörperölmassage

Die bekannteste *Snehana*-Behandlung ist *Abhyanga*, die Ganzkörperölmassage. »*Ang*« heißt Bewegung. »*Abhi*« ist ähnlich dem lateinischen peri = äußerlich, drumherum. *Abhyanga* heißt wörtlich: »besondere Bewegung um etwas«.

Warmes Öl ist eine Wonne zum Genießen, Massieren und Dosha*-Ausgleichen. Ein Strahl duftendes Pflanzenöl salbt jedes Körperteil.*

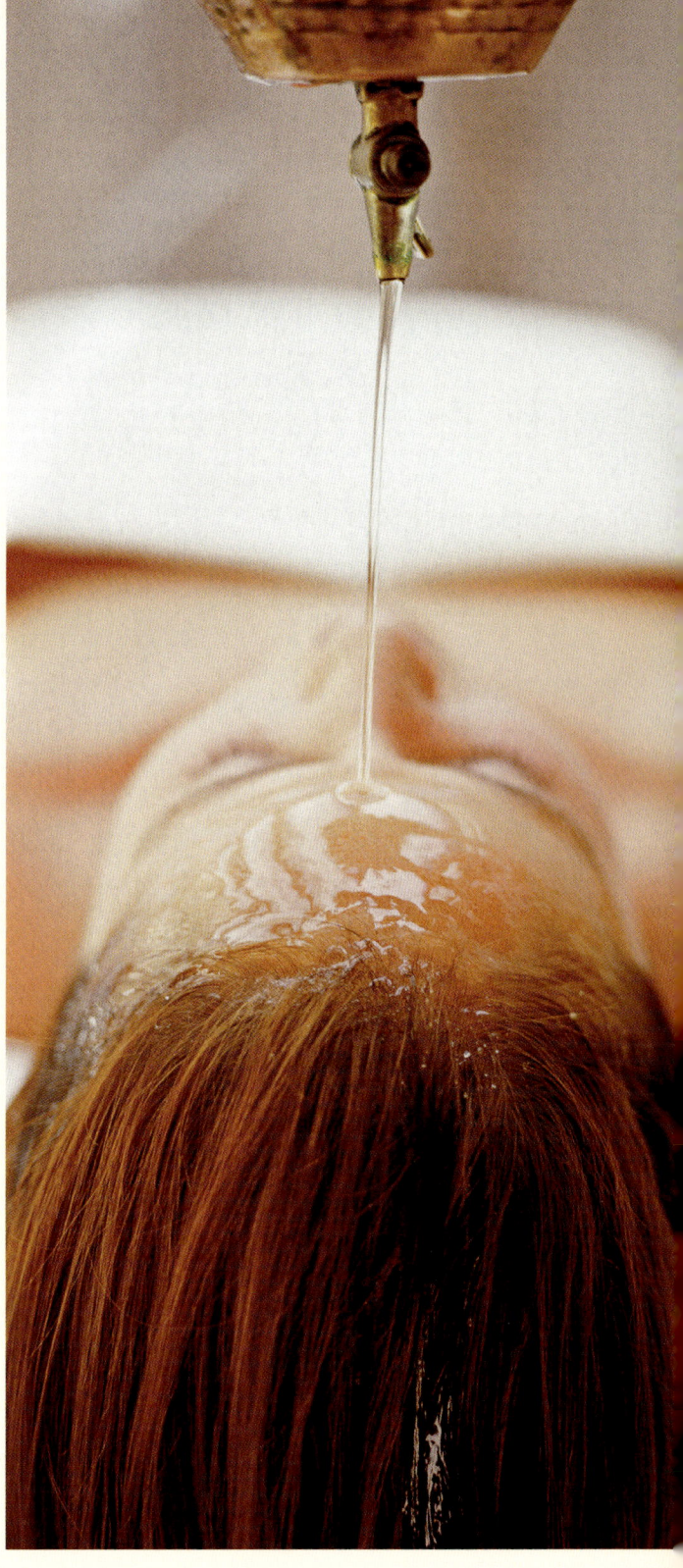

Die Ganzkörpermassage Abhyanga

Eine klassische ayurvedische Ganzkörpermassage (*Abhyanga*):

- ◉ entspannt, beseitigt Müdigkeit, verringert *Vata*, nährt die Gewebe,
- ◉ facht die Hitze im Körper an und erleichtert dadurch das Ausscheiden von Abfallprodukten aus dem Körper,
- ◉ ist hilfreich bei Arthrose, Muskelverspannung, Durchblutungsstörung und Toxinbelastung der Gewebe,
- ◉ regeneriert Gewebe, z.B. nach orthopädischen Verletzungen,
- ◉ belebt Haut, Muskeln, Venen, Arterien, die zirkulatorischen Systeme (Blutkreislauf und Lymphfluss) und das Nervensystem,
- ◉ stärkt das Sehvermögen, lindert Schlafstörungen und pflegt die Haut,
- ◉ erhöht die Schmerztoleranz und schenkt körperliche und psychische Stabilität,
- ◉ baut *Ojas* (Lebensenergie) auf und stimuliert das Hormonsystem,
- ◉ wirkt verjüngend und beugt dem Alterungsprozess vor,
- ◉ fördert Ausdauer, Stärke, Flexibilität, Konzentration, Intelligenz, Wertschätzung und Jugendlichkeit.

Für einen gesunden Menschen ist es äußerst empfehlenswert, sich möglichst häufig mit einer kleinen Ölsalbung zu verwöhnen. Als Selbstmassage ist eine 20- bis 30-minütige Anwendung empfehlenswert, die entweder am Morgen als Teil der reinigenden Morgenroutine oder am Abend zur Entspannung praktiziert werden sollte. Die morgendliche Ölmassage dient vor allem zur Anregung des Stoffwechsels, des Lymphflusses und der Entgiftung. Ihre dynamische und aktivierende Wirkung kann noch durch anregende Massageöle (wie z.B. ein *Saracharadi Thailam*) gefördert werden. Am Abend hingegen sollte eine beruhigende und *Vata*-reduzierende Massage bevorzugt werden. Hierzu können sehr gut entspannungsfördernde Öle wie ein *Dhanvantram Thailam*, Johanniskrautöl oder ein Sesamöl mit ätherischen Zusätzen von *Ylang-Ylang* und Sandelholz verwendet werden.

Anleitung zur Selbstmassage

Die Selbstmassage der *Abhyanga* ist ein wunderschönes Ritual, welches am Kopf beginnt und an den Füßen endet. Für den ganzen Körper benötigen Sie ca. 40 Milliliter Öl, das Sie in der Vorbereitungsphase erwärmen und in ein wärmehaltendes Gefäß füllen. Vielleicht erscheinen Ihnen zunächst die 40 Milliliter Öl als zu viel, doch Sie werden sehen, dass (nahezu) das ganze Öl verbraucht wird, da wir in der ayurvedischen Massage immer so lange ölen, bis das Öl wie ein Mantel auf der Haut liegt.

Bevor Sie beginnen, entspannen Sie sich nochmals kurz und atmen tief ein und aus. Fühlen Sie sich innerlich gelöst und ruhig? So geht es:

Kopf Träufeln Sie sich etwas Öl auf den Mittelscheitel und massieren Sie das Öl wie beim Shamponieren mit kleinen Kreisbewegungen Richtung Ohren in die Kopfhaut.

■ Beugen Sie den Kopf leicht nach vorn und geben Sie etwas Öl an den Haaransatz im Nacken. Massieren Sie mit kreisenden Bewegungen entlang des Hinterkopfes in Richtung der Ohren.

■ Streichen Sie zum Schluss noch einmal den Kopf sanft aus und verteilen Sie das aufgetragene Öl gleichmäßig über den Kopf.

Gesicht Tauchen Sie Ihre Fingerspitzen in das Öl und massieren Sie Ihre Stirn von der Mitte ausgehend in kreisenden Bewegungen nach außen. Spüren Sie, welcher Druck und welche Geschwindigkeit für Sie am angenehmsten sind.

■ Streichen Sie anschließend das ganze Gesicht von der Mitte ausgehend nach außen hinauf aus – über die Stirn, unter und über den Augen, von der Nase über die Wangen, die Lippen und das Kinn. Beenden Sie die Gesichtsmassage mit einer sanften Streichbewegung von der linken Unterkieferseite zur rechten Unterkieferseite und umgekehrt.

Hals Vom Unterkiefer streichen Sie zum Halsrücken und dann den Hals hinauf und hinab. Fassen Sie von oben den Halsrücken und streichen Sie nach vorne den Hals hinunter. Die abwärtsgerichteten Streichungen werden mit leichtem Druck ausgeführt und die nach oben gerichteten Ausstreichungen ohne Druck. Wiederholen Sie diesen Vorgang 3- bis 4-mal.

Arme Nehmen Sie etwas Öl in die rechte Hand und verteilen Sie dieses mit kreisenden Bewegungen über die linke Schulter, den linken Ellenbogen und das Handgelenk. Die Kreise sollten an der stark ausgeprägten Armmuskulatur klein und kräftig sein und an den Gelenken etwas großflächiger und zart.

■ Streichen Sie die Muskeln des Ober- und Unterarms an ihren Konturen von oben nach unten aus und fahren Sie sanft mit den Fingern am Außenarm wieder nach oben. Wiederholen Sie diesen Vorgang einige Male im harmonischen Rhythmus und streichen Sie zum Schluss den Arm von der Schulter in Richtung Handgelenk nochmals aus.

■ Führen Sie den gleichen Massageablauf mit der linken Hand am rechten Arm aus.

Hände Streichen Sie vom äußeren Handgelenk den Handrücken hinunter und behandeln Sie jeden einzelnen Finger, indem Sie mit dem Dau-

men und Zeigefinger der massierenden Hand zur Fingerkuppe hinstreichen und von dort aus leicht an dem Finger drehen und ziehen.

■ Streichen Sie anschließend mit dem Daumen der einen Hand die Handfläche der anderen Hand aus. Beginnen Sie am Handballen und arbeiten Sie sich über die Handflächen bis zu den Fingeransätzen vor. Wiederholen Sie den gleichen Massageablauf an der anderen Hand.

Die Haut als größtes Sinnesorgan verbindet unsere Innen- und Außenwelt. Sie will gesalbt werden.

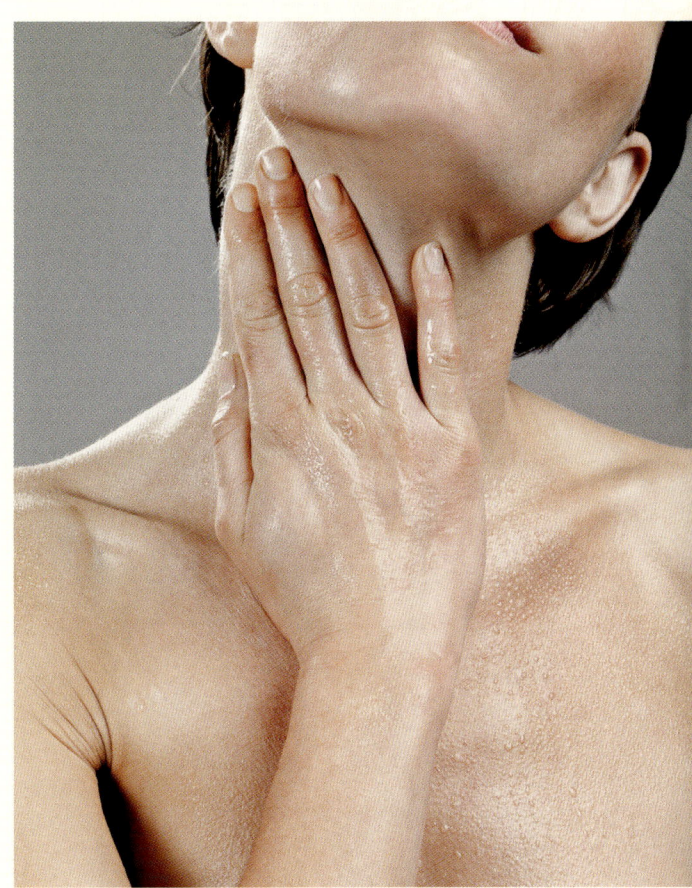

Rumpf Nun kommt eine großflächige Einölung des Rumpfes. Beginnen Sie an der Schulter und massieren Sie mit großen Kreisen über die Brust bis zum Ende der Rippen. Arbeiten Sie immer von der inneren Mittellinie des Brustbeines nach außen und machen Sie kleine kräftige Massagebewegungen auf den Brustbeinknochen und Rippen.

Eine Wohltat für Körper, Geist und Seele sind die unterschiedlichen Massagen im Ayurveda.

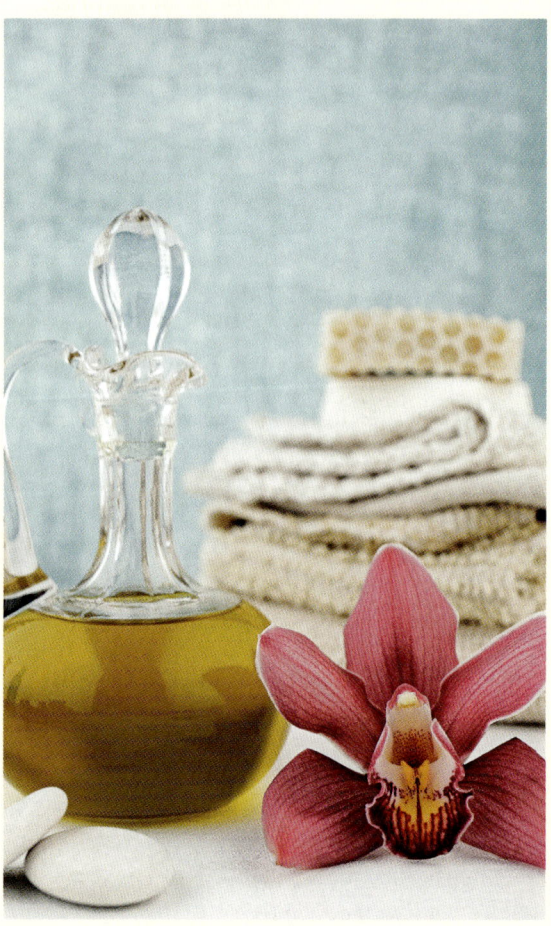

■ Nehmen Sie ein wenig neues Öl und kreisen Sie sanft von Ihrem Bauchnabel ausgehend spiralenförmig über den gesamten Bauchraum. Um die Darmperistaltik zu unterstützen, sollten Sie stets im Uhrzeigersinn massieren und im Unterbauch keinen Druck ausüben.

■ Massieren Sie anschließend die Wirbelsäule und den Rücken vom Steißbein sanft nach oben, soweit Ihre Arme den Rücken hinaufreichen.

■ Massieren Sie den seitlichen Rücken über die Rippenbögen bis zu den Schulterspitzen.

Beine und Füße Als Letztes werden die Beine und Füße mit Öl massiert. Beginnen Sie auf den Gesäßbacken mit großen Kreisbewegungen im Uhrzeigersinn. Fahren Sie am rechten Bein hinunter und massieren Sie es mit beiden Händen, indem Sie mit der einen die Innenseite und mit der anderen die Außenseite des Oberschenkels ausstreichen. Sollten Sie unter Wasseransammlungen oder Cellulitis leiden, so betonen Sie die zum Rumpf führende Bewegung mit kräftigen Ausstreichungen.

■ Streichen Sie noch die Vorderseite des Unterschenkels aus und kreisen Sie sanft um die Kniescheibe. Dann geht es abwärts zu den Fußknöcheln, um die Sie ebenfalls sanft kreisen.

■ Gehen Sie vom Knöchel über die Achillesferse zur Wade und massieren Sie das Bein zum Schluss noch einmal vom Knöchel nach oben über die Kniekehle zum Oberschenkel.

■ Wiederholen Sie den gleichen Vorgang mit dem anderen Bein und wenden Sie sich zum Abschluss den Füßen zu.

■ Streichen Sie sanft Ihre Füße vom Fußspann bis zu den Zehen aus, und massieren Sie mit kleinen Kreisbewegungen zwischen den Fußknochen. Massieren Sie mit kleinen Kreisen und leichtem Abziehen an jedem Fußzeh extra, genauso wie Sie es bei den Fingern getan haben.

■ Streichen Sie mit dem Restöl die Fußsohlen ein und massieren Sie diese auch an den Seiten.

Sinnesorgane und Nachölung Beenden Sie Ihre *Abhyanga*, indem Sie mit der Fingerkuppe des kleinen Fingers oder des Ringfingers einen Tropfen Öl in jedes Ohr und Nasenloch geben. Ihr Körper sollte nun von Kopf bis Fuß von einer Ölschicht umnetzt sein. Ist das Öl an einigen Stellen vollständig eingezogen, so verwenden Sie das nächste Mal etwas mehr, so dass ein Rest auf der Haut liegenbleiben kann. Erst dann ist es für Sie die ausreichende Menge Öl auf Ihrer Haut.

■ Durch die Ölmassage konnten Sie abgelagerte Schlacken in den Geweben freisetzen und die Zirkulation anregen, um die gelösten Toxine auszuschwemmen.

■ Lassen Sie das Öl 15 bis 25 Minuten einwirken und entspannen Sie sich dabei.

Abschließende Reinigung Duschen Sie sich das Öl mit möglichst heißem Wasser ab. Nach der klassischen Methode benutzt man eine Paste aus gemahlenem Kichererbsenmehl, Wasser und Milch, um das Öl zu entfernen. Die Paste wird vor dem Duschen auf die Haut aufgetragen. Wenn Ihnen das zu umständlich ist, so verwenden Sie eine ph-Wert-neutrale und besonders milde Seife mit Ölsubstanzen, um die Wirkung der *Abhyanga* nicht zu zerstören.

Durch die heiße Dusche werden die Körperkanäle (*Srotas*) in Ihrem Körper erweitert. Nun können die durch die Massage gelösten Ablagerungen vom Organismus verarbeitet und ausgeschieden werden.

■ Rubbeln Sie sich nach dem Duschen kräftig ab, um die Durchblutung nochmals anzuregen, und ruhen Sie sich noch ein wenig im Liegen aus. So kann der Entgiftungsprozess vollendet werden.

Kurzanleitung für Trockenmassagen Udvarthana

▷ Den Körper einölen.

▷ Die Mehl-Kräuter-Mischung in die Handfläche nehmen und den Körper damit rhythmisch massieren. Vom Mehl immer wieder nachnehmen und die Ausstreichungen immer schneller werden lassen. Mit erhöhtem Druck bei der Massage von den Extremitäten zur Körpermitte streichen und mit weniger Druck wieder nach außen (*Pratiloma*).

▷ Sofort nach Behandlung ein Dampfbad oder eine heiße Dusche nehmen und dabei ordentlich zum Schwitzen kommen.

▷ Anschließend warm einpacken und 20 bis 30 Minuten ruhen.

Massagetechniken zum Abnehmen

Einige Massageformen eignen sich besonders gut zur Gewebsreduktion und -straffung. Die Ayurveda-Medizin betont, dass eine effektive Gewichtsreduktion aus einer kombinierten Ernährungs- und Körpertherapie besteht. Optimal ist es, die *Langhana*-Behandlungen in einen Diätprozess zu integrieren, um einen schnell sichtbaren Abbau der Körpergewebe zu erzielen.

Udvarthana – die Trockenmassagen In den *Udvarthana*-Behandlungen wird der Körper mit warmen Pulvern, Mehlen, Kräutern und Gewürzen abgerieben. Die Trockenmassagen wirken äußerst reinigend und belebend. Sie werden zur Gewebsentgiftung, zum Abbau von Wasser, Toxinen und Fettliposomen in der Haut angewendet. So massieren wir z.B. in der ayurvedischen Cellulitis-Therapie die betroffenen Körperregionen mit einer *Udvarthana*-Mischung aus Kichererbsenmehl, Chili, Ingwer und zusammenziehenden Kräutern.

Schwitzkur mit der Zitruspaste

Praxisanleitung für *Jamira-Pinda-Sveda:*

- ▸ 2 Kilogramm unbehandelte Zitronen in daumengroße Stücke schneiden.
- ▸ In einer schweren Pfanne Senföl (oder alternativ Sonnenblumenöl) erhitzen, 200 Gramm Kokosraspel hinzufügen und leicht anbräunen lassen.
- ▸ Die Zitronenstücke zufügen und alles zusammen ca. 3 bis 4 Minuten köcheln lassen.
- ▸ Die Masse von der Herdplatte nehmen, in vier Gazesäckchen füllen und zubinden.
- ▸ Die Pfanne auswischen und den Boden mit neuem Senföl bedecken. Die *Pinda-Sveda*-Säckchen zum Warmhalten hineinlegen.
- ▸ Jeweils mit zwei Gazesäckchen den vorher eingeölten Körper an den betroffenen Stellen massieren. Hierzu immer beide Seiten (z.B. rechter und linker Oberschenkel) gleichzeitig in abwärtsgerichteten Kreisbewegungen mit den *Pinda-Sveda*-Säckchen benetzen. Wichtig ist, dass immer vom Herzen weg massiert wird.
- ▸ Sobald die ersten beiden Packungen erkalten, die Anwendung mit den anderen zwei warm gehaltenen *Pindas* wiederholen.
- ▸ Nach der Behandlung die massierten Körperzonen mit warmem Wasser abwaschen.

Des Weiteren ist *Udvarthana* die klassische Nachbehandlung einer Ölmassage. Mit schnellen Bewegungen wird das Pulver auf der Haut verteilt und saugt das überschüssige Öl auf. Anschließend wird die emulgierte Paste vom Körper abgewaschen, um damit die Haut von allen Ölresten zu befreien.

Garshan – die Seidenhandschuhmassage Als *Garshan* bezeichnet man eine anregende Trockenmassage mit rauen Seidenhandschuhen. Ähnlich wie bei einer Lymphdrainage wird der ganze Körper in sanften oder festeren Ausstreichungen in seiner Ausleitung aktiviert, indem man mit der ganzen Hand über den Körper fährt. Die dynamische *Garshan*-Variante sieht sehr viel kleinere und kräftigere Striche vor und wird vor allem zur Gewichtsreduktion und Gewebsstraffung eingesetzt.

Svedana – die Schwitzkuren Schwitzen ist ein elementarer Bestandteil jeder ayurvedischen Therapie, da es dem Körper hilft, Abfallstoffe zu verbrennen und auszuscheiden. Nach jeder Ölmassage sollte geschwitzt werden, um die aus den Geweben gelösten Überschüsse der drei *Doshas* zu eliminieren und das *Agni* anzuregen. Besonders zur Behandlung von *Vata*- und *Kapha*-Störungen sind Schwitzkuren eine bewährte Behandlungsmethode und zeigen einen schnellen Erfolg. Durch die Produktion von Schweiß werden die Körperkanäle (*Srotas*) gereinigt und *Vata* wird reguliert. Als Folge davon werden alle Körperabfälle wie Stuhl, Urin, Gase und Schweiß wirksam beseitigt, und der Körper wird elastisch, leicht und warm.

Neben einem eingeleiteten Schwitzen durch körperliche Aktivitäten (beispielsweise Sport, Sonnenbaden, warme Kleidung) werden insgesamt dreizehn klassische *Svedana*-Therapien beschrieben. Für therapeutische Zwecke besonders gut geeignet sind *Svedanas* mit feuchtem Dampf und Kräuterzusätzen, da sie, als Ganzkörperbehandlung oder lokal angewendet, intensiv reinigend und harmonisierend auf das *Dosha*-Gleichgewicht wirken.

■ *Pinda sveda* ist eine der bekanntesten Massage- und Schwitz-Therapien, bei der der Körper mit heißen Gazesäckchen – gefüllt mit Kräutern und Gewürzen – ausgestrichen wird. *Pinda sveda* bewirkt eine tief greifende Stimulierung der Zellerneuerung und wird bei Beschwerden des Bewegungsapparats wie Lähmungen, Arthritis, Rückbildung des Muskelgewebes und traumatischen Verletzungen eingesetzt.

In der ayurvedischen Schönheitslehre werden spezielle *Pinda-Sveda*-Behandlungen mit Reis und Kokosnuss angewendet, die eine allgemein verjüngende Wirkung haben.

Speziell gegen die Orangenhaut (Cellulitis) und zur Gewebsstraffung beweist die *Jamira-Pinda-Sveda* große Erfolge: Wie im nebenstehenden Kasten beschrieben werden dazu Zitronenschalen und Senfsamen zu einer zusammenziehenden und scharfen Paste gebraten, die mit Gazesäckchen an den betroffenen Hautstellen eingearbeitet wird. Schon wenige Behandlungen zeigen eine sichtbare Veränderung und Verbesserung des Hautbilds.

Kräuter, Gewürze und Öle für die Schönheit

Die Heilkraft der ayurvedischen Gesundheitsempfehlungen und Behandlungsformen resultiert zum großen Teil auf dem Einsatz von Gewürzen und Kräutern, welche die Rezepturen und Praxisanleitungen wirkungsvoll verstärken. Der gezielte Einsatz von Kräutern und Gewürzen macht aus einem einfachen Kochrezept eine Heilkost, und aus einer entspannenden Wellness-Massage eine regenerative Ganzkörpertherapie.

In der ayurvedischen Schönheitslehre *Saundarya* werden die Gewürze, Kräuter und Nahrungsergänzungen direkt an den Problemzonen in Form von Kosmetika und Ölen aufgetragen und führen unmittelbar zur Hautreinigung, Hautverjüngung oder Gewebestraffung.

Kennen wir also die Eigenschaften und Heilwirkung der im Ayurveda empfohlenen Nahrungsmittel, Gewürze und Heilmittel, so haben wir das Prinzip der gesamten Therapie verstan-

---

Gewürze, Kräuter und Nahrungsmitteln als Kosmetik

Thaila Die medizinierten Massageöle werden nach traditioneller Rezeptur aus Kräuter- und Gewürzabkochungen hergestellt.

Udvarthana Mit Kräuter- und Getreidepulvern wird der ganze Körper gepeelt und vitalisiert – speziell zur Gewichtsreduktion und Gewebsstraffung.

Lepa Masken und Packungen aus frischen Früchten, Nüssen und Ölen verjüngen und straffen die Haut.

Pinda Mit Kräutern, Früchten und Getreiden gefüllte Gazesäckchen werden lokal als wirkungsvolle Stempeltherapie zur Reinigung und Gewebserneuerung eingesetzt.

Rasayana Nahrungsmittel und Kräuter mit verjüngenden Wirkstoffen bilden die Grundlage der wirkungsvollen Anti-Aging- und Regenerationstherapien.

den. Alle Rezepturen sollten individuell auf die Bedürfnisse der Konstitution sowie eventuellen Störungen im *Dosha*-Gleichgewicht und deren körperliche Symptome abgestimmt werden.

Öle und Kräuter typgerecht auswählen

Genauso wie die ayurvedische Ernährung individuell auf den Stoffwechsel des Einzelnen abgestimmt wird, so wird auch die äußere Nahrung der Haut – die pflegenden Öle, Masken, Packungen und Tonika – auf die Bedürfnisse der individuellen Konstitution abgestimmt. Die Hautpflegeprodukte dienen dem Körper – wie die normale Kost – ebenfalls als Nahrung. Sie umgehen den Verdauungsapparat und gelangen mit voller Kraft direkt ins Gewebe, wo sie als Rohmaterial für den Zellaufbau verwendet werden. Schon vor vielen Jahrhunderten wurde eine Vielzahl von Pillen, Pulvern, medizinierten Weinen, Ghee und Ölen zur Pflege und Wiederherstellung von Gesundheit, Schönheit und Kraft kunstvoll hergestellt. Ob im klassischen *Abhyanga*, südindischen *Uzhichil*, bei Teilmassagen oder Güssen: das ayurvedische Öl, zumeist *Thailam* genannt, verstärkt und erweitert die Wirkung der Behandlungsformen.

Wenn wir für uns selbst das richtige Massageöl auswählen möchten, so sollten wir immer unsere derzeitige *Dosha*-Gewichtung berücksichtigen. Das heißt z.B., wenn Sie ein *Pitta-Kapha*-Typ sind, der gerade unter Stress leidet und deshalb etwas hohes *Vata* hat, dann nehmen Sie ein *Vata*-reduzierendes Massageöl. Möchten Sie aber mit der Massage vor allem Ihre empfindliche Haut behandeln, so ist ein *Pitta*-Öl geeignet. Oder Sie möchten am Morgen mit einer kurzen Selbstmassage den Stoffwechsel ankurbeln und die Müdigkeit aus dem Körper vertreiben, so wäre ein *Kapha*-Öl genau das Richtige.

Kleine Ayurveda-Ölkunde

Für die Durchführung einer ayurvedischen Ölmassage verwenden wir entweder ein naturreines, ökologisch hergestelltes Basisöl, das zu einem Massageöl weiterverarbeitet wird, oder ein mediziniertes Kräuteröl. Die medizinierten Kräuteröle werden als *Thaila* bezeichnet. Der Begriff *Thaila* stammt von *Tilam*, dem Sesam, der durch seine hervorragenden Eigenschaften die meistgenutzte Basis in der Herstellung von medizinierten Ölen darstellt. In der ayurvedischen Heilkunde werden mehr als hundert Ölrezepturen weitergegeben, die sich zum Teil auf seit Jahrhunderten bewährte Kräuter-Öl-Mischungen berufen. Die komplexen Rezepturen benötigen viele Stunden der sorgfältigen Zubereitung, des Köchelns und der Verfeinerung. Durch das lange Erhitzen und Rühren kann das medizinierte Öl wesentlich leichter vom menschlichen Körper aufgenommen und in den eigenen Stoffwechsel einbezogen werden. Der alchimistische Vorgang des Köchelns hat das Öl vollständig die Eigenschaften seiner Zutaten annehmen lassen, und es ist nun eine durchlässige Trägersubstanz für die körperliche und subtile Wirkung der Heilkräuter geworden.

Sesamöl ist üblicherweise das Basisöl für alle ayurvedischen Massagen. Es wird seit alters verwendet, da es eine hervorragende Trägersubstanz für Kräuter und Heilpflanzen bietet. Es hat eine leicht erhitzende Wirkung und wirkt dadurch besonders wohltuend zum *Vata*- und *Kapha*-Ausgleich. Wenn Sesamöl als Basisöl für eine Kräuter-Öl-Abkochung (*Thailam*) verwendet wird, verliert es seine erhitzende Wirkung und ist dann allgemein gut verträglich.

Mandelöl ist das klassische Öl in der ayurvedischen Kosmetik. Es wird vor allem zur Schönheitspflege und Verjüngung eingesetzt. Das kost-

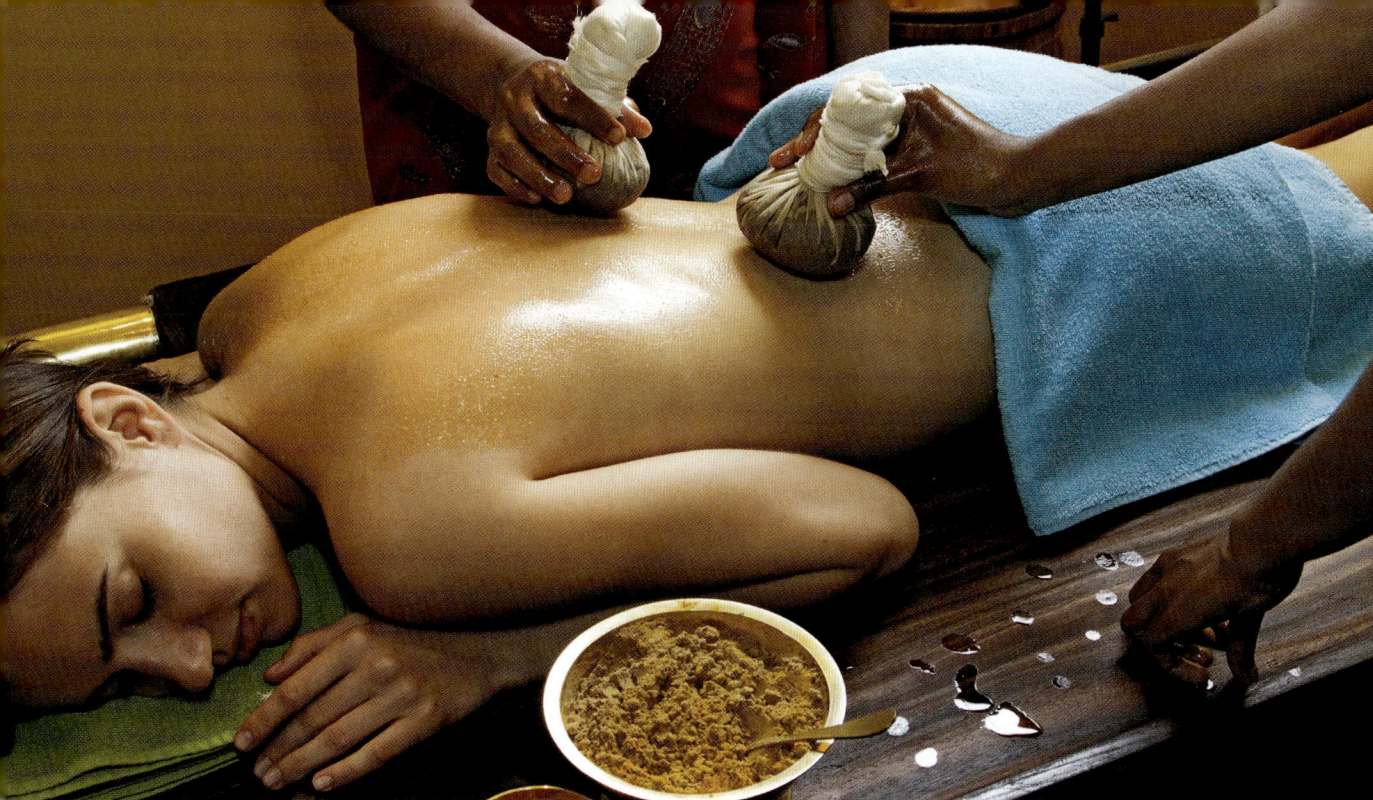

bare Öl hat eine kühlende, kräftigende Wirkung und nährt die sensible und reife Haut im Gesicht und am ganzen Körper.

Dhanwantaram Thailam ist das klassische Öl. Es ist nach dem Gott der Heilkunde benannt und besitzt ein großes Wirkungsspektrum. Seine allgemein pflegenden, verjüngenden und hautfreundlichen Eigenschaften machen es zu einem der besten Öle in der vorbeugenden Gesundheitspflege und der Ayurveda-Wellness-Therapie. Es reinigt und kräftigt die Gefäße (*Nadis*), harmonisiert den Energiefluss (*Prana*) und verbessert die gesamte Stoffwechsellage. Besonders empfehlenswert ist es für Schwange-re, stillende Mütter, Ältere sowie stark gestresste und geschwächte Menschen.

Sahacaradi Thailam wird als anregendes Anti-*Kapha*-Öl eingesetzt. Mit seinen wärmenden, anregenden und entwässernden Eigenschaf-ten ist es besonders geeignet für die unteren Extremitäten. Die Schwere aus den Beinen

Kräuter und Gewürze entfalten ihre wohltuende Wirkung auch bei Massageanwendungen. Dazu füllt man sie in Gazesäckchen und erwärmt sie.

wird gelöst, und Wasseransammlungen können abgebaut werden. Zur Gewichtsreduktion kann *Sahacaradi* auch vor einer *Udvarthana*- oder *Pinda-sveda*-Behandlung verwendet werden.

Kshirabala Thailam besitzt einen sehr beruhi-genden, kühlenden und regenerierenden Effekt, insbesondere auf Nervensystem und Haut. So ist es besonders wertvoll bei gestressten Menschen bzw. solchen, die mit erhöhter Hitze zu kämpfen haben (Ungeduld, Reizbarkeit, Kopfschmerz, gerötete Augen, Schlaflosigkeit). Es wirkt allgemein besänftigend, harmonisierend und tonisierend auf den Organismus. Auch bei der Pflege von sonnenausgesetzter Haut, auch durch das Sonnenstudio, besitzt dieses Öl einen sehr hohen nachhaltig pflegenden Wert. Es macht die Haut geschmeidig und beruhigt sie.

Typgerechte Schönheitspflege

Substanzen	Vata	Pitta	Kapha
Basisöle und *Thai-lams* für Massagen	Sesamöl, Mandelöl, *Dhanwantaram, Kshirabala*	Mandelöl, Kokosöl, *Dhan-wantaram, Kshirabala*	Sesamöl, Jojobaöl, *Sahacaradi, Eladi*
Udvarthana-Pulver für Peelings	Kichererbsenmehl, Mandelpulver	Kichererbsenmehl	Gerstenmehl, *Triphala*, Ingwer
Lebensmittel für Gesichtsmasken	Avocado, Mandeln, Sahne	Melone, Gurke, Quark	Mango, Papaya, Joghurt
Öle für Gesichtspflege	Mandelöl, Avocadoöl	Mandelöl, Nachtkerzenöl	Jojobaöl, Aprikosenkernöl

Für Menschen mit allgemein gesteigerter Hitze, ob konstitutionell oder durch die Umwelt bedingt, ist die Ganzkörpermassage mit *Kshirabala* eine große Erleichterung.

Schönheitsbäder zum Genießen

Eine der einfachsten und entspannendsten Formen, den eigenen Körper zu genießen und zu regenerieren, sind die ayurvedischen Schönheitsbäder. Gerade Menschen mit wenig Zeit und viel Stress ermöglichen sie eine der genussvollsten Arten, um neue Lebensenergie und Strahlkraft aufzubauen. Die ausgewogenen Rezepturen stärken den *Ojas*-Haushalt, beschleunigen die Zellerneuerung und erhellen das Gemüt. Damit kann sich wahre Schönheit aus dem Selbst heraus entfalten. Beliebt sind:

Bad aus Milch und Honig Für eine Haut wie Samt und Seide eine luxuriöse Badesubstanz aus Milch, Honig und etwas Rosenessenz herstellen. Nehmen Sie dazu 2 Tassen frische Vollmilch (für *Vata* Sahne) und mischen Sie diese im Badewasser mit 1 Tasse Bergblütenhonig und 4 bis 5 Tropfen Aromaöl aus Rosen. Die Haut wird nach diesem Bad zart, geschmeidig und erhält einen strahlenden, jugendlichen Glanz.

Essig-Bad Frisch und frei fühlen wir uns nach einem Essig-Bad. Geben Sie dazu einfach 30 Milliliter Obstessig oder Apfelessig in das Badewasser und reichern Sie dieses noch mit etwas Basilikum- oder Minzessenz an. So erhält man eine ganzheitliche Erneuerung und Belebung für Körper, Geist und Seele.

Abendliches Baderitual

Um am Abend alle Belastungen des Tages abzustreifen, hilft ein entspannendes und sinnliches Ölbad. Schaffen Sie sich dazu eine schöne Atmosphäre mit Kerzenschein, Duftlampe und Musik. Sie können sich einfach mit einer schönen Ölmischung in die heiße Wanne legen und genießen. Noch besser aber ist es, das Bad mit einem kleinen Ölmassage-Ritual zu verbinden:

■ Beginnen Sie mit einer Körpereinölung. Als Massageöl eignet sich am Abend am besten ein ayurvedisches *Dhanwantaram Thailam* oder ein Johanniskrautöl. Wärmen Sie das Öl leicht an und verteilen Sie es ganz sanft auf der Haut.

■ Lassen Sie das Öl auf der Haut einwirken und füllen Sie in der Zeit eine Badewanne mit angenehm heißem Wasser. Geben Sie etwas Meersalz oder Kristallsalz in das Bad. Legen Sie sich in die Wanne und atmen Sie tief und entspannt ein und aus. Spüren Sie, wie Ihr Körper sich ausdehnt, sich in der wohligen Wärme lockert und zunehmend entspannt.

- Massieren Sie sich in der Wanne das Öl mit dem Salz von der Haut, indem Sie Ihren ganzen Körper sanft im Wasser mit der Hand oder einer zarten Bürste mit kleinen Kreisen abreiben.
- Steigen Sie nach ca. 10 Minuten wieder ganz langsam aus der Wanne. Mit einem kleinen etwas härteren Handtuch können Sie den Körper kräftig abtrocknen und das restliche Öl von der Haut nehmen. Anschließend sollten Sie sich zur Ruhe begeben und durch die wohltuende Entspannung in einen tiefen und regenerierenden Schlaf eintreten.

Gewürze zum Abnehmen und Verjüngen

Viele Gewürze der Ayurveda-Küche sind auch diätetische Therapeutika im ganzheitlichen Verjüngungs- und Erneuerungsprozess. Sie werden innerlich als Würzmittel eingenommen oder äußerlich als Puder oder Paste verwendet. Je nach Geschmack und Eigenschaft helfen sie, Gewebe abzubauen (bitter und scharf) oder aufzubauen (süß und sauer). Einige Gewürze – wie Kurkuma oder Koriander – zeichnen sich besonders durch ihre stoffwechselanregenden, entsäuernden und zellvitalisierenden Eigenschaften aus.

Basilikum Unser herkömmliches Basilikum (lat. *Ocimum basilicum*) ist ein verbreitetes Schönheitskraut in der ayurvedischen Phytotherapie. Es harmonisiert alle *Doshas,* entschleimt und baut Säure ab. Als stressausgleichendes *Rasayana* verfügt es über einen hypotensiven Effekt (Blutdruck senkend) und wirkt bei vielerlei Beschwerden. Gerne wird es bei Geschwüren, die stressbedingt sind, eingesetzt.

Berberitze Die roten Beeren der Berberitzen (lat. *Berberis vulgaris*), auch Sauerdorn genannt, sind nicht nur in der iranischen Küche bekannt. Die Sträucher wachsen auch im Himalaya und im Nilgiri-Gebirge (im Süden Indiens) und werden im Ayurveda als Tonikum zur Entgiftung, Blutreinigung und zum Fettabbau empfohlen.

Die säuerlichen Beeren der Berberitze zählen laut Ayurveda zu den besten »Fettverbrennern«.

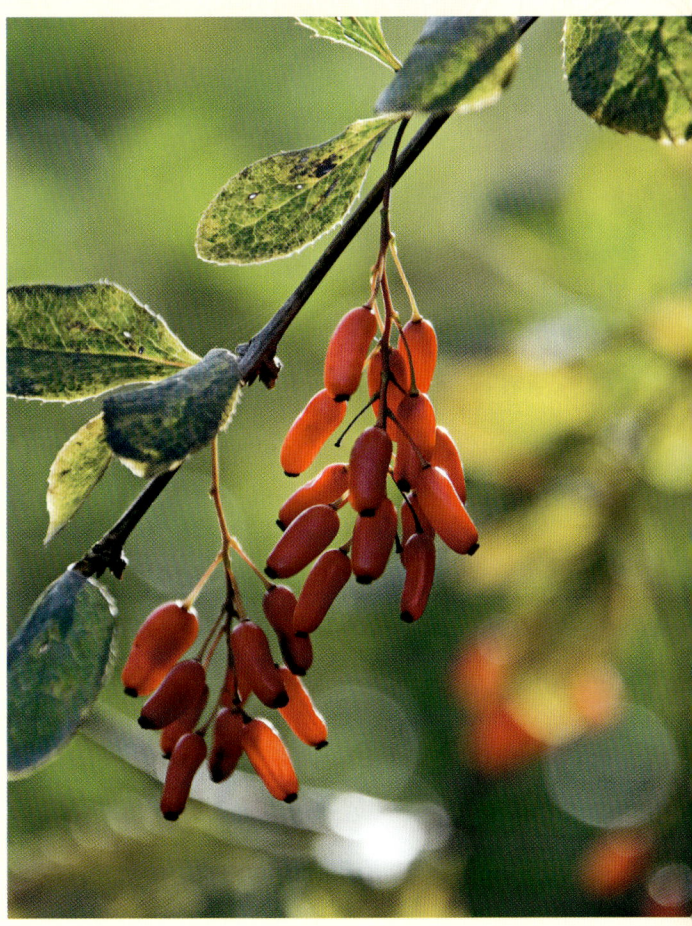

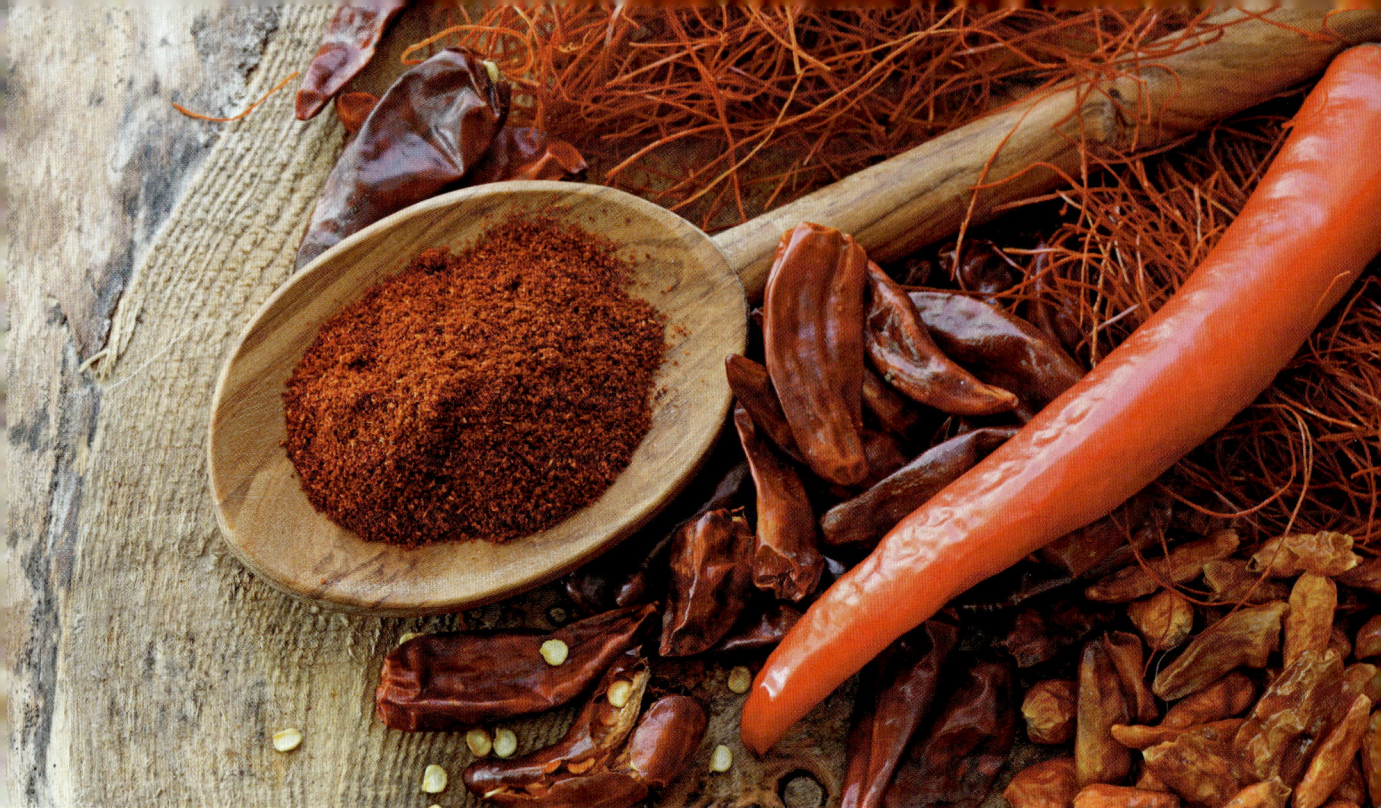

Chilischoten sollten auf keinem Anti-Kapha-Plan fehlen: Sie schenken Leichtigkeit und Lebensfreude.

Chili (lat. *Capsicum frutescens*) hat brennende Schärfe und ist das intensivste Gewürz, um *Agni* anzuregen. Es wirkt vitalisierend, aphrodisierend und löst Glückshormone aus. *Pitta*-Typen sollten auf Chilis verzichten, während sie auf einen langsamen *Kapha*-Stoffwechsel sehr anregend wirken. Zum Abnehmen wird Chili als echter »fatburner« eingesetzt. Die durchdringende Schärfe aktiviert den *Mamsa*-Gewebsabbau und die Leitfähigkeit der *Srotas*. Aus diesem Grund verabreichen manche Ayurveda-Traditionen Chili nicht nur innerlich, sondern fügen es auch *Udvarthana*- und *Pinda-sveda*-Mischungen für die äußere Anwendung zu.

Ingwer (lat. *Zingiber officinale*) ist eines der wichtigsten Gewürze der ayurvedischen Küche. Er verringert *Vata* und *Kapha,* regt *Agni* an, wirkt entblähend, appetitanregend, entkramp-

fend und ist gut für die Stimme sowie gegen Asthma und Arthritis. Frischer Ingwer hat einen süßlichen Geschmack, stärkt die Leberfunktionen und öffnet die *Srotas*. Getrockneter Ingwer ist schärfer und kann *Pitta* erhöhen.

Knoblauch (lat. *Allium sativum*) wird sehr kontrovers diskutiert. Die *sattv*ische Yoga-Ernährung lehnt ihn rigoros aufgrund seiner anregenden und aphrodisierenden Eigenschaften ab. In der ayurvedischen Schönheitslehre wird Knoblauch als wirkungsvolles Verjüngungsmittel sehr geschätzt. Kaum ein anderes Gewürz wirkt dem Alterungsprozess und Stresssymptomen so stark entgegen wie gekochter Knoblauch. Vom rohen Verzehr ist hingegen abzuraten.

Koriander (lat. *Coriandrum sativum*) ist sehr wohltuend für das Verdauungs- und Enzymsystem, ist appetitanregend, lindert Blähungen und stärkt Nerven und Augen. Er ist entzündungshemmend im Verdauungssystem und in Harnwegen und wirkt besonders ausgleichend, beruhigend und kühlend für *Pitta*-Typen. Eine Paste aus Koriander und Wasser ist gut bei Entzündungen der Haut und bei Pickeln.

Kurkuma (lat. *Curcuma longa*), auch Gelbwurz genannt, bringt den Stoffwechsel durch seine bitteren und zusammenziehenden Eigenschaften ins Gleichgewicht. Sie ist sehr blutreinigend und antiseptisch, hilft bei Allergien, Hautproblemen und Hämorrhoiden. Ihre Inhaltsstoffe regen den Gallenfluss an, fördern die Leberfunktion, wirken entzündungshemmend und *Agni*-anregend. In warmem Wasser aufgelöst und schluckweise getrunken, wirkt sie auch gegen Darmpilze. Kurkuma hat heiße und trockene Eigenschaften und beruhigt alle drei *Doshas*.

Muskat (lat. *Myristica fragans*) ist eines der besten pflanzlichen Heilmittel zur Beruhigung von Nerven und Geist. Durch seine heißen Eigenschaften, einen bitteren, scharfen und zusammenziehenden Geschmack wirkt er aphrodisierend, stimulierend und gut bei Durchfall. ¼ Messerspitze in Milch abends eingenommen, bringt ruhigen tiefen Schlaf.

Pippali (lat. *Piper longum*) ist ein exzellenter Immunmodulator, hilfreich zur Verhinderung und Behandlung aller Arten von Immunstörungen. Um bei diesen Erkrankungen gute Ergebnisse zu erzielen, wird die Dosierung von *Pippali* nach einem speziellen Muster empfohlen, bekannt als »*Vardhamana pippali*«. Bei diesem Muster wird *Pippali* in aufsteigenden Dosen verabreicht und wieder allmählich verringert, nachdem es für gewisse Zeit auf einer Maximumdosis gehalten wurde.

Safran (lat. *Crocus sativus*) ist ein wertvolles Aufbaumittel in der Verjüngungslehre (*Rasayana*) und nährt alle *Doshas* und *Dhatus*. Er wirkt sehr aufbauend, stimulierend, schmerzstillend und gegen depressive Verstimmung.

Heilkräuter & Nahrungsergänzungen

Als verjüngende Schönheitstherapie setzt Ayurveda intensiv wirkende Heilkräuter und Nahrungsergänzungen ein. Die sogenannten *Rasayanas* sind oftmals ein Mix aus pflanzlichen und mineralischen Inhaltsstoffen, wie z.B. heiße Milch mit dem aufbauenden Safran und *Ashwaganda* oder ein Mus aus Mandeln, Rosinen, Süßholz, *Shatavari* (Spargelwurzel) und Kardamom. Diese Nahrungskonzentrate sind sehr wohlschmeckend, nähren die Körpergewebe und halten alle *Doshas* im Gleichgewicht. Durch die Kräuter und Gewürze wird eine Vitalitätssteigerung der Stoffwechselfunktionen ausgelöst, die die Produktion von toxischen Ablagerungen und Schlacken (*Ama*) verhindert. Dies sorgt dafür, dass die Körperkanäle (*Srotas*) intakt und funktionstüchtig bleiben, und die Gewebe rein und frei von angesammelten Abfällen aufgebaut werden können. Dies hat auch eine sehr gute Wirkung auf die sexuelle Kraft und Gesundheit. Die meisten *Rasayana*-Pflanzen dienen auch als Aphrodisiaka und werden Menschen verabreicht, die aufgrund ihres Alters oder ihrer Lebensumstände unter einer nachlassenden Libido und sexuellen Aktivität leiden.

Zusätzlich verhindern die *Rasayana*-Rezepturen mögliche Schäden durch freie Radikale. Da sie Immunmodulatoren sind, korrigieren sie das Immunsystem und verhindern so eine Schädigung durch Krankheiten. Aufgrund ihrer Anti-Stress-Wirkung bzw. ihrer Anpassungsfähigkeit an Stress verhindern sie durch ihn hervorgerufene Krankheitseffekte.

Die ayurvedische Medizin kennt über 50 aufbauende, verjüngende und aphrodisierende *Rasayana*-Pflanzen und Heilkräuter. Bei der folgenden Aufzählung sind nur die Kräuter auf-

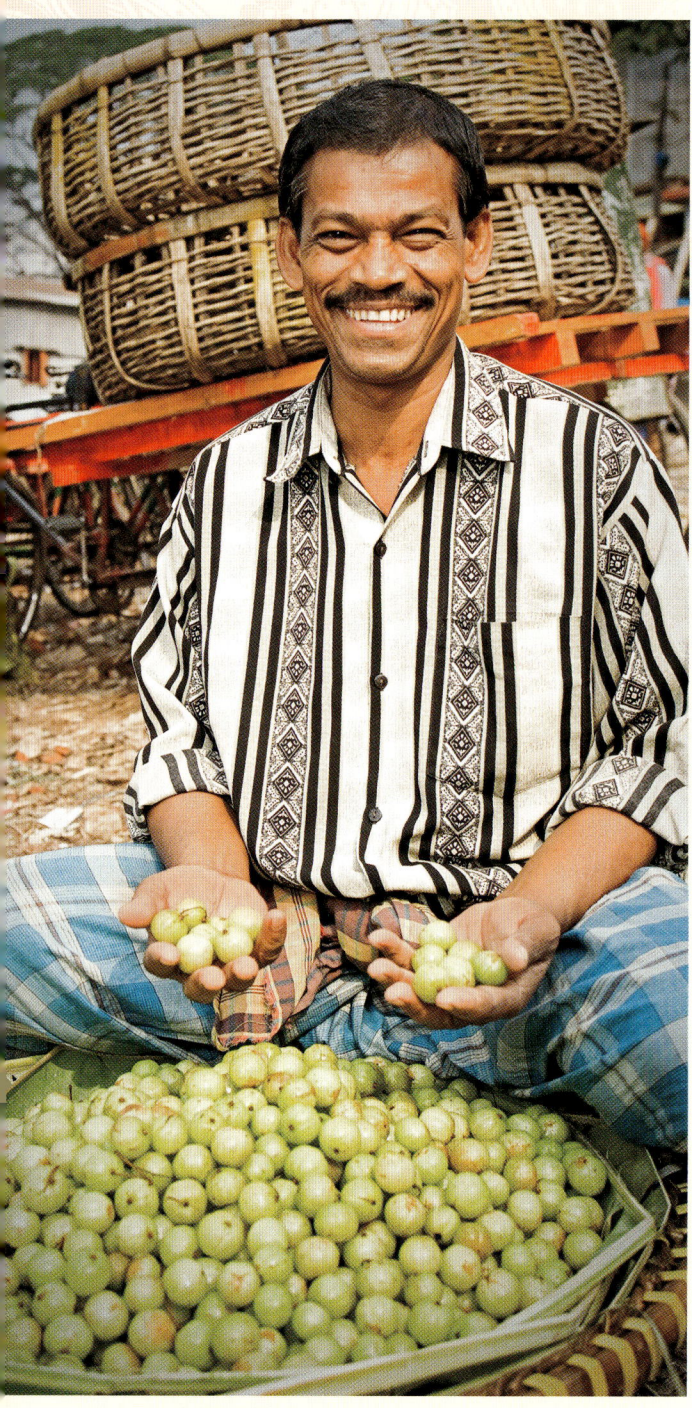

Frische Amlafrüchte werden mit weiteren 67 Zutaten zu dem bekannten Fruchtaufstrich Chyavanprash verarbeitet.

geführt, die für ihre positive Wirkung auf Haut, Haar, Figur und Lebensenergie bekannt sind. Alle Substanzen sind frei in Apotheken oder einem ayurvedischen Fachversand erhältlich.

Amalaki (lat. *Phyllanthus emblica*), auch *Amla* genannt, wird als beste dem Alterungsprozess entgegenwirkende Pflanze betrachtet. Sie balanciert alle drei *Doshas* und zeigt positive Wirkungen auf fast alle Gewebe und Organe des Körpers. Die *Amalaki* ist eine Art Wildkirsche oder Baumstachelbeere, die sehr viel Vitamin C und andere Antioxidanzien enthält, die den Zellstoffwechsel aktiviert, vor freien Radikalen schützt und den gesamten Körper verjüngt. Sie gehört zu den wenigen Heilpflanzen, die gleichzeitig gegen *Vata*-Stress, *Pitta*-Übersäuerung und *Kapha*-Gewebsüberschuss wirken, und nimmt deshalb unter allen *Rasayanas* die unangefochtene Führungsposition ein. Als Nahrungsergänzung werden täglich 3 bis 5 Gramm des Früchtepulvers mit Wasser eingenommen.

Ashwaganda Die Wurzeln von *Ashwaganda* (lat. *Withania somnifera*) werden verwendet, um die Stärke der Körpergewebe zu erhöhen. Sie korrigieren Immunstörungen und dienen als wirkungsvolles Aphrodisiakum, denn sie verbessern die sexuelle Kraft und Ausdauer sowie die Fortpflanzungsfunktionen. Ebenso ist *Ashwaganda* eine klassische Anti-Stress-Pflanze, die bei körperlicher und geistiger Erschöpfung und Auszehrung eingenommen wird. Trotz dieser regenerativ-erneuernden Wirkung ist *Ashwaganda* auch mit ihren bitteren, herben und heißen Eigenschaften sehr gut für *Kapha*-Typen geeignet, da es keine substanziell aufbauenden Eigenschaften besitzt, sondern vor allem das Energiesystem stärkt. Für diese Zwecke werden 2 bis 3 Gramm täglich mit Milch eingenommen. In der Ayurvedamedizin wird *Ashwaganda* aufgrund ihrer aktiven Wirkstoffe geschätzt, welche spezifische Enzymwirkungen, bei Tumorzellen haben, die eine immunstimulierende Wirkung besitzen und gut bei Geschwüren, für das Gedächtnis und die Konzentrationsfähigkeit sind.

Guggulu Das Gummiharz des Guggulu (lat. *Commiphora mukul*) ist effektiv, um alle drei *Doshas* zu normalisieren. Dies ist ein sehr verbreitet genutztes Pflanzenprodukt. Abgesehen von seinem großen medizinischen Anwendungsspektrum, besitzt es *Rasayana*-Eigenschaften, denn es hält die *Srotas* frei. Es reinigt die Blutgefäße und verhindert die Ablagerung von fettigen Substanzen in den Geweben. Wer abnehmen möchte, der sollte das Kombipräparat *Triphala guggulu* verwenden. Die optimale Nahrungsergänzung zur Gewichtsreduktion wird normalerweise für mindestens sechs Wochen mit einer Dosierung von 1 Gramm 3-mal täglich empfohlen.

Shatavari (lat. *Asparagus racemosus*) ist eines der wichtigsten *Rasayanas* für Frauen, denn es zeigt eine sehr gute Wirkung auf die milchproduzierenden Drüsen und unterstützenden Gewebe sowie Hormone. Durch die Wurzeln des Spargels (*Shatavari*) wird die Empfängnis begünstigt, und sie helfen, die Schwangerschaft zu erhalten und Fehlgeburten vorzubeugen. Unabhängig vom Geschlecht wird *Shatavari* auch zur Entsäuerung eingesetzt. Es hilft hervorragend gegen Magenbrennen, saures Aufstoßen und Darmreizungen. Als Mengenangabe werden täglich 3 bis 5 Gramm *Shatavari*-Pulver mit 1 Tasse heißer Milch empfohlen.

In der ayurvedischen Schönheitstherapie wird *Shatavari* auch äußerlich zur Verjüngung und zum Gewebsaufbau verabreicht. Mischen wir etwa bei der Ganzkörpermassage etwas *Shatavari* unter unser Sesam- oder Mandelöl, so werden die Gewebe fester, praller und üppiger. Damit ist es das optimale Aufbaumittel für ausgezehrte *Vata*-Typen, jedoch ungeeignet für den gewichtsreduzierenden *Kapha*-Ausgleich.

Trikatu ist eine wirkungsvolle Gewürzmischung aus langem Pfeffer (lat. *Piper longum*), schwarzem Pfeffer (lat. *Piper nigrum*) und getrocknetem Ingwer (lat. *Zingiber officinale*), und wird als »die drei Scharfen« übersetzt. *Trikatu* ist der intensivste *Agni*-Anreger und hilft ebenfalls bei der Gewebserneuerung und der Gewichtsreduktion. Es ist vor allem für Menschen geeignet, die trotz kleiner Portionen nicht an Gewicht verlieren und unter geringem Appetit leiden.

Optimal ist es, *Trikatu* vor dem Essen mit etwas Honig zu mischen und eine erbsengroße Portion einzunehmen oder mit gesüßtem Tee zu trinken.

Triphala besteht aus den drei Bestandteilen *Amla*, *Haritaki*, *Taminalia Balerika*: 3 Gramm von jedem Pulver zu Paste verreiben und mit Wasser einnehmen. Eine bewährte Rezeptur sieht vor, einen Eisentopf ca. 1 Zentimeter dick mit *Triphala*-Paste zu bestreichen, sie über Nacht ruhen zu lassen, am Morgen mit Honig oder Wasser zu mischen und einzunehmen.

Heilkräuter und Gewürze zum Dosha-Ausgleich

Vata Bala, Rasna, Shallahi, Ashwaganda, Nirgundi, Dashamula
Pitta Beinwellwurzel, Kamille, Sandelholz, Rosenholz
Kapha Thymiansamen, Ajwain, Pippali, Kampfer, Eukalyptusblätter

Leichtigkeit und Entspannung durch Bewegung

Wollen wir uns von körperlichen und geistigen Schlacken befreien, so eignet sich auch sportliche Betätigung in jeglicher Form. Aus ayurvedischer Sicht ist sie eine hervorragende Methode, um den täglichen Stress, der unser körperliches und seelisches Gleichgewicht belastet und dem Organismus seine Reserveenergien raubt, abzubauen. Eine der wirkungsvollsten Maßnahmen gegen diese Belastungen ist Yoga. Die sanften Übungen bringen Körper und Geist in Einklang, lösen Verspannungen und energetische Blockaden. Dadurch erfährt unser inneres Wohlbefinden eine direkt spürbare Steigerung, welche sich auch in unseren Verhaltensformen widerspiegelt.

Gelingt es uns, ein ausgleichendes Bewegungsprogramm als Ventil für unsere angestauten Emotionen und Energien zu nutzen, so haben wir eine große Errungenschaft für unsere ganzheitliche Entwicklung gewonnen.

Yoga und Ayurveda

Leider macht es unser heutiger Lebenswandel vielen Menschen unmöglich, in den hektischen Morgenstunden noch ein ausgiebiges Yoga- und Meditationsprogramm einzubauen. Umso wichtiger ist es, sich dafür zu einem späteren, passenderen Zeitpunkt von allen Aktivitäten des Tages zurückzuziehen, um in gesammelter Aufmerksamkeit und Selbstreflektion ein Bewegungs- und Meditationsprogramm zu praktizieren. Oftmals reichen bereits 15 Minuten aus, in denen wir uns mithilfe der speziellen Körperstellungen, Atem- und Konzentrationstechniken des Yoga von allen negativen Einflüssen und Anspannungen befreien können.

In der ayurvedischen Praxis sollte Yoga individuell auf die Konstitution und die Bedürfnisse des Einzelnen abgestimmt werden. Entscheidend für die passende Auswahl der richtigen Bewegungsart ist es, dass unser Körper dabei freudige Leichtigkeit und harmonische Befreiung erfährt. Durch die Freude an der Bewegung wird der Energie- und Atemfluss aktiviert und das *Agni* neu entfacht. Dadurch öffnen sich die *Srotas,* und die gesamte Gewebserneuerung und Entgiftung wird gestärkt. Es ist also weniger entscheidend, welche Bewegungsart man für sich wählt, als auf welche Weise sie ausgeführt wird. Dabei gilt: Je regelmäßiger und je lockerer, umso besser. Übertriebener und verbissener Ehrgeiz sowie wettbewerbsorientierte Grenzüberschreitungen sind der Freisetzung von positiver Energie für die Gesundheit jedoch weniger zuträglich.

■ Ist das *Vata* in einem Menschen vorherrschend, so ist Bewegung ein natürlicher Ausdruck seiner Natur. Denn die dynamischen und feinen Elemente von Luft und Äther sind ständig in Bewegung. Auch der *Vata*-präsente Energiekörper (*Pranamayakosha*) wird von Bewegung – speziell an der frischen Luft – ernährt. Kein Wunder also, dass sich *Vata*-Typen ausgesprochen gerne bewegen und damit ihren ausgleichenden Übergang zur Entspannung finden. Sehr beruhigend und stabilisierend wirken alle Stand- und Gleichgewichtsübungen sowie entspannende Körperreisen und Meditationsformen auf das *Vata*-System. Als gute Alternative zu einem sanften Yogaprogramm können auch andere meditative Bewegungsformen ausgeübt werden, wie beispielsweise Qigong, Tai-Chi oder meditatives Gehen.

■ Für Pitta-Menschen ist Bewegung besonders wichtig, um angestaute Energien zu entladen

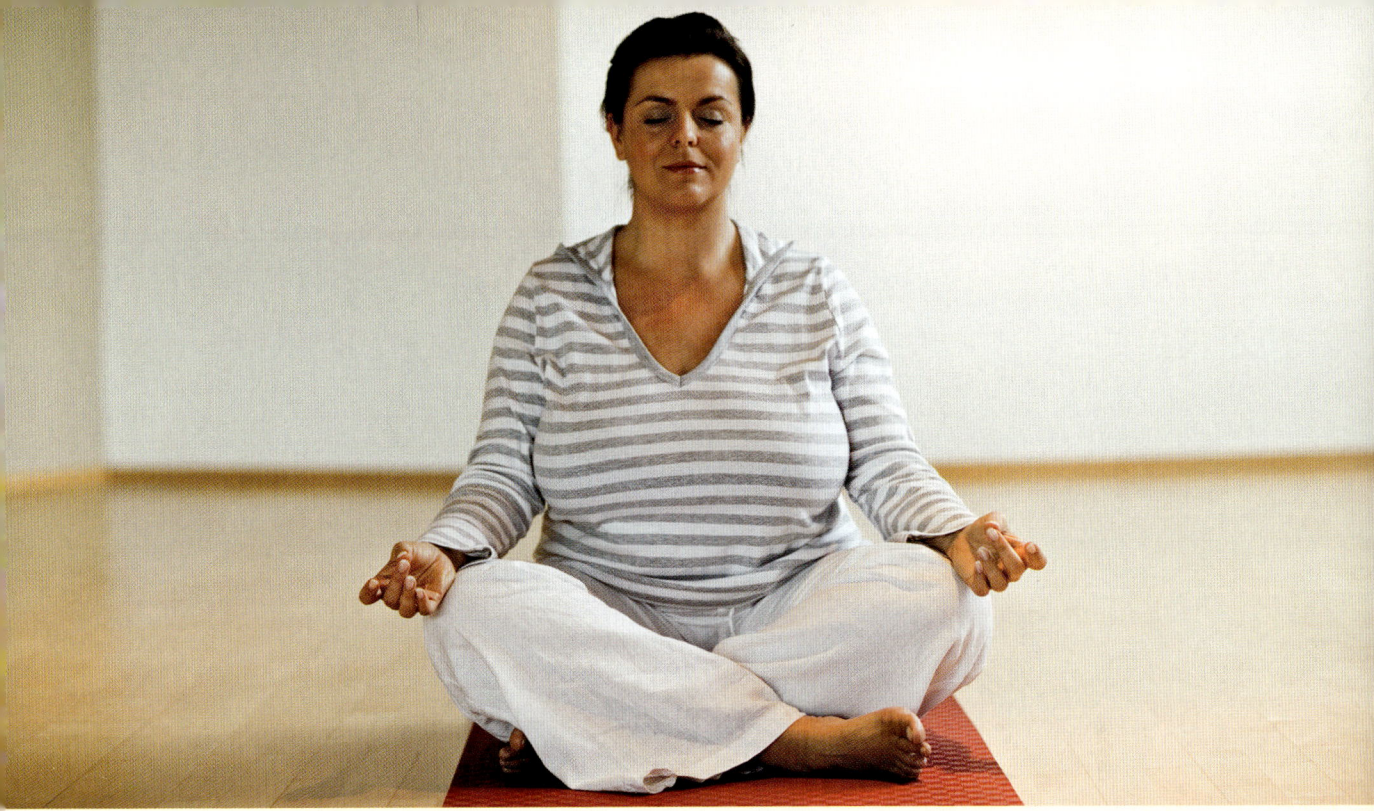

und Druck abzubauen. Das starke *Pitta*-Feuer erzeugt viel dynamische Kraft, welche ein körperliches Ventil benötigt, wenn es nicht zu Anspannungen kommen soll. Mit regelmäßigen Sport- und Workout-Programmen kann sich die *Pitta*-Persönlichkeit endlich einmal im eigenen, selbst bestimmten Tempo verausgaben und den Kopf frei machen. Der Organismus baut Säuren ab und setzt Glückshormone frei: ein für *Pitta* berauschendes Gefühl. Viele *Pitta*-Typen betreiben jedoch auch den Sport mit großem Ehrgeiz und lieben wettbewerbsorientierten und kämpferischen Leistungssport. Für das harmonische Gleichgewicht von Körper und Seele wären allerdings ausgleichende und selbst zentrierende Bewegungsformen, wie Yoga oder asiatische Kampfarten mit einem hohen ethischen Anspruch und dynamischen Übungszyklen sinnvoller. Gerade der seelische Aspekt im Yoga ist für die *Pitta*-Konstitution besonders wichtig, denn hier können Sie lernen, die entwicklungs-

Die klassischen Techniken der Atem- und Gedankenkontrolle reinigen die Sinne, den Geist und das sattvische Bewusstsein.

bedürftigen *Sattva*-Persönlichkeitsanteile von Gelassenheit, Geduld, Toleranz und liebevollem Einfühlungsvermögen zu stärken.

● Für Menschen mit einem ausgeprägten *Kapha* ist ein regelmäßiges Bewegungsprogramm von außerordentlicher Wichtigkeit. Von Natur aus etwas langsamer und phlegmatisch veranlagt, vermeiden sie starke Anstrengung und übermäßige Bewegung und lieben stattdessen Ruhe und harmonisches Zusammensein. Doch dies nährt die *Kapha*-typische Schwere und Trägheit. Für *Kapha*-Typen ist es sinnvoll, feste Trainingstermine mit anderen zu vereinbaren – wie Laufgruppen oder Yogakurse. Das soziale Netzwerk motiviert und verpflichtet zum regelmäßigen Bewegungsprogramm und erleichtert die Selbstüberwindung und -disziplin.

Interview mit Win Silvester

M.A. Gesundheitsmanager, Ausbilder für Fitness- und Gesundheitstrainer, Personal Trainer und medizinischer Ayurveda-Spezialist

Sie sind ein Experte für alles, was mit Gesundheit und Sport zu tun hat. Wie wichtig ist ein regelmäßiges Sportprogramm für die persönliche Gesundheit tatsächlich?

Neben einer ausgewogenen Ernährung ist es für die Gesundheit sehr wichtig, Körper und Geist regelmäßig in Bewegung zu bringen. Die ca. 4,5 Millionen Jahre alte Entwicklungsgeschichte des Homo sapiens zeigt, dass alle unsere Organsysteme auf Bewegung angelegt sind und diese auch für ihren Funktionserhalt benötigen. Das gilt für alle Altersgruppen. Zahlreiche Studien belegen, wie wertvoll Bewegung sowohl für die körperliche als auch für die psychische und kognitive Entwicklung von Kindern und Erwachsenen ist.

Körperliche Inaktivität und ihre Folgen gehören zu den größten Herausforderungen des 21. Jahrhunderts. Dabei muss man unterscheiden zwischen körperlicher Aktivität im Allgemeinen und Sport im Besonderen. Nicht jeder muss Sport treiben, um fit zu bleiben. Allerdings reichen die körperlichen Anforderungen des Alltags in der Regel nicht mehr aus, um die Leistungsfähigkeit von Körper und Geist zu erhalten. Es braucht tatsächlich mehr.

Wie kann man die Sport- oder Bewegungsart herausfinden, die am besten zur eigenen Konstitution und Lebensweise passt?

Viele Teilnehmer fühlen sich gestresst, ausgebrannt, überfordert. In den allermeisten Fällen liegt hier eine Vata-Störung vor. Ein Übermaß an Bewegung würde in dieser Situation die Symptomatik noch verstärken. Daher wären hier ayurvedische Behandlungen, z. B. beruhigende Ölmassagen oder sanfte Bewegungsformen wie Hatha Yoga oder Tai-Chi eher anzuraten als intensives Krafttraining oder Powerkurse.

Oft liegt auch eine *Pitta*-Störung vor. Überschießendes *Pitta* kann sich in übertriebenem Ehrgeiz auch im Sport bemerkbar machen. Leistungsdruck verträgt sich jedoch nicht unbedingt mit gesundheitsorientierter Bewegung. Hier sollte der Teilnehmer unbedingt auf den Rat des Trainers hören und das Sportprogramm dosiert absolvieren. Pitta-Typen brauchen klare, konkrete Anweisungen. Trainer sollten dem *Pitta*-Wunsch nach Leistung und Her-

Mit Sport gegen den Speck

Die Lieblingssportarten von *Kapha*-Typen sind häufig mit den Elementen Wasser und Erde verbunden. Speziell der Wassersport, wie Schwimmen, Segeln, Tauchen oder Fischen, ist ihnen sehr zugänglich. Doch das kühlende Wasserelement ist zum Teil weniger empfehlenswert, da es dem Körper nicht genügend Hitze in der Bewegung schenkt. Und dies ist gerade zur Anregung des phlegmatischen *Kapha*-Organismus sehr wichtig. Besser für die Aktivierung des Gewebsstoffwechsels und die Entfaltung des Selbstausdruckes ist es, den erdigen Kontakt zur Natur zu suchen. Gerade beim Bergwandern bietet sich dazu optimale Gelegenheit. Und je höher es den Berg hinauf geht, umso mehr werden auch die leichten Luft- und Ätherelemente gestärkt, und dies ist ein optimaler Ausgleich. Um *Kapha* so richtig in Schwung zu bringen, eignen sich auch dynamische und freudvolle Bewegungsarten wie Tanzen, Nordic Walking und dynamisches Yoga. Regelmäßige Yogastunden mit leichten *Asanas* und ihren bekannten Übungszyklen entsprechen der gemäßigten

ausforderung Rechnung tragen, in dem sie passende Ziele auswählen, auf die der Teilnehmer hinarbeiten kann. Auch der Trainingsplan muss klar strukturiert sein. Wer den Wettkampf mit anderen sucht, sollte entsprechende Sportarten wählen. Idealerweise verfügen die sport-spezifischen Trainer auch über Kenntnisse zum Thema Gesundheitsorientiertes Training. Dann ist im Grunde jede Sportart empfehlenswert.

Für *Kapha* ist Bewegung besonders wichtig, um die Leistungsfähigkeit seines starken, robusten Körpers zu erhalten. Aufgrund seiner Eigenschaften tendiert *Kapha* sowieso zum Übergewicht, wobei man sagen muss, dass ein gesunder *Kapha* nicht übergewichtig ist! Es ist ein Problem unseres Medizinsystems und unseres Denkens, dass wir glauben, alle Menschen über einen Kamm scheren zu können. Auch wenn der *Kapha*-Body-Mass-Index vielleicht zu hoch ist, ist ein gesunder *Kapha* einfach richtig, so wie er ist. Viele *Kapha*-Typen leiden eher am krankhaften Schlankheitsideal unserer Gesellschaft, die Maßstäbe schafft, an denen sich wenige erfolgreich messen können. Hier sind wir aufgefordert, mehr Toleranz und ein offeneres Denken zu entwickeln. Ein arabisches Sprichwort sagt: »Eine Frau ohne Bauch ist wie ein Himmel ohne Sterne«. So kann man es auch sehen.

Kann man mithilfe von Sport wirklich besser abnehmen? Wenn ja, welche Bewegungsformen sind besonders gut geeignet?

Sportwissenschaftlich sind zwei Punkte klar erwiesen: Eine Gewichtsreduktion ist nur möglich, wenn die Kalorienaufnahme den Kalorienverbrauch nicht übersteigt. Und: Eine Zunahme stoffwechselaktiven Gewebes (also der Muskulatur) erhöht den Grundumsatz und damit den Gesamtkalorienverbrauch.

Ohne eine vernünftige Ernährung bringt ein Sportprogramm nichts, und mit einer Diät werde ich ohne adäquate Bewegung immer nur kurz- bis mittelfristige Erfolge erzielen. Doch selbst die Kombination von vernünftiger Ernährung und intensivem Sport reicht nicht immer: Körper und Geist wirken immer zusammen. So braucht es meiner Meinung nach auch fast immer einen ganzheitlichen Ansatz, wenn man erfolgreich abnehmen möchte.

Jede Bewegungsform, in der man in ein leichtes Schwitzen kommt, alle Systeme des Körpers sanft fordert und den Geist öffnet, ist geeignet, Gewicht zu regulieren: Tanzen, Kampfsport, Fitnesstraining, Ballsportarten, Schwimmen, Wandern, Golfen, Yoga, Tai-Chi, Pilates … Machen Sie Bewegungseinheiten zu einer regelmäßigen Priorität in Ihrem Kalender. Den vermeintlichen Zeitverlust werden Sie in Form höherer Lebensqualität vervielfacht wieder wettmachen. Genießen Sie Ihr wertvolles Leben in einem gesunden Körper.

Kapha-Natur. Doch sollte der träge *Kapha*-Stoffwechsel mit einer dynamischen Übungsreihe und mit Umkehrhaltungen aktiviert werden, um den Gewebsstoffwechsel in seinem Abbauprozess zu unterstützen und die Ausscheidungs- und Verdauungskraft zu stärken. Ebenso hilft die Bewegung, inneren Stress und angestaute Emotionen loszulassen. Ayurveda empfiehlt eine genussvolle Art der Bewegung, in der wir lernen, unseren Körper anzunehmen und zu lieben. Denn nur in der positiven Selbstakzeptanz können wir uns auch von alten Persönlichkeitsanteilen und deren körperlichen Speichern verabschieden. So sollten *Kapha*-Typen eine Bewegungsform wählen, die ihnen wirklich Spaß macht, denn immer wenn wir unsere körperliche Dynamik mit positiven Emotionen verknüpfen können, wirken die Aktivitäten besonders effektiv auf die Gewebsreduktion ein.

Nach der sportlichen Betätigung und dem Schwitzen sollte eine längere Entspannungsphase eingeplant werden. In der Ruhe können die Schlacken aus den Geweben besonders gut abtransportiert und ausgeschieden werden.

DAS LEBEN ÄNDERN
FÜNF SCHRITTE ZUM ERFOLG

Wenn wir unser Leben ändern und uns von unseren Beschwerden befreien möchten, so ist dies ein langer Weg mit vielen Windungen und Abzweigungen. Es geht nicht darum, eine kurzfristige Diät oder Verhaltensänderung vorzunehmen, um anschließend wieder in die alten Gewohnheiten zu verfallen. Nein, der Weg zur Gesundheit aus dem wahren Selbst sollte als Einbahnstraße verstanden werden. Unaufhaltsam nähern wir uns dem Licht und erfahren Heilung in Körper und Geist. Dass dabei nicht immer alles einfach und glatt läuft, ist vorhersehbar.

Oftmals erweisen sich innere Umwege und Krisen als die besten Lehrer, die uns die notwendigen Erkenntnisse für den nächsten Schritt schenken. Langsam, aber beständig, öffnen wir uns für die Schönheit des Lebens, überwinden innere und äußere Hindernisse und finden dabei unsere strahlende Gesundheit und Lebensfreude.

Veränderung braucht Zeit

Häufig haben meine Klienten viel zu lange gewartet, bis sie sich ihrer Probleme angenommen haben. Aus einer Erschöpfung ist bereits ein diagnostizierter Burn-out geworden, aus einem leichten Übergewicht eine Essstörung mit massivem Gesundheitsrisiko für das Herz-Kreislauf-System. Überwinden sie sich dann zu einer Beratung, so wollen sie ihre Probleme möglichst schnell hinter sich lassen. In nur sechs Wochen wollen sie sich wie neugeboren fühlen: schlank, schön, jung und frei von Beschwerden. Um dieses Ziel zu erreichen, sind sie bereit, strenge Diäten und Sportprogramme zu absolvieren, ihren Jahresurlaub für eine Intensivkur zu opfern und viel Geld auszugeben. Diese hohe Investitionsbereitschaft ist verführerisch, und tatsächlich zielen viele Werbeslogans und Kurangebote genau darauf ab, diese hoffnungsvollen Wünsche zu bedienen. Leider habe ich es noch nie erlebt, dass jemand sein Leben in sechs Wochen vollkommen verändert hat. Transformation ist kein Wettrennen, und im Ayurveda gilt die Regel, dass ein Krankheitsprozess die gleiche Zeit für seine Heilung benötigt, wie für seine Entstehung. Wenn wir also über mehrere Jahre Raubbau mit unseren Ressourcen betrieben haben und unser *Ojas*-Haushalt am Boden liegt, dürfen wir nicht erwarten, dass innerhalb von wenigen Wochen alle Schäden beseitigt sind. Mein Ayurveda-Lehrer beschrieb den Heilungsweg immer mit einer Bergwanderung: »Wenn du auf die Bergspitze klettern willst, um dort das Gold zu finden, so ist der Aufstieg beschwerlich und lang. Immer wenn du gerade aufgeben willst, findest du auf dem Weg ein Stück Gold, das dir neuen Mut und neue Kraft gibt. Und je näher du dem Gipfel kommst, umso mehr Gold begegnet dir auf deinem Weg. So weist dir das Gold den richtigen Weg und belohnt dich für deine Bemühungen.«

Ähnlich ist es mit unserem Weg zu einer gesünderen und konstitutionsgerechten Lebensweise: Selbstverständlich spüren (und sehen) wir die Resultate einer Ernährungs- und Lebensumstellung bereits nach kurzer Zeit, und viele unserer Beschwerdensymptome reagieren unmittelbar auf die ayurvedischen Behandlungen, Gewürze und Kräuter. Doch so lange sich die *Dosha*-Veränderungen noch in den körperlichen Strukturen (*Dhatus* und *Srotas*) oder in den feinstofflichen Bewusstseinsebenen (*Vinjanamayakosha* und *Manomayakosha*) manifestieren, kann es immer wieder zu Rückfällen und Schwankungen kommen. Es dauert, bis alle Informationen ausgetauscht und erneuert sind. Wie lange – das hängt auch vom Lebensalter ab: Ayurveda lehrt, dass der Zellstoffwechsel und Erneuerungsprozess alle zehn Jahre etwas schwächer wird. Bis zum 20. Lebensjahr arbeiten die aufbauenden Kräfte außergewöhnlich gut, und die körperliche und geistige Erneuerung kann in wenigen Monaten vollständig vollzogen werden. Doch spätestens ab vierzig verlangsamen sich die regenerativen Kräfte. Unser Körper beginnt zu altern und benötigt aktive Unterstützung, um die Zeichen der Zeit abzuwehren und bereits vorhandene Fehlfunktionen (wie z.B. *Vata*-Störungen und Übergewicht) mit erhöhter Anstrengung zurückzubilden. Nun helfen die ayurvedischen *Rasayana*-Therapien, wie Ölmassagen, Morgenroutine und Kräuter, die mit ihrer *Ojas*-aufbauenden Wirkung den Körper vitalisieren und die Psyche erhellen. Sie werden in jeden Veränderungs- und Erneuerungsprozess mit

Mit einer positiven Grundhaltung, die das Leben bejaht, stärkt Ayurveda das innere Gleichgewicht eines jeden Individuums.

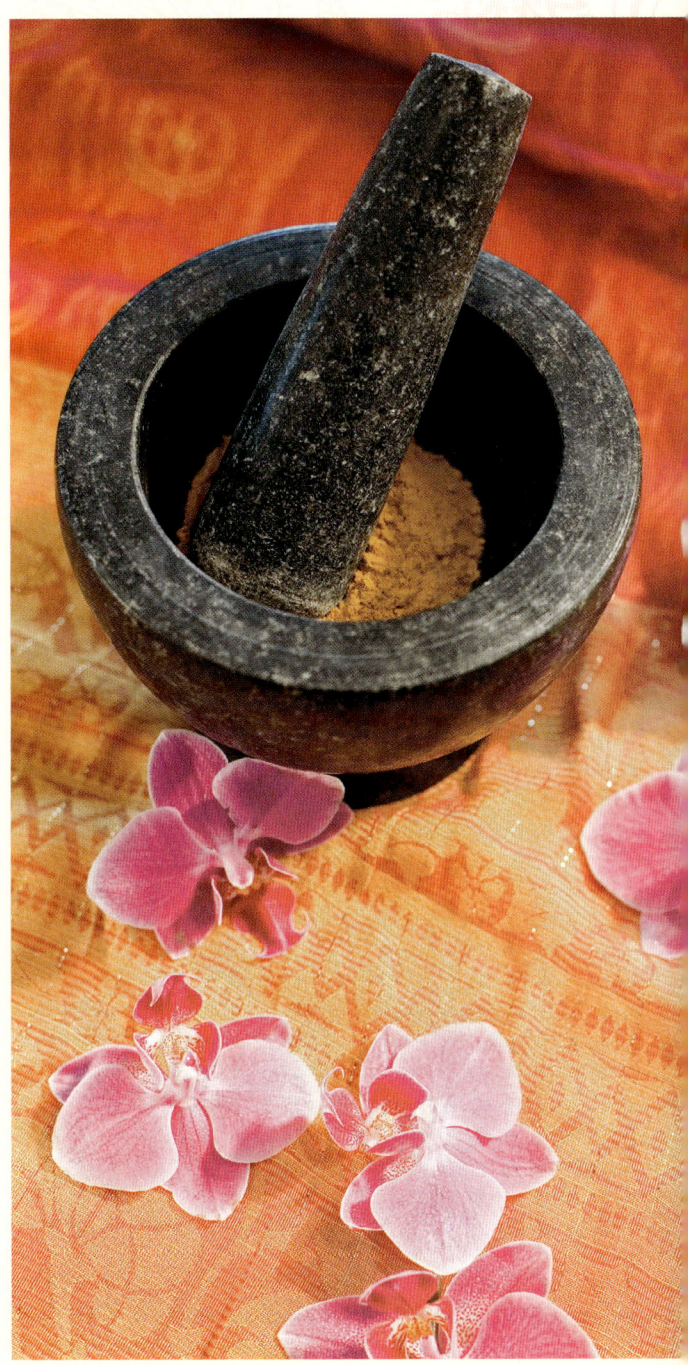

integriert und ergänzen die Ernährungsempfehlungen. Hinzu kommen Übungen und Rituale der psychologischen und spirituellen Ayurveda-Therapien, welche die innere Heilung, die Bewusstwerdung und die Wandlung bewirken.

Schrittweise zu mehr Gesundheit

In diesem Kapitel lade ich Sie ein, sich auf eine spannende und erfüllende Reise zu begeben. In fünf Schritten kommen Sie sich selbst und Ihren wahren Bedürfnissen näher. Sie lernen Ihre Ernährung und Ihre Lebensgewohnheiten so auszurichten, dass Sie Körper, Geist und Seele damit optimal nähren. Sie begegnen Ihren Problemen auf liebevolle und lösungsorientierte Weise, um sich von ihnen zu verabschieden. Auf dieser Reise dürfen Sie Ihr eigenes, typgerechtes Tempo wählen, Umwege machen und Pausen einlegen. Entscheidend ist nicht, wann Sie ankommen, sondern nur, dass Sie den ersten Schritt tun und sich auf den Weg begeben. Starten Sie jetzt – verlieren Sie keine Zeit mehr! Das folgende Programm ist nach dem ayurvedischen Therapiekonzept ausgerichtet, dass auf der körperlichen Ebene immer zuerst *Kapha*, dann *Pitta* und zum Schluss *Vata* behandelt werden sollte. Durch reinigende Maßnahmen werden Störungen, die durch *Dosha*-Ansammlungen in den Geweben entstehen, beseitigt. Die Arbeit auf der psycho-mentalen Ebene hingegen beginnt mit dem feinsten Element (Äther) und dessen Entsprechung in den subtilen Stör- und Stressfaktoren von *Vata*. In diesem Sinne ist dieses Ayurveda-Wohlfühlprogramm hervorragend geeignet, um überschüssige Körpergewebe abzubauen, und viele Extratipps sind speziell auf das Thema Abnehmen ausgerichtet und helfen, erfolgreich neue Leichtigkeit und Lebensfreude zu finden.

Doch auch ohne Übergewicht lohnt es sich, das Fünf-Schritte-Programm zu absolvieren. Die ganzheitlichen Empfehlungen sind für jeden Konstitutionstyp geeignet und beseitigen mit individueller Anpassung auch *Pitta*- und *Vata*-Beschwerden. Mithilfe des meditativen Übungsprogramms können Sie die wahren Ursachen für Ihre persönlichen Problematiken erkennen und ein ganzheitliches Verjüngungs- und Schönheitsprogramm absolvieren.

Schritt 1: Bewusst essen mit Liebe und Verstand

Ayurveda lehrt uns, wie wir auf Dauer richtig, gesund und glücklich leben können. Warum wenden wir diese Regeln nicht einfach an? Weil unser Alltag mit all seinen Rhythmen, Stressbelastungen, öffentlichen Anlässen und Verhaltensnormen diesem widerspricht. Würden wir im »stressfreien« Raum oder in einer geordneten *Ashram*-Atmosphäre leben, hätten wir wahrscheinlich kein Problem damit, uns nur von Obst, Gemüse, Reis und Linsen zu ernähren. Doch im Spagat zwischen Beruf, Familie und Selbstmanagement begegnen uns viele Versuchungen und Kompensatoren, die das Leben augenscheinlich angenehm machen. Und statt Obst und Gemüse dienen Schokolade, Wein und Kaffee als Energiepusher und Gemütsaufheller. Gerade *Kapha*-Typen verfügen über viele Begehrlichkeiten auf der Geschmacksebene. Dies hängt sicherlich mit ihrer Konstitution zusammen: Die dominantesten Wahrnehmungen von *Kapha* sind Riechen (Erde) und Schmecken (Wasser). Damit verbindet *Kapha* das Glück vor allem mit dem Geschmackssinn. Und so liegt es nahe, dass Essen und Trinken als Befriedigung für alle sinnlichen, emotionalen

Interview mit Dr. G. Gangadharan

M.D. (Ayu.), Direktor des IIAIM Indian Institute for Ayurveda and Integrative Medicine, eine Einrichtung für Ayurveda-Medizin und Forschung in Bangalore (Indien). Bekannter Autor und Ayurveda-Arzt.

Übergewicht ist in der heutigen Zeit ein großes Thema – nicht nur aus optischen Gründen, sondern auch für die Gesundheit. Wie gefährlich ist Übergewicht aus ayurvedischer Sicht?
Gemäß Ayurveda ist Übergewicht *(Sthaulya)* einer der acht Zustände, die schwierig zu heilen sind *(Maharogas)*. Übergewicht ist der Ausgangspunkt für *Kapha*-Erkrankungen. Diabetes mellitus, koronare Herzkrankheit (KHK), Hauterkrankungen und Leberprobleme können Folgen von Übergewicht sein.

Bitte definieren Sie Übergewicht aus ayurvedischer Sicht. Was ist auf körperlicher, funktionaler und eventuell mentaler Ebene gestört?
Aus ayurvedischer Sicht kommt es bei Übergewicht zu einer Störung von *Kapha* und *Medas*, hervorgerufen durch ein gestörtes Verdauungsfeuer und die Entstehung von *Ama* im Körper. Durch *Ama* werden die *Srotas* im Körper ganz oder teilweise blockiert. Dadurch wird *Medhas* (das Fettgewebe) erhöht. Aus dem erhöhten Fettanteil im Körper resultiert übermäßiger Schweiß mit unangenehmem Geruch. Das Übergewicht schränkt die körperlichen Bewegungsmöglichkeiten ein, so dass infolge auch die physischen Aktivitäten eingeschränkt werden. Bei Männern sinkt die Libido. Mental wirkt es belastend aufgrund des sozialen Stigmas, das mit Übergewicht verbunden ist.

Kann jeder Mensch übergewichtig werden? Oder nur bestimmte Konstitutionen?
Theoretisch können *Kapha-Prakritis*, *Kapha-Pitta-Prakritis* oder *Kapha-Vata-Prakritis* übergewichtig werden. Es ist sehr schwierig, für *Vata*-Konstitutionen, *Vata-Pitta*-Konstitutionen und *Vata-Kapha*-Konstitutionen übergewichtig zu werden, selbst wenn sie es versuchen. Dies hängt mit den genetischen Voraussetzungen solcher Personen zusammen, die wiederum bestimmt werden zum Zeitpunkt der Befruchtung und der Entstehung der Zygote (befruchtete Eizelle) im Mutterleib. Daher sollten Personen, bei denen *Kapha* konstitutionsbestimmend vorhanden ist, besonders vorsichtig sein in ihrer Ernährung und in ihrem Lebensstil, um Übergewicht zu verhindern.
So ist bei Adipositas-Patienten eine ausgewogene Ernährung, die Energie gibt, ohne das Fettgewebe zu erhöhen, von höchster Wichtigkeit. Ernährung und Medizin sollten so ausgewählt werden, dass sie das Verdauungsfeuer auf Gewebsniveau anregen und helfen, die Mikrokanäle, über die Nährstoffe aufgenommen werden, zu öffnen, so dass die Nahrung aus dem Darm bis in die letzte Zelle des Körpers gut aufgenommen werden kann.

Was können Patienten tun, um nach einer erfolgreichen Kur zu vermeiden, wieder zuzunehmen?
Menschen sollten körperlich aktiv sein. Schwimmen, Walken und Radfahren sind exzellente Übungen, da sie alle Muskeln des Körpers beanspruchen. Korrekte Yogaübungen in Kombination mit *Bhastrika Pranayama* (eine spezielle Atemübung) sind ratsam.
Von besonderer Bedeutung ist innere Ruhe. Man sollte aber tagsüber nicht schlafen: Viele Menschen wissen nicht, dass Tagesschlaf Trägheit fördert und infolge Übergewicht entstehen kann.

und funktionalen Bedürfnisse dient. Doch auch andere Konstitutionstypen können zwanghafte Verhaltensformen entwickeln und damit zu viel, zu oft oder das Falsche essen. Völlerei ist kein *Kapha*-Privileg, doch bei *Kapha* fällt es sofort auf! Denn der auf gewebsaufbauend-geeichte *Kapha*-Stoffwechsel (*Mandagni*) führt unmittelbar zu einer Vermehrung des Gewichts. Damit bekommen *Kapha*-Typen die Rechnung für ein üppiges Gourmetfrühstück oder ein Stück Sahnetorte sofort auf die Waage, während andere Konstitutionstypen erst einmal munter weiterfuttern können, um später zu erkennen, welche Auswirkungen das Fehlverhalten für ihre Gesundheit hat.

Standortbestimmung

Die richtigen Ernährungsempfehlungen aufzuzählen – mit denen unser Körper schön, schlank, vital und jugendlich wird – ist einfach. Doch diese in all ihrer Konsequenz zu verwirklichen, ist schwierig. Um unser Leben wirklich zu verändern, müssen wir erst einmal eine Standortbestimmung machen und erkennen, wie wir leben und essen. Welche Fehler machen wir aus welchem Grund? Und was hindert uns an der Erfüllung unserer guten Vorsätze? Wie sieht unser Tagesablauf aus?

Zur nachhaltigen Veränderung des Lebens starten wir mit Beobachtung und Bewusstwerdung unserer individuellen Gewohnheiten. Wir erkunden unsere persönlichen *Dosha*-Anteile, analysieren Appetit und Verdauungskraft und beobachten Stressfaktoren, Widerstände und wie es uns dabei ergeht.

All dies hilft uns nicht nur im Prozess der Selbsterkennung und Heilung, sondern ist auch notwendig, um später den optimalen Menüplan für das Leben zu finden.

Du bist, was du isst

»Beobachte Deinen Speiseplan und Du erkennst, wer Du wirklich bist«, sagte mein Ayurveda-Lehrer immer zu mir. Und tatsächlich erklärt die Analyse der täglichen Mahlzeiten so einiges, warum sich Körper und Psyche in Schieflage befinden.

Die Qualität und Menge der Nahrung, die wir zu uns nehmen, entscheidet in hohem Maße über die Qualität und Menge von Körpergeweben, die sich bilden – von der Haut, über Muskeln und Fett bis zu den Fortpflanzungsgeweben. Ändern wir unsere Ernährung, so verändert sich automatisch auch unsere Gewebsbildung (*Dhatvagni*). Damit können wir mit einer individuell abgestimmten Ernährungsumstellung positiv auf den Stoffwechsel einwirken, um unser Aussehen, unsere Lebensenergie und unsere Gesundheit zu optimieren.

Leider wird unser Appetit in den seltensten Fällen vom Gewebsstoffwechsel gesteuert, sondern vom Energiehaushalt. Und dieser reagiert in der Auswahl der Speisen unmittelbar auf die Impulse der Psyche. Wenn unser Körper also beispielsweise nach süßen Speisen verlangt, um seine regenerierende Zellerneuerung zu leisten, so haben wir die Wahl, diesem Bedürfnis mit einer frischen, vitalstoffreichen Kürbis-Möhren-Suppe oder einem Stück Kuchen nachzukommen. Natürlich ist es viel besser, sich für die Suppe zu entscheiden! Und doch greifen viele – trotz besseren Wissens – zum Kuchen.

Gunas – die geistigen Kräfte

Die Ursache für dieses krank- und dickmachende Fehlverhalten liegt im mentalen Ungleichgewicht: Ähnlich wie unser Körper von den drei *Doshas* regiert wird, bestimmen die drei geistigen Kräfte (*Gunas*) – welche im Einzelnen

Selbstbefragung zum Erkennen eigener Gunas-Qualitäten

Je nachdem, von welchen *Gunas* (*Tamas, Rajas, Sattva*) unsere Persönlichkeit dominiert wird, neigen wir zu bestimmten Eigenschaften und Vorlieben. Anhand der folgenden Fragen können Sie Ihre mentale Prägung besser einschätzen. Bitte ankreuzen und auszählen:

Wenn Ihre Persönlichkeit von *Sattva-Guna* geprägt ist, verfügen Sie über folgende Eigenschaften:

☐ Moralische Stärke   ☐ Mitgefühl   ☐ Freundlichkeit

☐ Geduld   ☐ Toleranz   ☐ Hilfsbereitschaft

☐ Wahrhaftigkeit   ☐ Reinheit   ☐ Anpassungsfähigkeit

☐ Selten mentale Störungen   ☐ Freude am Studieren und gutes Wissen

☐ Gutes Gedächtnis   ☐ Zufriedenheit

☐   Summe *Sattva-Guna*-Eigenschaften

Wenn Ihre Persönlichkeit von *Rajas-Guna* geprägt ist, zeigt sich dies mit folgenden Neigungen:

☐ Ungeduld   ☐ Viele Wünsche und Begehrlichkeiten

☐ Unzufriedenheit   ☐ Leidenschaft   ☐ Habgier

☐ Trauer   ☐ Intoleranz   ☐ Eifersucht

☐ Ängstlichkeit   ☐ Neigung zu Aggression   ☐ Pessimismus

☐ Kritiksucht   ☐ Großes Ego

☐ Starkes Verlangen nach Attraktionen und Ablenkungen

☐   Summe *Rajas-Guna*-Eigenschaften

Wenn Ihre Persönlichkeit von *Tamas-Guna* geprägt ist, zeigt sich dies mit folgenden Neigungen:

☐ Ignoranz   ☐ Gedächtnisstörungen   ☐ Trägheit

☐ Gier nach Primitivem   ☐ Schwach ausgeprägte Intelligenz

☐ Wenig Temperament   ☐ Ausgeprägte Energielosigkeit und depressive Tendenzen

☐   Summe *Tamas-Guna*-Eigenschaften

Sattva-Menschen lieben Speisen, die ihre Lebenskräfte, Stärke und Gesundheit steigern. Solche Speisen machen glücklich und zufrieden. Saftig sind sie, frisch und wohlschmeckend.

Der *Rajas*-Mensch zieht Speisen vor, die bitter, sauer, salzig, beißend, scharf und sehr heiß sind. Sie verursachen Krankheit, Schmerz und Leid.

Der *Tamas*-Mensch hingegen bevorzugt Speisen, die abgestanden, schal, faulig, übelriechend und unrein sind. Gern isst er, was andere übrig lassen.

(Quelle: Bhagavat-Gita, Kap. 17,7-10)

Tagebuch zur Selbstbeobachtung

Führen Sie für jede Woche Ihres Ayurveda-Wohlfühlprogramms ein Ess-Tagebuch und notieren Sie alles, was Sie essen. Dies dient lediglich dem Bewusstseinsprozess, d.h. wir brauchen uns um Grammangaben, Kalorien und Ähnliches nicht zu kümmern.

	Frühstück	Mittagessen	Abendessen	Sonstige Snacks und Mahlzeiten	Gefühle, Stressfaktoren
1. Tag					
2. Tag					
3. Tag					
4. Tag					
5. Tag					
6. Tag					
7. Tag					

Innere Reflektion und Erkenntnis über Selbstbefragung

Die folgenden Fragen sollen Ihnen die Selbstreflektion erleichtern. Antworten Sie ganz frei, ehrlich und spontan. Mehrere Antworten sind möglich. Falls Ihnen im Anschluss weitere Gedanken und Erkenntnisse einfallen, so notieren Sie diese ebenfalls in Ihr Tagebuch. Mit dem Schreiben kommen Sie mit den tieferen Schichten Ihres Bewusstseins in Kontakt und lernen mit Ihrer Seele zu kommunizieren. Lassen Sie es fließen …

Zeit

Ich esse
☐ regelmäßig zu den Mahlzeiten   ☐ wenn ich Hunger habe   ☐ wenn ich Zeit dazu habe
☐ wenn ich unter Stress stehe   ☐ wenn ich zur Ruhe komme
☐ Sonstiges _____

Menge

Ich esse
- ☐ genau so viel wie ich Appetit habe
- ☐ bis der Teller leer ist
- ☐ bis ich nicht mehr kann
- ☐ bis ich alles probiert habe
- ☐ ich stehe immer halb hungrig vom Tisch auf, um nicht zu dick zu werden
- ☐ Sonstiges _____

Qualität

Am liebsten mag ich
- ☐ frische, naturbelassene Speisen
- ☐ vegetarische Kost (Obst, Gemüse, Getreide)
- ☐ viel Fleisch, Wurst oder Käse
- ☐ scharf gewürzte und/oder salzige Speisen
- ☐ Süßigkeiten und Kuchen
- ☐ fettige, frittierte Speisen
- ☐ Sonstiges _____

Atmosphäre

Ich esse
- ☐ am liebsten in aller Ruhe
- ☐ in Hektik
- ☐ beim Fernsehen
- ☐ am liebsten in Gesellschaft mit anregenden Gesprächen
- ☐ immer zwischendurch: im Auto, am Computer oder im Stehen
- ☐ gerne heimlich, wenn keiner zuschaut
- ☐ Sonstiges _____

Emotionen

Mit dem Essen
- ☐ stille ich meinen Appetit
- ☐ belohne ich mich nach einem langen Tag
- ☐ vertreibe ich mir die Langeweile
- ☐ fülle ich die Leere in mir
- ☐ tröste ich mich, wenn ich traurig oder enttäuscht bin
- ☐ genieße ich mein Leben

Beim Essen
- ☐ mache ich mir immer Sorgen, ob es auch gesund ist
- ☐ habe ich immer ein schlechtes Gewissen
- ☐ Sonstiges _____

Selbstwahrnehmung

Wenn ich mich selbst so bewusst beobachte,
- ☐ erfüllt mich das mit Freude
- ☐ ist mir das unangenehm
- ☐ ertappe ich mich dabei, wie ich mich dabei belüge
- ☐ fühle ich mich enttarnt/bedrängt/kontrolliert
- ☐ notiere ich alles ganz genau und korrekt
- ☐ lerne ich viel Neues über mich
- ☐ würde ich am liebsten davonlaufen
- ☐ schäme ich mich für mein Verhalten
- ☐ Sonstiges _____

Folgende Ernährungs- und Verhaltensgewohnheiten habe ich in der letzten Woche an mir beobachtet:

_____

_____

_____

Folgende Stress- und Entspannungsmuster habe ich in der letzten Woche an mir beobachtet:

_____

_____

_____

Verhaltensweisen, die mir schaden und die ich ändern will:

_____

_____

_____

Verhaltensweisen, mit denen ich mich wohlfühle und die ich auf alle Fälle beibehalten will:

_____

_____

_____

Wenn ich meinen eigenen Jetzt-Zustand mit ayurvedischen Begriffen beschreiben sollte, würde ich sagen:

Meine *Doshas* sind
☐ im Gleichgewicht   ☐ im Ungleichgewicht

Ich leide unter Störungen von
☐ *Vata*   (körperlich/psychisch)
☐ *Pitta*   (körperlich/psychisch)
☐ *Kapha* (körperlich/psychisch)

Wenn ich an mich als Kind denke, dann sehe ich mich … :

_____

_____

_____

Tamas, *Rajas* und *Sattva* genannt werden – über das energetische und emotionale Klima in unserer Psyche. Ist das Gleichgewicht dieser Kräfte gestört, so verlieren wir uns im Dschungel unserer Gefühle, Begehrlichkeiten und Süchte. Speziell eine Erhöhung von *Rajas* führt zu Stressessen, Maßlosigkeit und Gier. *Tamas* hingegen lässt die Sinne abstumpfen und uns alle Emotionen mit »totem Essen«, wie Fast Food, Konserven und Süßigkeiten überdecken.

Einfluss der Nahrung auf den Geist

Dass auch die Nahrung einen wichtigen Einfluss auf den Geist hat, ist jeden Tag klar sichtbar: Nach einem schweren und unverdaulichen Essen wird der Geist stumpfsinnig. Zu viel Alkohol verursacht enorme Aufregung für den Geist (*Rajas*) und macht anschließend schwer und müde (*Tamas*). Auch schweres, scharfes, würziges oder aufregendes Essen wirkt den *Sattva*-Aktivitäten entgegen und ist somit für gesunde geistige Aktivitäten weniger geeignet.

Für das persönliche Essverhalten zählt das Prinzip »Gleiches und Gleiches zieht sich an«. Unsere Vorliebe für bestimmte Speisen wird von der *Guna*-Qualität unserer mentalen Konstitution (*Manas Prakriti*) bestimmt. So fühlen sich Menschen mit einem *sattv*ischen Gemütszustand in der Regel auch mit frischen, naturreinen und gesunden Nahrungsmitteln sehr wohl, während sich *Rajas*- und *Tamas*-dominierte Persönlichkeiten zu viel Fleisch, Alkohol, Süßigkeiten und Fast Food hingezogen fühlen.

Beobachten wir also die qualitative Affinität der ausgewählten Speisen, so erhalten wir viele Hinweise auf den Zustand unseres Geistes. Wollen wir die Qualität unserer Nahrung verbessern, so geschieht dies in Wechselwirkung mit der Aufarbeitung, bzw. Verbesserung unseres psychischen Gleichgewichts. Das optimale Hilfsmittel, um das eigene Essverhalten – und damit auch die Ursache Ihrer Probleme – zu analysieren, ist das Führen eines Ess-Tagebuchs. Schreiben Sie alles auf, ohne es zu beurteilen oder zu bewerten. Ihre Fehler sind nun besonders interessant, um die Ursachen für Ihre Probleme zu erkennen. Mit dem Ess-Tagebuch lernen Sie sich selbst bewusst, aufmerksam und ohne Schuldgefühle zu begegnen. Alles anzunehmen und liebevoll zu hinterfragen: Warum mache ich das? Brauche ich das wirklich? Wie fühle ich mich dabei?

Start des Ayurveda-Wohlfühlprogramms

In der Ayurveda-Psychologie dienen Sprechen und Schreiben zur Befreiung unbewusster und unterdrückter Persönlichkeitsanteile. Indem wir uns einem Tagebuch anvertrauen, öffnen wir uns für einen tiefen Heilungsprozess aus dem Selbst heraus. Starten Sie Ihr Ayurveda-Wohlfühlprogramm mit dem Kauf eines schönen Tagebuchs oder Notizheftes. Es soll Sie für die nächsten Wochen begleiten, um all Ihren Beobachtungen und Notizen den gebührenden Raum der Aufmerksamkeit zu geben.

Den eigenen Konstitutionsausdruck stärken

Nehmen Sie sich jeden Tag 10 Minuten Zeit für eine kleine Entspannungs- und Meditationsübung. Suchen Sie sich dafür einen ruhigen, angenehm ausgeleuchteten Ort und einen Zeitpunkt aus, an dem Sie für eine Weile ganz ungestört sind:

- Legen Sie sich ganz entspannt auf den Rücken und atmen Sie tief ein und aus.
- Spüren Sie, wie sich Ihre Aufmerksamkeit von außen nach innen richtet und wie Sie sich selbst, Ihren Atem, Ihre Gedanken und Ihre Gefühle immer deutlicher wahrnehmen.

- Lassen Sie es geschehen: Ihr Atem fließt ein und aus, Ihre Gedanken kommen und gehen.
- Stellen Sie sich vor, wie Ihr Körper immer schwerer auf den Boden sinkt und Sie sich immer tiefer entspannen.
- Nehmen Sie Kontakt zu den Regionen im Körper auf, an denen sich Ihre *Doshas* lokalisieren, um in Kontakt mit Ihren unterschiedlichen Persönlichkeitsanteilen zu kommen:
- *Vata*: Atmen Sie tief in den unteren Bauch hinein und spüren Sie Ihren Unterleib. Hier ist der Sitz Ihrer *Vata*-Energie. Spüren Sie die pulsierende Atembewegung in Ihrem unteren Bauch und fühlen Sie das Luft- und das Äther-Element in sich fließen. Öffnen Sie sich für Ihre Leichtigkeit, Sensibilität, Empfindsamkeit und Ihren Wünschen nach Veränderung. Spüren Sie Bewegungsfreude, Kreativität, Neugierde und Offenheit.
- *Pitta*: Atmen Sie tief in die Bauchmitte ein und aus. Spüren Sie, wie die Bauchdecke sich dabei hebt und senkt. Jeder Atemzug erfüllt Sie mit neuer Kraft und entfacht Ihr Lebensfeuer. Sie spüren die Wärme, die aus Ihrem Bauch entspringt. Sie sehen das Feuer, das Ihren Körper mit Leben erfüllt. Und Sie spüren die unbändige Lust am Leben, den Lebensmut und den Tatendrang, der aus Ihrer *Pitta*-Quelle im mittleren Bauchraum (Solarplexus und unterer Magenbereich) entspringt.
- *Kapha*: Atmen Sie wieder ruhiger und konzentrieren Sie sich auf den Brustkorb. Stellen Sie sich vor, dass der Brustraum sich beim Einatmen öffnet und weitet und sich beim Ausatmen wieder zusammenzieht. Konzentrieren Sie sich auf Ihr *Kapha*-Ruhe-Zentrum in der Brust und begegnen Sie dort Ihren Wasser- und Erde-Eigenschaften, die Ihnen Geborgenheit, Stabilität und Zufriedenheit schenken.

- Lassen Sie den Atem frei durch sich fließen und spüren Sie noch einmal nach: Wo haben Sie sich besonders wohlgefühlt – bei *Vata*, *Pitta* oder *Kapha*? Welche Bilder oder Gefühle sind nach oben gekommen? Genießen Sie noch einen Augenblick im eigenen Energiefeld.
- Atmen Sie schneller ein und aus, um zurück zu kommen, recken und strecken Sie Ihren Körper. Öffnen Sie langsam die Augen und kommen Sie wieder zum Sitzen.
- Schreiben Sie alles, was Sie in der Meditation erlebt haben (Bilder, Gedanken) in Ihr Tagebuch.

Neue Regeln für den gesunden Alltag

Nachdem wir unsere Gewohnheiten und Verhaltensweisen in der letzten Woche einfach nur beobachtet haben, wollen wir nun mit kleinen Veränderungen beginnen. Um unseren Körper von seinen überschüssigen Schlacken zu befreien, müssen wir das, was uns krank macht, vermeiden und das, was uns guttut, verstärken. Behilflich sind dabei energiestärkende Maßnahmen, die das körperliche und mentale Wohlbefinden steigern. Neben vitalstoffreichen Nahrungsmitteln und anregenden Gewürzen wirken auch ausgiebige Spaziergänge in der Natur als besonders ausgleichend.

- Beginnen Sie mit den wichtigsten Ayurveda-Ernährungsregeln für Ihren persönlichen Reinigungs- und Erneuerungsprozess.
- Nehmen Sie dafür all die Dinge zu sich, die Ihnen helfen, wieder ein gesundes *Dosha*-Gleichgewicht zu erlangen. Die Ernährungsempfehlungen für die zweite Woche des Ayurveda-Wohlfühlprogramms sind für alle Konstitutionstypen geeignet und sollten möglichst konsequent umgesetzt werden. Beobachten Sie, was sich an Ihnen verändert, wenn Sie die Ernährungsregeln für eine Woche streng beachten.

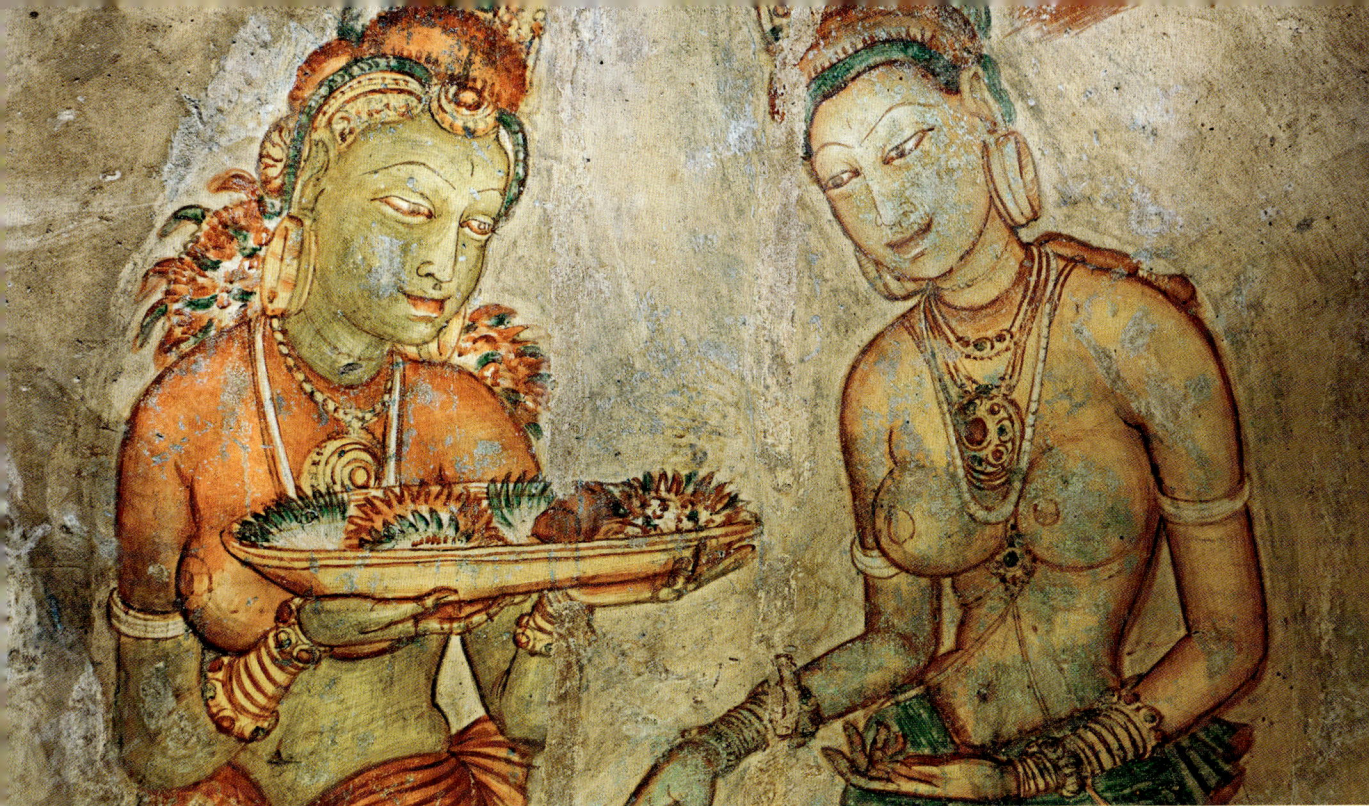

■ Führen Sie weiterhin Ihr Ess-Tagebuch und schreiben Sie alles auf, was Sie innerlich bewegt oder äußerlich stört. Schreiben Sie auch die Gefühle auf, die Sie spüren.

■ Bevorzugen Sie frische, vitalstoffreiche Speisen in Bio-Qualität und meiden Sie energielose Nahrungsmittel aus Konserven, Mikrowelle oder Schnellrestaurants.

■ Essen Sie drei regelmäßige Mahlzeiten am Tag und vermeiden Sie Zwischenmahlzeiten.

■ Trinken Sie jeden Tag genügend warmes Wasser und am Morgen 1 Tasse warmes Ingwerwasser. Um den Stoffwechsel zur Gewichtsreduktion anzuregen, können Sie auch etwas Zitrone und Honig hinzufügen.

■ Reduzieren Sie den Genuss von Kaffee, Wein oder Bier auf maximal eine Tasse, bzw. ein Glas pro Tag.

■ Würzen Sie Ihre Speisen mit stoffwechselanregenden Gewürzen wie Ingwer, Kreuzkümmel, Kurkuma und *Pippali* (Langer Pfeffer).

Die indischen Gelehrten Caraka, Susrutha und Vagbhata schrieben vor über 2000 Jahren die heiligen Schriften auf. So entstand Ayurveda.

Schritt 2: Den Speiseplan optimieren

Nach der Beobachtungsphase leiten wir mit dem zweiten Schritt des Ayurveda-Wohlfühlprogramms Verhaltensänderungen ein, die zu nachhaltigen Verbesserungen unserer Lebensqualität führen. In liebevoller Selbsterkenntnis wollen wir die Schwachpunkte unserer Ernährung aufdecken und praktische Lösungsansätze für neue Gesundheits- und Verhaltensmuster in den Alltag integrieren. Dabei ist es unser Ziel, die angestrebten Veränderungen wirklich umzusetzen und dabei Genuss und Selbstdisziplin zu vereinen.

Durch die Bewusstseinsentwicklung durch den ersten Schritt haben Sie sich in ersten kleinen Ernährungsveränderungen versucht. Mit der

Interview mit Prof. Dr. Martin

Indologe und Religonswissenschaftler mit einem Forschungsprojekt zum Thema Ayurveda und langjähriger Erfahrung in der ärztlichen Fortbildung mit Schwerpunkt Ernährungsmedizin.

Als Indologe beschäftigen Sie sich bereits seit Jahrzehnten mit der ayurvedischen Ernährung. Lassen sich die aus Indien stammenden Ernährungsregeln sinnvoll auf unseren westlichen Kulturkreis übertragen?

Grundsätzlich ja, wenn wir bedenken, dass es dabei wirklich um eine Übertragung der ayurvedischen Prinzipien und nicht um das Kopieren indischer Gewohnheiten geht. Leider werden relativ häufig indische Rezepte als »Ayurveda« präsentiert, obwohl sie eigentlich nur zu dem heißen Klima in Indien passen.

Doch viele Ernährungsprinzipien finden wir auch in anderen Kulturkreisen wieder: So auch das klassische indische Gericht »Reis und Dal«, das dem gleichen Nährstoffkonzept folgend in Form von Couscous (Weizen mit Erbsen) in Marokko, Maisfladen mit Bohnen in Mittel- und Südamerika oder unserem heimischen Linseneintopf zu finden ist.

Der Verzehr von tierischen Eiweißen ist ein heiß diskutiertes Thema in der Ernährungswelt. Wie steht Ayurveda dazu? Muss es immer vegetarisch sein oder darf auch mal etwas Fleisch auf den Tisch?

Als eine ganzheitliche Gesundheitslehre ist Ayurveda nicht dogmatisch. In den Klassikern (die ältesten, der Menschheit überlieferten indischen Schriften) werden alle Lebensmittel beschrieben und in Gruppen sortiert. Auch die Fleischsorten werden hinsichtlich ihrer *Dosha*-Wirkungen beschrieben. Die damaligen Ärzte, die gleichzeitig auch Gesundheitsberater waren, hatten es mit verschiedenen Patienten zu tun, dazu gehörten auch die Nicht-Vegetarier. Jeder wurde im Rahmen seines Lebensstils angemessen ayurvedisch unterstützt, um einen Weg zu mehr Balance und Wohlbefinden zu finden. Insofern gibt es keine eindeutige Antwort auf die Frage. Der Vegetarier kann mit Ayurveda seine Ernährung verbessern und ebenso der Nicht-Vegetarier.

Betrachten wir die Ganzheitlichkeit des Ayurveda, dann wird deutlich, dass diese sehr stark mit der modernen wissenschaftlichen Ökologie übereinstimmt. Es geht darum, immer die Zusammenhänge insgesamt zu betrachten. Aus dieser Sicht ist der hohe Fleischkonsum der Menschheit eine ökologische Katastrophe; denn er ist die uneffektivste Form, Nahrung zu erzeugen. Ayurvedisch betrachtet müsste der durchschnittliche Fleischkonsum

begleitenden Selbstbeobachtung konnten Sie sich selbst und Ihre Bedürfnisse bereits besser kennenlernen. Sie haben beobachtet, wie es Ihnen gelingt – oder auch nicht – nur drei Mahlzeiten am Tag zu sich zu nehmen, Kaffee und Alkohol zu reduzieren und abendlichen Naschattacken zu widerstehen. Diese neuen Gewohnheiten sind die Grundlage für jeden gesunden Speiseplan: Sie regen das Verdauungsfeuer (*Agni*) an und vermeiden die Bildung von Stoffwechselschlacken (*Ama*). Mit dem morgendlichen Ingwer-Zitronen-Honigwasser haben Sie ein Elixier gefunden, das den Gewebsstoffwechsel (*Dhatvagni*) optimiert und die Körperkanäle (*Srotas*) öffnet.

Mit all dem haben Sie einen neuen Zugang zu einer gesünderen Lebensweise gewonnen, die Ihnen hilft, Ihre Beschwerden auszugleichen, bzw. Ihre Bedürfnisse zu erfüllen. Darauf aufbauend können wir nun beginnen, neue Lebensin den reichen Ländern um 80 bis 90 Prozent reduziert werden. Auch aus Sicht der modernen Ernährungswissenschaft würde diese Menge an tierischem Eiweiß völlig ausreichen, wenn ausreichend pflanzliches Eiweiß verzehrt wird. Und natürlich gibt es darüber hinaus auch ethische und gesundheitliche Aspekte, die sowohl aus modern-medizinischer als auch aus ayurvedischer Sicht gegen den hohen Fleischverzehr sprechen. Wer die schmackhafte Vielfalt der ayurvedischen Küche mit ihren vielen Gewürzen und Kräutern kennenlernt, kann leicht auf Fleisch verzichten.

Welche Wirkung hat die tägliche Ernährung auf unser psychisches Gleichgewicht?
Ernährung ist ein wesentlicher Faktor unseres Lebens, und manchmal sitzt die Depression auch im Darm. Ernährung hilft uns dabei, die körperliche und psychische Balance aufrechtzuerhalten und zu stärken. Zu viele schwere Speisen machen uns auf Dauer auch seelisch schwer und langsam. Und manchmal sollen die vielen süßen Dinge (*Kapha*-stärkend) die eigene seelische Leere füllen, was sie aber nicht schaffen.
Wir können mit einer ausgewogenen ayurvedischen Ernährung viel tun, um uns zu entlasten und Leichtigkeit und Stärke auf der körperlichen Ebene zu erzeugen. Dies ist hilfreich, um kraftvoll richtige Entscheidungen im Leben zu treffen und dadurch eine Basis für das psychische Gleichgewicht zu schaffen.
Wichtig ist dabei die leichte Abendmahlzeit. Mit vollem Magen wird schwer geträumt, die gesamte Regeneration des Körpers und die Aufarbeitung des Tages sind gestört. Der Schlaf wird schlechter, und so beginnt schon der nächste Morgen ohne wirkliche Leichtigkeit und Freude. Der Tag kann dann auch nicht mehr viel besser werden. Allgemein gesagt, sorgen die wärmenden und nährenden Lebensmittel auch für emotionale Zufriedenheit. Gewürzt mit etwas Feurigem und leicht Bitterem ist zudem eine Basis für geistige Anregung und Kreativität geschaffen. Eine gute Mahlzeit ist wie der Akkord eines Orchesters, es gibt die tiefen Töne und die hohen, und alle zusammen ergeben ein harmonisches Ganzes. Auf diese Weise kann schon das Kochen glücklich machen, wenn die verschiedenen Düfte sich im Haus verbreiten und die Vorfreude auf das leckere Essen wächst.
Für unser emotionales Wohlbefinden ist es auch gut, sich ab und zu eine unserer Lieblingsspeisen zu gönnen. Dabei sollten wir das beste Geschirr benutzen; denn wenn wir tot sind, ist es dafür zu spät. Ayurveda sagt Ja zum Leben und fördert den balancierten Genuss. Mit Ayurveda können wir uns auf eine Entdeckungsreise begeben, die uns viele neue Geschmackserlebnisse eröffnet. Ja, teilweise lernen wir überhaupt wieder, richtig zu schmecken, das Frische und das Natürliche zu genießen. In dieser Sichtweise kann uns letztlich jedes Lebensmittel ein Stückchen glücklicher machen.

gewohnheiten in Ihren Alltag zu integrieren, die für Ihr körperliches und emotionales Wohlergehen notwendig sind.

Nahrungsmittel werden zu Heilmitteln

Das Wissen um die drei *Doshas* mit ihren Eigenschaften, Erscheinungsbildern und Störungspotenzialen ist aus ayurvedischer Sicht der Schlüssel, um die eigenen Lebensthemen zu verstehen und zu lösen. Entsprechend unserer Konstitutionseigenschaften wollen wir unser Leben so ausrichten, dass unsere Stärken zum vollen Einsatz kommen. Die typgerechten Schwachpunkte oder Problemfelder können wir durch Ernährungs- und Verhaltensanpassungen kompensieren. Werden die *Dosha*-ausgleichenden Ernährungsempfehlungen als intensives Diätprogramm praktiziert, so entfalten sie eine intensive und umfassende Wirkung: Nahrungsmittel werden zu Heilmitteln, Gewürze und

Kräuter zu Phytotherapeutika. Kochrezepte sind nicht nur auf einen guten Geschmack und leichte Anwendung ausgelegt, sondern entfalten durch die Auswahl und Zubereitung der Zutaten eine alchimistische Wirkung für den Reinigungs- und Aufbauprozess im Körper.

Je nach *Dosha*-Qualität sind nun weitere Veränderungen notwendig, um mithilfe einer Ernährungsumstellung körperliche Fehlfunkti-

Jeden Tag sollen die Mahlzeiten unser wahres Selbst nähren und heilen.

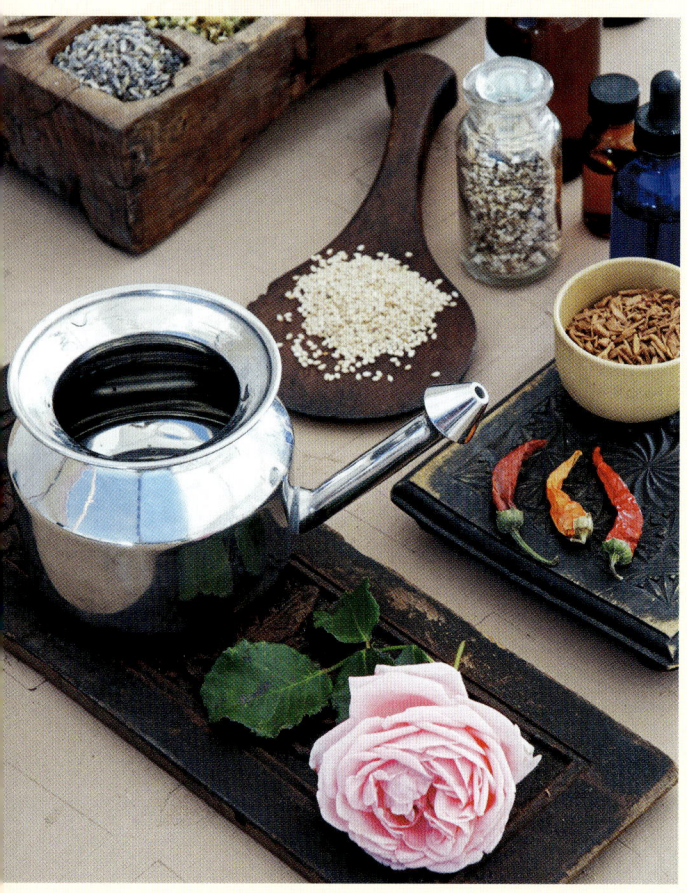

onen, wie Übergewicht oder Hautbeschwerden, abzubauen. Einhergehend mit den »stofflichen« Symptomen, die unser Aussehen oder unsere Gesundheit belasten, sind auch subtile Störungen aus unserem emotionalen Feld. Denn die *Doshas* manifestieren sich immer in »body« und »mind« (Körper und Seele), und alle körperlichen Störungen haben eine Entsprechung auf der psycho-mentalen Ebene. So ist damit zu rechnen, dass während eines Reinigungsprozesses auch schmerzhafte Emotionen und unverarbeitete Erlebnisse der Vergangenheit nach oben kommen und bearbeitet werden wollen. Genauso wie wir körperliche Schlacken verbrennen müssen, um leicht, gesund und schön zu werden, so müssen wir uns von emotionalen Verletzungen und tief sitzenden Ängsten befreien, um eine gesunde Beziehung zum Essen zu entwickeln. Enthalten wir uns während unserer Diät allen zwanghaften Verhaltensformen wie unkontrolliertes Essen, zu viel Essen sowie den stress- und emotionskompensierenden »Seelentröstern«, wie beispielsweise Schokolade, Kekse oder Chips, dann wirkt dies wie eine Entziehungskur auf psycho-mentaler Ebene.

Nicht alle Menschen benötigen für eine ganzheitliche Ernährungsumstellung psychologische Begleitung. Doch meine Erfahrung aus unzähligen Beratungen und Seminaren hat mich gelehrt, dass es für die meisten von uns von unschätzbarem Wert ist, die psychologischen und spirituellen Ayurveda-Therapien innerhalb einer kurativen Reinigungs- und Diätphase zu integrieren, um Körper und Geist gleichermaßen zu befreien. Nutzen Sie die in diesem Kapitel aufgeführten Übungen und Meditationen für den eigenen Klärungsprozess und stärken Sie damit Ihre Selbstdisziplin und Ausdauer für eine gesunde und reine Ernährungsweise.

Bevor wir mit den nächsten Schritten starten, sollten wir uns noch einmal unsere persönliche Zielausrichtung vergegenwärtigen: Was soll mit der Ernährungsumstellung erreicht werden? Das ayurvedische Ernährungskonzept kann für vielerlei Beschwerden eingesetzt werden. Ihr Körper findet sein Idealgewicht, verjüngt sich und kann sich von Alltagsbeschwerden – wie Allergien, Kopfschmerzen, Sodbrennen und vielem mehr – befreien.

Nahrungsmittel, die Sie bevorzugen sollten

Süße Gemüsearten stellen die Basis einer ausgleichenden Ernährung für das körperliche und mentale Gleichgewicht da. Sie entsäuern den Stoffwechsel, vitalisieren und haben verjüngende und stressreduzierende Eigenschaften. Zu den süßen Gemüsearten zählen: Aubergine, Chinakohl, Fenchel, Kürbis, Möhre, Paprika, Pastinake, Porree, Rote Bete, Spargel, Steckrübe, Süßkartoffel und Zucchini.

Bittere Gemüsearten schenken Leichtigkeit, regen den Stoffwechsel an und helfen, überschüssige Wasser- und Säureansammlungen im Körper auszuschwemmen. Zu dem bitteren Gemüse zählen: Artischocke, Indische Bittergurke, Chicorée, Endivie, Löwenzahn, Mangold, Radicchio, Rucola und Spinat.

Leichte Getreide wie Reis, Hirse, Gerste, Polenta, Quinoa, Kamut, Dinkel, Couscous oder Bulgur nähren den Körper auf besonders leicht verdauliche Weise. Wer Gewicht reduzieren möchte, sollte darauf achten, generell nicht zu viele Kohlenhydrate (Getreide) zu sich zu nehmen.

Frische Früchte sind gute Snacks und Energiespender für zwischendurch. Sie sollten am besten alleine, d.h. nicht zusammen mit anderen Nahrungsmitteln eingenommen werden. Für die

---

Erhitzende Nahrungsmittel stärken Agni

Verfügen Nahrungsmittel über eine erhitzende Qualität (*Usha*), so regen sie *Agni* an und senken *Kapha*.

- ▷ Sehr erhitzend sind: Chili, Meerrettich, Muskat, Pfeffer, Senf und Zimt
- ▷ Erhitzend sind: Dillsamen, *Hing*, Ingwer, Joghurt, Knoblauch, Kreuzkümmel (Cumin), Kurkuma, Rettich, Sesamöl, Auberginen und Möhren

---

Reinigung, Erneuerung und Schönheit empfiehlt Ayurveda süße Früchte wie süße Trauben, süße Äpfel, Melonen, Mangos, Papayas und Granatäpfel.

Hülsenfrüchte Linsen, Erbsen und Bohnen sind die beste Eiweißquelle im Rahmen einer reinigenden Diät, da sie – entgegen allen anderen Eiweißquellen wie Fleisch, Eier oder Milchprodukte – auf basische Weise verdaut werden (*Madhura Vipaka*) und damit den Organismus optimal im Aufbau neuer, gesunder Körpergewebe unterstützen. Zum Abnehmen sind Hülsenfrüchte ebenfalls sehr gut geeignet. Hier sollten sie optimalerweise nur mit Gemüse und nicht zusammen mit Reis, Kartoffeln, Brot oder anderen Getreideprodukten gegessen werden.

Nahrungsmittel, die Sie meiden sollten

Brot ist eines der Grundübel unserer heutigen Ernährung. Viele meiner Klienten ernähren sich morgens, mittags und abends von Brot mit unterschiedlichen Auflagen. Dies schadet unserer Gesundheit und sollte unbedingt gemieden werden. Reduzieren Sie Brot als Hauptnahrungsmittel und gönnen Sie sich nur ab und zu eine Scheibe leckeres Vollkornbrot als Beilage zu einer schönen Suppe oder mit einem vegetarischen Dip.

Käse zählt im Ayurveda zu den Nahrungsmitteln, die aufgrund ihrer *Srota*-blockierenden Wirkung viele Beschwerden mitverursachen. Besonders unbeliebt in der ayurvedischen Ernährung sind fettige Weichkäsesorten wie Camembert oder Brie sowie Schimmelkäse. Ziegenkäse, Frischkäse und Parmesan sind hingegen besser verdaulich und dürfen bei gutem Verdauungsfeuer in kleinen Mengen genossen werden.

Saure Früchte sollten ebenfalls in einem diätetischen Speiseplan reduziert werden. Aus ayurvedischer Sicht blockieren zu viele Tomaten, Zitrusfrüchte, saure Beeren, saure Äpfel und Ananas die *Srotas*, säuern den Körper, schwemmen Gewebe auf und wirken negativ auf die regenerativen Heilkräfte und Fortpflanzungsgewebe. Genießen Sie aus diesem Grund die sauren Speisen – trotz ihres hohen Vitamingehalts – nur in Maßen.

Fleisch und Wurst werden im Ayurveda als *Srota*-blockierende, schwere und *tamas*ische, bzw. *rajas*ische Nahrungsmittel eingestuft, die Körper und Psyche negativ belasten. Besonders schädlich sind Schweinefleisch, rotes Fleisch und Wurstwaren. Geflügel hingegen ist eine Ausnahme und kann – speziell im Rahmen einer *Vata*-reduzierenden Diät – in den Speiseplan integriert werden.

Zucker hat, in größeren Mengen eingenommen, eine zerstörerische Wirkung auf den gesunden Zellstoffwechsel. Trotz seines süßen Geschmacks säuert industriell hergestellter weißer Zucker den Körper, stärkt die krank machenden Faktoren und fördert die Gewichtsvermehrung. Die besten Süßmittel sind Honig (reduziert *Kapha*), Ahornsirup, Agavendicksaft und Jaggery (Rohrzucker).

Fett ist äußerst schwer verdaulich und sollte aus diesem Grund nur sparsam verwendet werden. Statt Butter, Schmalz und Sahne ist es besser, Sesamöl und Ghee (Butterfett) zu nutzen. Diese beiden Fette haben – in angemessener Menge verwendet – sogar verdauungsstärkende Eigenschaften, und sie eignen sich sogar zum Abnehmen. Für Salate, Rohkost und Dips ist auch ein kalt gepresstes Olivenöl zu empfehlen. Dieses

Reihenfolge der Geschmacksrichtungen

Die Reihenfolge der Geschmacksrichtungen beim Essen entscheidet über die Wirkung des Essens. Wer ein schwaches Verdauungsfeuer, bzw. zu viel *Kapha* hat und unter Übergewicht, Appetitlosigkeit oder Schweregefühl leidet, sollte mit etwas scharf Gewürztem beginnen. Sehr gut eignet sich dazu ein kräftig gewürztes Gemüse- oder Linsengericht mit etwas Chutney. Darauf folgend werden dann die anderen Speisen gegessen. Für alle anderen wird empfohlen, die Mahlzeit mit dem süßen Geschmack – z.B. in Form von Reis und Gemüse – zu beginnen. Beendet werden sollte das Menü immer mit dem bitteren Geschmack. Genießen wir den Salat oder Blattgemüse am Ende, so stärkt dies die Resorptionskraft und schenkt dynamische Leichtigkeit für den ganzen Nachmittag. Alternativ kann auch ein Kaffee, schwarzer oder grüner Tee als Abschluss des Mittagessens dienen.

unterstützt durch seine ungesättigten Fettsäuren das Immun- und Stoffwechselsystem, sollte aber nicht zu stark erhitzt werden.

Fast Food ist überall erhältlich und fördert mit seinen künstlichen Geschmacksverstärkern zwanghaftes Essverhalten. Die übermäßig salzigen, süßen oder fettigen Speisen setzen unsere inneren Selbstheilungskräfte außer Kraft, vergiften den Körper mit toxischen Ablagerungen (*Ama*) und schaden dem psycho-mentalen Gleichgewicht, indem sie alle *sattv*ischen Kräfte in uns vernichten. Wenn es gelingt, diese Speisen komplett aus dem Speiseplan zu streichen, ist ein großer Schritt für eine gute und gesunde Lebensweise bewältigt.

Der Ayurveda-Speiseplan

Mit der ayurvedischen Ernährung sollen Sie Ihre Mahlzeiten so richtig genießen. Sie dürfen nach Herzenslust essen, was Ihnen guttut und dabei Ihre Konstitution auf gesunde Weise balancieren. Die frischen Speisen werden auf einfache und schnelle Weise mit appetitanregenden Gewürzen zubereitet und sind auch für Berufstätige gut in den Alltag zu integrieren. Doch es bedarf ein wenig der Planung und Fürsorge: Sich selbst und die Familie mit gesunden Speisen zu versorgen, benötigt mehr Aufmerksamkeit als ein belegtes Brötchen beim Bäcker zu kaufen oder eine Tiefkühlpizza in den Backofen zu schieben. Das sollten Sie sich aber wert sein!

Frühstück Am Morgen ist unser Biozyklus auf *Kapha* geeicht. So sollte das Frühstück zum Ausgleich immer eine warme, leichte und anregende Mahlzeit sein. Mit einem heißen Ingwerwasser oder Ingwer-Zitrone-Honig-Wasser kurbeln wir den Stoffwechsel an und öffnen die *Srotas*. Ein leichtes, anregendes Frühstück dazu gibt Power und Lebenslust für den Tag.

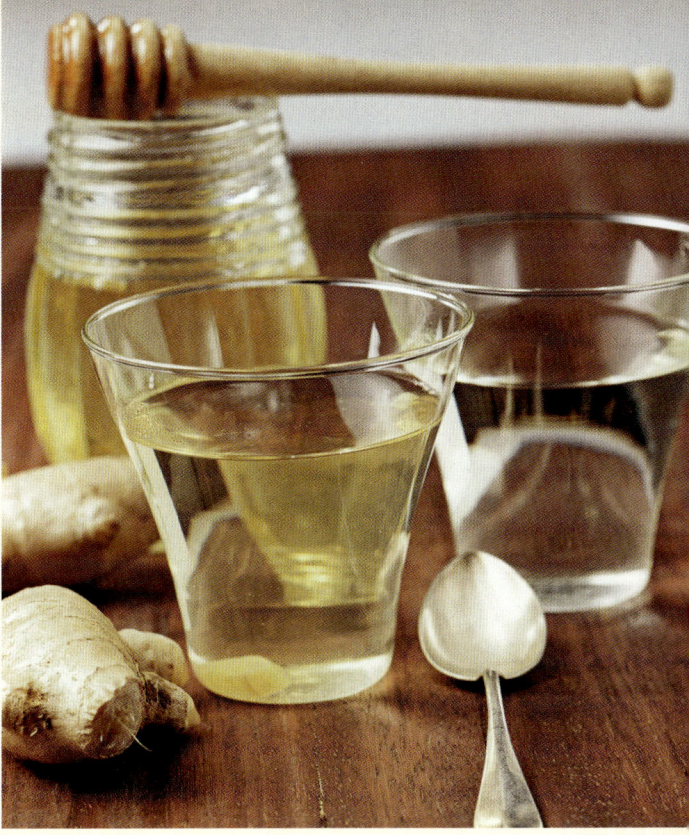

Heißes Wasser mit Ingwer und Honig am Morgen befreit den Körper von Schlacken und Schweregefühl. Es dürfen gerne 2 Gläser oder mehr sein.

Mittagessen Das Mittagessen sollte immer die Hauptmahlzeit auf dem ayurvedischen Speiseplan sein. Zur Mittagszeit befindet sich unser Verdauungsfeuer in Höchstform, und wir können nahezu alle Speisen gut verdauen. Auch wenn es für Berufstätige nicht ganz einfach ist, eine Alternative für das energielose Kantinenessen zu schaffen, sollten sie über Veränderungen nachdenken. Es lohnt sich, für ein gutes Mittagessen zu sorgen. Denn dies schenkt uns neue Kraft und schützt vor Heißhungerfallen und Müdigkeit am Nachmittag und Abend.

Laut Ayurveda können mittags auch kalte, ungekochte und schwer verdauliche Speisen gut verwertet werden. So sollte ein ayurvedisches Mittagessen folgende Bausteine enthalten:

Fasten am Abend

Vor nicht allzu langer Zeit hatte ich die große Freude, bei einem sehr guten vedischen Astrologen in Indien eine Konsultation zu erhalten. Als ich ihn fragte, ob es neben konstitutionellen Anlagen eventuell auch astrologische Gründe gäbe, dass viele Menschen trotz guter Ernährung immer mit ihrem Gewicht zu kämpfen haben, schaute er mich ganz überrascht an und sagte, es sei doch gar kein Problem abzunehmen. Er selbst habe in den letzten zwei Monaten zwölf Kilogramm nur mit einer einzigen Ernährungsregel verloren: Er habe auf sein Abendessen verzichtet. Schließlich hieße »breakfast« im übertragenen Sinne ja auch »das Fasten brechen«.

● Salat und Rohkost – sie decken den Grundbedarf an enzym- und vitaminreichen Vitalstoffen
● Gemüse – ist als optimaler Energieträger ein Hauptnahrungsmittel der Mittagsmahlzeit
● Hülsenfrüchte – sind die optimale Eiweißquelle und für eine vollwertige Ernährung unerlässlich. Gerade Vegetarier benötigen mindestens 4- bis 5-mal pro Woche ein Linsen- oder Bohnengericht, welches mit Kartoffeln oder Getreide kombiniert wird, um den Organismus mit den notwendigen hochwertigen Proteinen zu versorgen. Nicht-Vegetarier können auch Geflügel oder Fisch als Eiweißträger in das Menü einbauen.
● Reis – ergänzt als leicht aufschlüsselbares Getreide die Hülsenfrüchte am besten. Es können aber auch andere Getreidearten verwendet werden.
● Chutneys – sind das i-Tüpfelchen der Mittagsmahlzeit. Mit allen sechs Geschmacksrichtungen und ausgewählten Gewürzen befriedigen sie Leib und Sinne. Im Rezeptteil dieses Buches (Seite 168ff.) finden Sie zahlreiche Anregungen.

Abendessen Je später der Abend, umso schwächer wird die Verdauung. So gilt im Ayurveda die Grundregel, dass das Abendessen am besten vor 19:00 Uhr oder alternativ mindestens drei Stunden vor dem Schlafengehen abgeschlossen sein sollte.

Am Abend reagieren unsere *Srotas* ganz besonders sensibel auf alle schweren, kalten und schleimigen Speisen. So sollten wir darauf achten, speziell auf alle *Srota*-blockierende Nahrungsmittel wie Käse, Joghurt, Wurst, Fleisch, Fisch, Sahne, Tomaten sowie *Ama*-fördernde Kombinationen (siehe Seite 39) zu verzichten. Wer Gewicht reduzieren möchte, der sollte am Abend auch auf Kohlenhydrate verzichten und nur Gemüse und Hülsenfrüchte essen.

Schwachpunkte erkennen und ändern

Jeder Mensch hat entsprechend seiner Konstitution besondere Stärken und Schwächen. Diese sollten wir berücksichtigen, um neue Gewohnheiten in unser Leben zu integrieren. Setzen wir auf unsere Potenziale und kalkulieren wir unsere Schwachpunkte realistisch ein, so können wir Weg und Tempo für den neuen Kurs im Leben gut bestimmen.

Um Kapha-Störungen auszugleichen sind die morgendlichen und abendlichen Tagesphasen von 6:00 Uhr bis 10:00 Uhr entscheidend. Wollen wir die Ursachen für Übergewicht oder Schleimansammlungen beheben, ist die Anwendung der *Kapha*-reduzierenden Empfehlungen während des Frühstücks und Abendessens unerlässlich, um den gewünschten Erfolg zu erzielen. Kleine Mahlzeiten mit hohem Genussfaktor, bei denen wir uns nicht überessen und die aus frischen energiespendenden Nahrungsmitteln bestehen, helfen uns, gesund, vital und schlank zu sein. Besonders hilfreich ist die Integration von anregenden Gewürzen und Kräutern wie Ingwer, Pfeffer, Chili, *Ajwain*, Basilikum, Petersilie, Rosmarin und Berberitze.

Auch regelmäßige Fastentage im Frühjahr oder zu Neumond dienen dem präventiven *Kapha*-Ausgleich. Sie sollten genauso in den Lebensrhythmus integriert werden wie ein leichtes Sportprogramm, um mehr Leichtigkeit und Flexibilität in das Leben zu bringen.

Eine weitere hervorstechende Qualität von *Kapha* ist die Langsamkeit. Dies zeigt sich auch im Verhalten unseres Gewebsstoffwechsels: So kann es einige Wochen dauern, bis sich wirkliche Erfolge einer Ernährungs- und Lebensumstellung sichtbar einstellen. Doch lassen Sie sich nicht entmutigen: Auch wenn der Körper nur langsam auf die Bemühungen reagiert, der iniziierte Umbau ist bereits im Gange und schafft eine dauerhafte Veränderung auf körperlicher und emotionaler Ebene.

Eine zu starke Pitta-Kraft entfaltet ihr zerstörerisches Feuer bevorzugt zur Mittagszeit und in den späten Abendstunden. Heißhunger, Sodbrennen oder Wutausbrüche sind nur einige Symptome, an denen wir ablesen können, dass wir im eigenen Feuer verbrennen. Dem können wir vorbeugen, indem wir uns ein gutes und vollwertiges Mittagessen mit allen Bausteinen einer Hauptmahlzeit gönnen. Berufstätige können dies beim Business-Lunch des Italieners, Inders oder Bistros um die Ecke auswählen oder einen Ayurveda-Snack von zu Hause mitbringen. Um zwischendurch Heißhunger und Überhitzung zu vermeiden, eignen sich Traubensaft und

Essen in guter Gesellschaft und mit Zeit und Muße ist ein wichtiger Faktor für das körperliche und seelische Wohlbefinden.

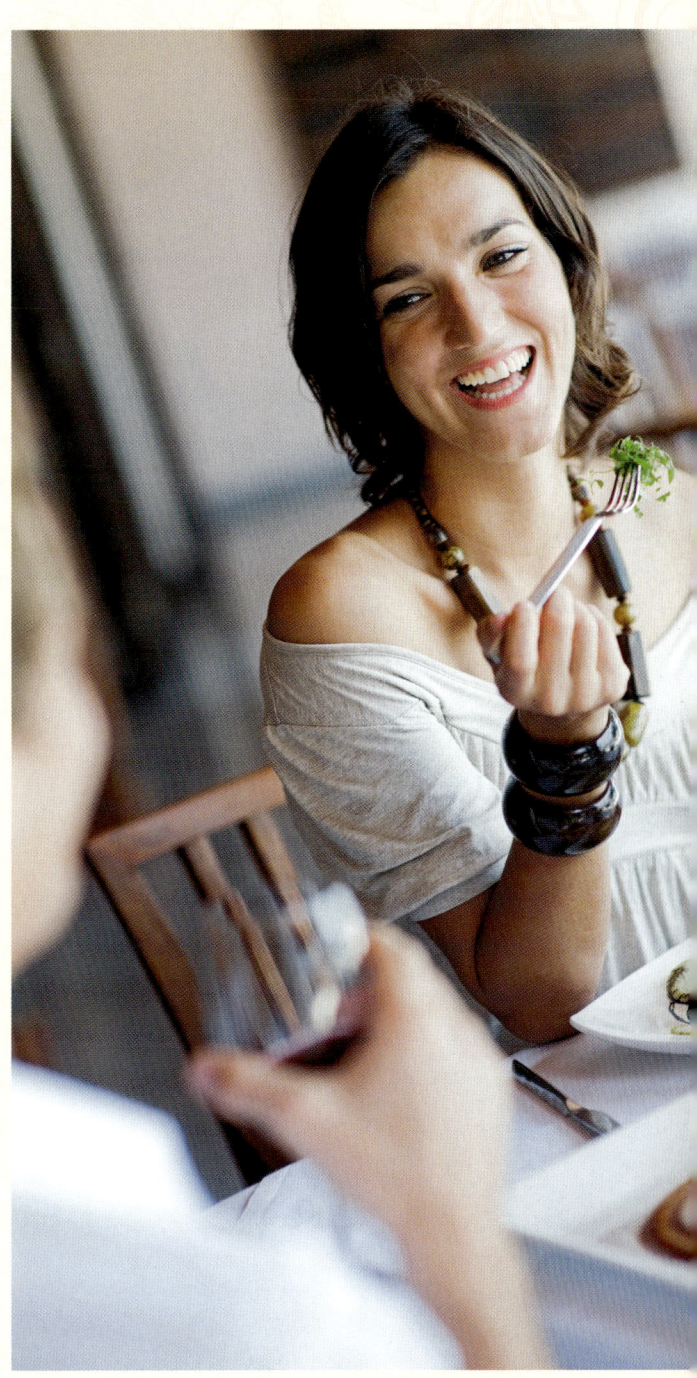

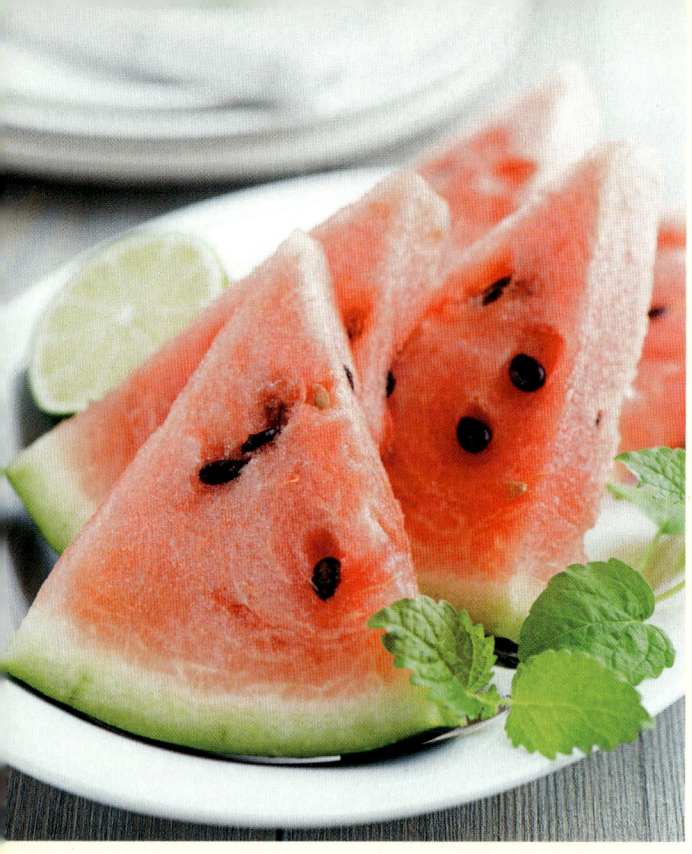

Wassermelonen zählen zu den kalten, leichten und Pitta-reduzierenden Nahrungsmitteln.

frische Melone sowie die Gewürze Kurkuma, Koriander, Fenchel, Kardamom und Dill. Die Aufnahme dieser Nahrungsmittel führt zum *Pitta*-Ausgleich in der Haut, im Verdauungstrakt und des Gemüts.

Viele *Pitta*-Menschen neigen in ihrem Ess- und Trinkverhalten zu Maßlosigkeit. Sie besitzen zwar einen hohen Grad an Selbstdisziplin und Perfektionismus, der dazu eingesetzt wird, etwas vollkommen zu unterlassen. Doch beginnen wir dann erst einmal mit Trinken und Essen, dann kommt die große Gier. Schnell wird aus einem Glas Wein die ganze Flasche und aus einem Stück Schokolade die ganze Tafel. Um diese exzessiven Verhaltensformen zu vermeiden, ist es wichtig, ausgewogene Mahlzeiten im regelmäßigen Rhythmus einzunehmen und die

suchtbildenden Nahrungsmittel und Getränke so lange wegzulassen, bis sich der innere Stress und die damit verbundenen Verhaltensformen abgebaut haben. Ein wunderbarer Ausgleich gegen *Pitta*-Stress und Anspannung bieten auch sportliche Aktivitäten und Singen – am besten in Gesellschaft mit anderen Gleichgesinnten.

Die Devise für Vata-Typen lautet »Weitermachen«. Denn für viele *Vata*-betonte Persönlichkeiten ist es zwar ganz einfach, neue Dinge im Leben auszuprobieren, doch nach wenigen Tagen richtet sich die Aufmerksamkeit bereits wieder auf neue Dinge. Auf diese Weise wird sehr viel Energie verschleudert, da durch kurze Aktionen keine nachhaltigen Veränderungen eingeführt werden können.

Glücklicherweise stellt eine ayurvedische Ernährungsumstellung zum *Vata*-Ausgleich eine so erfüllende Verbesserung für die Lebensqualität dar, die viel kreatives Potenzial freisetzt, dass es nicht schwerfällt, am Ball zu bleiben.

Die wichtigste Tageszeit für *Vata* ist der Nachmittag. Zwischen 14:00 Uhr und 18:00 Uhr führen körperliche und mentale Anstrengungen zur Instabilität unseres Energiesystems und wir leiden unter Müdigkeit, Konzentrationsmangel und Heißhunger. Indirekt versuchen viele, die Berg- und Talbahn des *Vata*-Systems mit dem Nachmittagskaffee und mit Naschereien zu stoppen. Doch das ist nicht der richtige Weg! Um am Nachmittag über ein stabiles Energiekostüm mit guter *Ojas*-Kraft zu verfügen, benötigen wir einerseits ein gutes Mittagessen mit anschließender Ruhephase. Bereits 10 Minuten Entspannung nach dem Essen wirken wahre Wunder. Gut lässt sich die Ruhepause mit einem anregend-bitteren Getränk – wie Kaffee oder Tee – verbinden. Zum anderen sollten wir darauf achten, dass dem Organismus ab 14:00 Uhr nur noch warme Speisen und Getränke zugeführt werden. Ein gesunder Nachmittagssnack aus gedünsteten Früchten, eingeweichten Trockenfrüchten oder Nüssen (das kann auch zusammen als leckerer Kuchen verarbeitet sein) sollte als Schutz vor unkontrollierten Heißhungeranfällen eingeplant werden. Hilfreich sind auch die süßen und beruhigenden Gewürze wie Zimt, Anis, Nelke, Vanille, Safran, Ingwer und Kardamom. Diese sind auch Bestandteil eines *Chais* oder Yoga-Tees, der obligatorisch am Nachmittag getrunken wird.

Gelingt es uns, die zweite Tageshälfte in einem entspannten Rhythmus zu gestalten, kleine Pausen einzulegen und genügend warme, energiereiche und aufbauende Nahrungsmittel in unseren Speiseplan zu integrieren, so ist dies die beste Maßnahme, die wir für unseren Erneuerungs- und Verjüngungsprozess ergreifen können. Denn je ausgeglichener wir in den Abend hinein gehen, umso besser können sich die zellerneuernden und regenerativen Kräfte entfalten. Unsere Haut fühlt sich glatt und weich an, unsere Augen leuchten, und wir fühlen uns innerlich zentriert.

Leiden wir aber unter einem Übermaß an *Vata*-Stress am Nachmittag, so nehmen wir die Erschöpfung mit in den Abend und die Nacht hinein, wo sie uns Schlaf und Zufriedenheit raubt und damit den Körper schneller altern lässt.

Heißhunger hat viele Ursachen

Unterzuckerung Sind unsere Energiespeicher leer, so benötigt der Körper schnell Nachschub. Dies zeigt er durch Heißhunger, der oftmals in unkontrollierte Essanfälle ausartet. Besonders Fast Food, Weißmehl-Sandwichs, Kuchen und Süßigkeiten sind nun besonders einladend. Dem können wir vorbeugen, indem wir energieaufbauende Nahrungsergänzungen oder leichte Zwischenmahlzeiten zu uns nehmen.

Mangelnde Agni-Versorgung Für seine tägliche Erneuerung benötigt unser Organismus neue Vitalstoffe, welche den Zellstoffwechsel (*Dhatvagni*) versorgen. Leiden wir unter einer einseitigen Mangelernährung und ist unser Verdauungsfeuer nicht in der Lage, die aufgenommene Nahrung aufzuspalten, signalisiert er das durch Heißhunger (Mangel) nach Süßem. Verstärkend wirken sich Bewegungsmangel und Stress auf das Verdauungsfeuer aus. Nun helfen eine Brühe mit scharfen Gewürzen und ein Tee aus anregenden Kräutern besonders gut.

Emotionale »Leere« Ein anderer Appetitfaktor ist unser emotionaler Hunger. Dieser entsteht durch ein unmäßiges Ansammeln der *Vata*-Energie. Stress, Zeitdruck, aber auch Einsamkeit und Sinnlosigkeit lassen das *Vata* mit seinen Elementen Luft und Äther ansteigen. Und zu viel Luft und Äther werden mit einem Gefühl der Leere empfunden. Das wirkt speziell für einen *Kapha*-Menschen ausgesprochen bedrohlich für das emotionale Gleichgewicht und wird unmittelbar mit süßen, serotoninhaltigen Glücksträgern (Schokolade lässt grüßen) bekämpft. Entspannungs- und Atemübungen, Spaziergänge an der frischen Luft und nährende Ölbäder und -massagen stärken die Selbstliebe und schenken neue Lebensfreude.

Raus aus der Heißhungerfalle

Wer sich schon mal vorgenommen hat, bestimmte Speisen aus seinem Leben zu entfernen, der weiß, dass diese Vermeidungsstrategie oftmals wie ein Bumerang zurückschlägt. So gibt es zum Thema Heißhunger viele unterschiedliche Thesen – von der Blutzuckerfalle bis zum psychischen Trauma. Auch im Ayurveda wird Heißhunger unter verschiedenen Aspekten betrachtet: Unterzuckerung, körperliche Mangelerscheinungen oder emotionaler Stress. Nehmen wir unseren Appetit und unser Essverhalten über den Tag hinweg bewusst wahr, so können wir gut beobachten, ob, wann und worauf wir Heißhunger entwickeln. Darauf abgestimmt sollten wir unseren Speiseplan optimieren:

■ Leiden Sie regelmäßig zu einer bestimmten Zeit unter Heißhunger? Dann bauen Sie sich noch eine zusätzliche Mahlzeit ein, um diesem vorzubeugen. Sehr gut eignen sich ein Fruchtsaft, Gewürztee mit Milch oder die *Rasayana*-Nahrungsmittel wie Nüsse und Trockenfrüchte, um den Mangel auf gesunde Weise zu beheben.

Anna-Yoga –
die Kunst des bewussten Essens

Die Freude am Essen ist ein wichtiger Baustein für unsere Gesundheit. Doch viele Menschen essen zu viel und zu oft, ohne dabei wirklich Freude zu empfinden. Dieses Fehlverhalten ist Ursache für unzählige Krankheiten und leidvolle Lebenseinschränkungen. Wollen wir die Ursache für unsere ernährungsbedingten Beschwerden auflösen, so müssen wir nicht nur wissen, welche Nahrungsmittel uns guttun und welche uns schaden. Oftmals müssen wir unsere innere Einstellung zum Essen verändern, um frei von Zwängen, Dogmen, Heißhunger und Schuldgefühlen zu werden.

Wie können wir also lernen, unseren guten Vorsätzen zu folgen und nur das essen, was uns wirklich guttut? Indem wir auf die wirklichen Bedürfnisse des Körpers hören! Denn Essenslust und Gier entstehen nicht im Bauch, sondern im Kopf. Unsere Sinne sind verführbar, und mit den Augen (sehen), der Nase (riechen) und dem Mund (schmecken) wachsen ständig neue Begehrlichkeiten. Gelingt es uns, die innere Aufmerksamkeit zu fokussieren und auf unseren Bauch, unseren Hunger und unsere innere Intelligenz zu richten, so sind wir ganz bei uns selbst, und es bedeutet keine Qual mehr, nicht den Verführungen der Sinne zu folgen.

Selbstkontrolle und Bewusstheit

Yoga und Ayurveda lehren die Wichtigkeit von Selbstkontrolle und Bewusstheit seit vielen Jahrhunderten. Eine Diät bietet die optimale Gelegenheit, diese Disziplin zu üben und zu vervollkommnen. Wir praktizieren *Anna*-Yoga: *Anna* bedeutet in Sanskrit Nahrung, und *Yoga* bedeutet Selbstkontrolle. Das Entscheidende ist bei *Anna-Yoga* die Liebe und die Bewusstheit, durch die wir Freude und Erfüllung finden. Wir lieben das Essen, wir lieben unseren Körper, und aus Liebe wollen wir nur das Beste essen, was unseren Körper und unseren Geist auf optimale Weise nährt.

Mit jeder gesunden und maßgerechten Mahlzeit gehen wir einen Schritt weiter auf unserem persönlichen Weg zum Glück. Wir werden frei von den Zwängen des Geistes und genießen unser Leben in Leichtigkeit. Wir werden mutig, allen Gefühlen, mit denen wir konfrontiert werden, in Klarheit und Wahrhaftigkeit zu begegnen, und suchen die wahren Freuden des Lebens, die aus unserem Selbst und nicht nur aus der Verführung der Sinne heraus entstehen.

Spiritueller Ansatz

Mit diesem spirituellen Ansatz unterscheidet sich die Ayurveda- und Yoga-Diät in vielem von anderen Diäten. Nicht aus Selbsthass und Ablehnung unseres Körpers heraus zügeln wir unsere Sinne und verändern wir unsere Lebens- und Essgewohnheiten, sondern aus Liebe und dem Wunsch, uns selbst und unseren Körper noch mehr zu genießen! Probieren Sie es! Es ist ganz einfach – egal wo oder mit wem:

■ Planen Sie Ihre Mahlzeiten vor. Überlegen Sie genau, was und wie viel Sie essen möchten. Ayurveda gibt genaue Hinweise für die indivi-duelle, typgerechte Ernährung und die optimale Menge, die das Verdauungsfeuer Agni verbrennen kann. Wenn Sie Gewicht abbauen möchten, so sollte Ihre Nahrung aus viel Gemüse und Hülsenfrüchten bestehen, sowie aus wenig Fett, Zucker und Teigwaren. Die Menge sollte nicht mehr sein, als in Ihre zwei Handflächen hinein-passt, und Sie sollten nur dann essen, wenn Sie wirklich hungrig sind.

Frische Gemüse und Früchte aus der eigenen Region werden in der ayurvedischen Ernährung als besonders verträglich empfohlen.

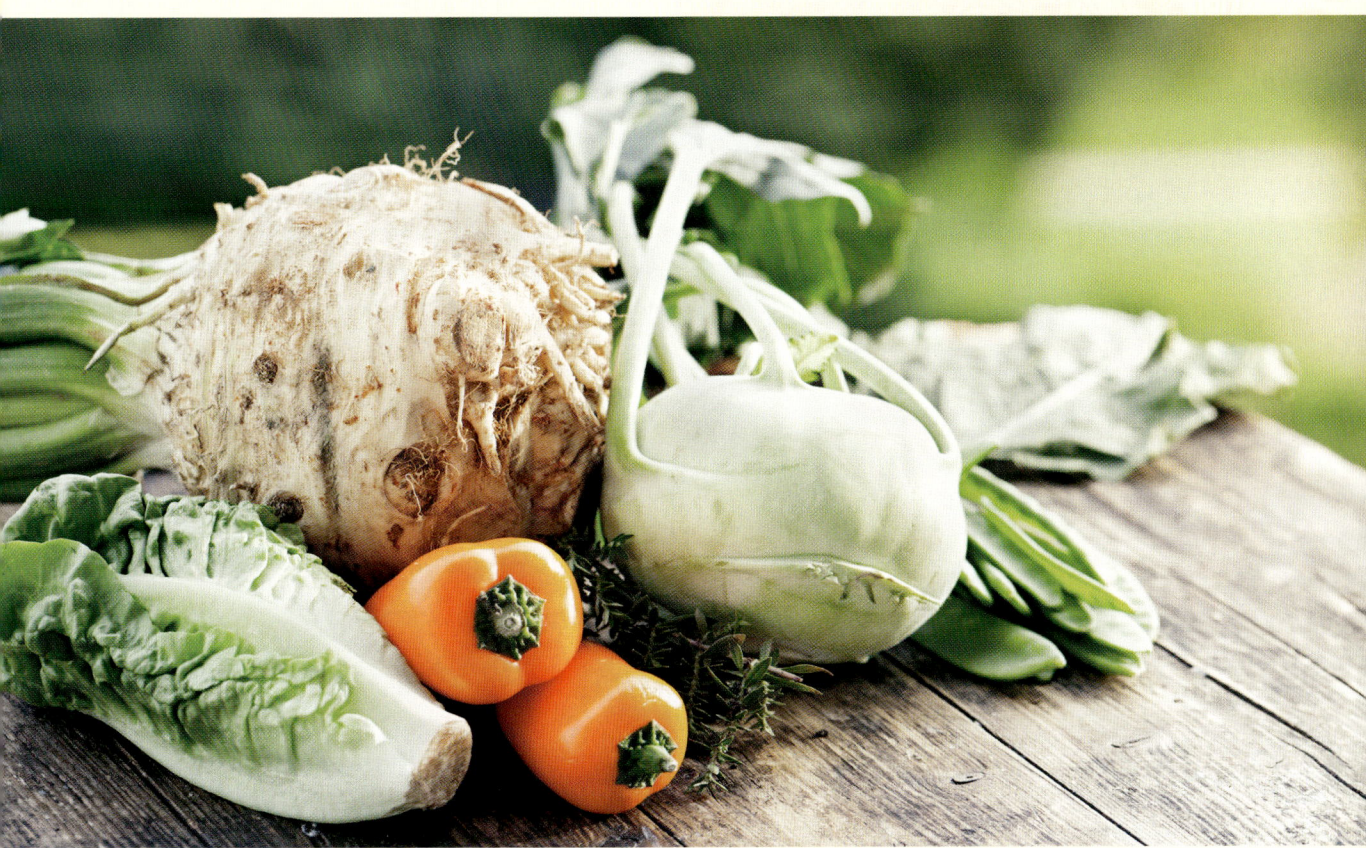

- Beginnen Sie mit einem Diät-Wochenende, das Sie wie eine Kur gestalten: Sie sind allein, nehmen sich viel Zeit für sich zur Entspannung, zum Spazierengehen oder was auch immer Ihnen guttut. Entsprechend Ihres Diätplans kaufen Sie ein, kochen für sich und nehmen Ihre kleinen aber feinen Mahlzeiten liebevoll und in Ruhe ein. Freuen Sie sich über jedes Essen und spüren Sie in Ihren Körper. Nehmen Sie sich Zeit für kleine *Anna-Yoga*-Meditationen, und gehen Sie mit sich selbst in den Dialog. Auf diese Weise üben und festigen Sie Ihre guten Vorsätze.

- Wagen Sie einen Stresstest in der Öffentlichkeit, wenn Sie sich sicher fühlen: Verabreden

Anna-Yoga-Fragen

Folgende Fragen dienen der Bewusstwerdung und der Selbstentdeckung:

- Wann bekomme ich Appetit? Oftmals essen wir mehr aus Gewohnheit als aus Hunger. Finden Sie den Rhythmus Ihres Verdauungsfeuers heraus.

- Was schmeckt mir besonders gut? Genießen Sie jeden Bissen und schmecken Sie das großartige Aroma, welches den gesunden und natürlichen Speisen innewohnt. Sie werden Ihre Ernährung langfristig nur ändern können, wenn Ihnen Ihr Essen auch schmeckt. Finden Sie heraus, mit welchen wohltuenden Speisen – die innerhalb des Diätplans möglich sind – Sie Ihrem Gaumen besondere Freude bereiten können.

- Was bedeutet mir das Essen im Leben? Auf einer Skala von eins bis zehn: Welchen Stellenwert würden Sie gutem Essen einräumen? Wenn Sie eine hohe Zahl nennen, dann ist *Anna-Yoga* die optimale Form für Sie, um die körperlichen und psychischen Bedürfnisse gleichermaßen zu befriedigen. Essen ist ein wichtiges Thema, das Sie in vielen Bereichen Ihres Lebens begleitet. Lernen Sie, sich bewusst damit auseinanderzusetzen, sonst werden Sie früher oder später automatisch mit ernährungsbedingten Beschwerden konfrontiert. Wenn Sie eine niedrige Zahl nennen, dann ist *Anna-Yoga* eine wertvolle Übung, um mehr Kontakt zu sich und Ihrem Körper zu gewinnen. Mit dem, was Sie täglich essen, nähren Sie nicht nur die physischen Strukturen und Funktionen, sondern auch die psychischen. Durch die bewusste Nahrungseinnahme werden Sie zum Meister Ihres Lebens!

- Mit welchen positiven (oder negativen) Erinnerungen verbinde ich das Essen? Oftmals ist das Essen an sich oder sind bestimmte Nahrungsmittel mit speziellen Emotionen und Erinnerungen besetzt. Die Ayurveda-Psychologie lehrt, dass alle Erkrankungen (körperliche und psychische) aus nicht bearbeiteten Erfahrungen der Vergangenheit entstehen. Wenn wir unsere Ernährung umstellen wollen, so werden wir oftmals mit diesen Erinnerungen konfrontiert: Die Liebe und den Trost, den wir durch Süßigkeiten erhalten haben, die Streitereien unserer Eltern am Mittagstisch oder die manipulativen Werbebotschaften aus den Medien, die unseren Nahrungsmittelkonsum beeinflussen.

In Sanskrit: Anna = Nahrung, Yoga = Selbstkontrolle

Sie sich mit einem Freund oder einer Freundin zum Essen und nehmen Sie sich vor, genau das zu essen, was Ihrem Plan entspricht. Während Sie Ihre Suppe löffeln oder Ihren Tee trinken, schauen Sie freudig und neidlos zu, wie andere Pizza, Pommes frites oder Sahnetorte in sich hineinfuttern, ein gutes Glas Wein genießen oder was auch immer zu sich nehmen ... Sprechen Sie nicht über Ihre »Diät«, sondern seien Sie fröhlich und bewusst. Spüren Sie die Dankbarkeit Ihres Körpers, dass er sich nun nicht mit diesen wohlschmeckenden Giften abkämpfen muss, und seien Sie stolz auf sich, dass Sie diese Übung der Selbstdisziplin meistern.

■ Bleiben Sie beharrlich. Vielleicht klappt es nicht immer, dass Sie den Verführungen des Gaumens widerstehen können ... Die abendlichen Heißhungerattacken haben Sie übermannt, aus dem einen Glas Wein wurde eine halbe Flasche oder Sie konnten dem Dessert nicht widerstehen? Diese vermeintliche Willensschwäche zeigt auf, dass Ihr inneres Gleichgewicht zurzeit aus dem Lot ist. Gönnen Sie sich ein bisschen mehr Raum und Entspannung für sich selbst, um Ihren energetischen und emotionalen Körper wieder aufzuladen. Nur durch Übung erlangen wir Meisterschaft, und nur durch Liebe (zu uns selbst) erfahren wir Heilung.

■ Freuen Sie sich auf jede neue Gelegenheit, Ihre innere Bewusstheit beim Essen zu trainieren. Und wenn Sie einmal eine Trainingspause einlegen wollen, dann planen Sie »Diät-freie«-Mahlzeiten oder -Tage ein. Auch langsam und mit Pausen können Sie Ihr Ziel erreichen.

Das Bewusstsein neu programmieren

Bilder bestimmen unseren emotionalen Körper und beeinflussen unsere Erkenntnisse und Handlungen. Wenn Sie Ihre alten Bilder loslas-

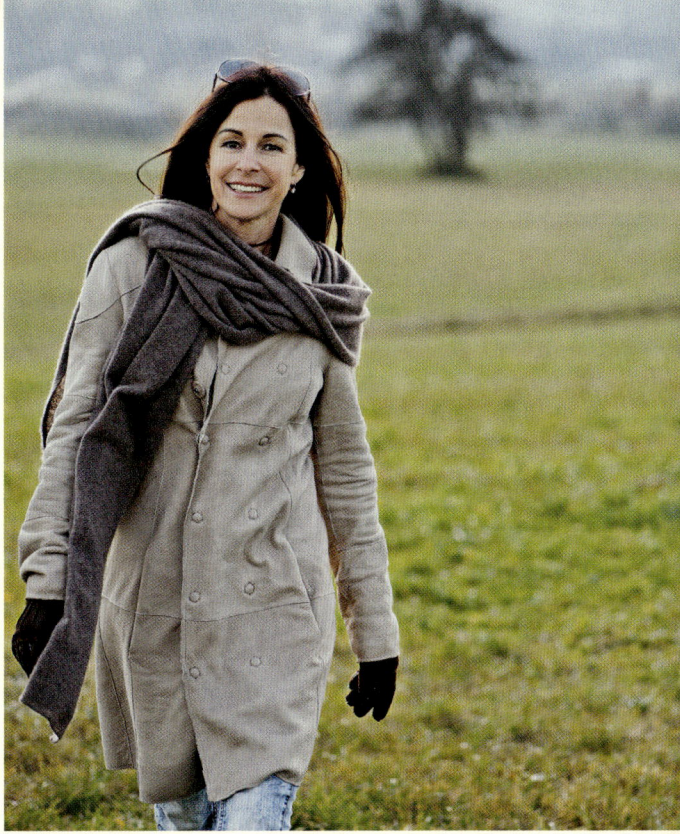

Bewegung an der frischen Luft muss nicht in Sport ausarten. Es kann auch ein Spaziergang sein.

sen, können Sie auch neue schaffen. Sie sind der Regisseur Ihrer eigenen Realität: Schreiben Sie den Film Ihres Lebens neu, indem Sie sich vorstellen, wie Sie sich fühlen und verhalten möchten. Sehen Sie sich in Ihrer Erfüllung und Vollendung. Je deutlicher Sie sich die Manifestierung Ihrer Wünsche und Ziele vorstellen können, umso besser werden sie in Erfüllung gehen.

Diese »klassischen« Bewusstseinsübungen des Yoga funktionieren auch hervorragend beim Essen. Stellen Sie sich vor, wie Sie mit Freude und Genuss Ihre gesunden Speisen zu sich nehmen. Manifestieren Sie sich vor Ihrem geistigen Auge in Ihrer ganzen Schönheit, Vitalität, Gesundheit und Lebensfreude. Und schauen Sie in die Zukunft, um zu visualisieren, wie Sie sein wollen.

Schritt 3: Ayurveda-Kur für zu Hause

Herzlichen Glückwunsch! Sie sind bereits beim dritten Schritt und damit auf dem Höhepunkt Ihres ganzheitlichen Ayurveda-Wohlfühlprogramms angekommen.

Mit den beiden vorrangigen Schritten 1 und 2 wurden viele neue Zugänge zu Ihrem ursprünglichen Selbst (*Prakriti*) geschaffen. Die persönliche Ernährungsweise mit Ihren Gewohnheiten, Vorlieben und Abneigungen konnte bewusst gemacht werden, und Veränderungen wurden eingeleitet. Die sanften Übungen und Empfehlungen dienten dem Abbau von Schwere, Anhaftung und körperliche Ablagerungen sowie der Öffnung des Geistes (*Manas*) und Stärkung von *Sattva-Guna*.

Nun wollen wir noch mal richtig Gas geben und unsere *Pitta*-Kräfte zur Reinigung und Transformation mobilisieren. Während einer einwöchigen Ayurveda-Intensiv-Woche wird der Stoffwechsel (*Agni*) so richtig angekurbelt, um angesammelte Schlacken zu verbrennen und Altlasten auszuscheiden. Anschließend können sich in der Aufbauphase (Schritte 4 und 5) alle erneuernden Therapien – wie Ernährung, Kräuter und Körperpflege – besonders wirkungsvoll entfalten.

Eine Woche lang

Entscheidend für das folgende Reinigungs- und Diät-Programm ist der richtige Zeitpunkt. Sie benötigen eine Woche, in der Sie sich Zeit nehmen können für sich selbst. Ohne Stress, ohne Hektik und ohne gesellschaftliche Verpflichtungen sollen Sie sich zurückziehen, um sich von störenden Altlasten im Körper und im Geiste zu befreien. Optimal eignen sich dazu die angenehm warmen Frühjahrs- und Herbstmonate. Weniger gut hingegen ist extrem kaltes, nasses oder heißes Klima, da dies ungünstig auf das Verdauungsfeuer (*Agni*) und die Entgiftungskanäle (*Srotas*) einwirkt. Ebenso ungünstig ist es, wenn die geplante Kurzeit genau mit der Menstruationsblutung zusammen fällt. Denn während der Monatsblutung ist die Frau sehr störungsanfällig, und das Immunsystem ist geschwächt. Deshalb sollten aus ayurvedischer Sicht alle intensiven Körperinterventionen in den ersten zwei bis drei Tagen der Regel ausgesetzt werden. Wählen Sie also den Zeitpunkt Ihrer Ayurveda-Kur zu Hause gut aus, und machen Sie bis dahin einfach weiter mit Ihren bereits integrierten Ernährungsänderungen. Je länger Sie den ayurvedischen Gesundheitsempfehlungen folgen, umso besser können diese und auch die folgenden Maßnahmen wirken.

Ayurvedische Heilkunst in der Selbstanwendung

Neben dem Wissen um die gesunde Lebensweise des Menschen verfügt die ayurvedische Medizin über zwei sehr intensive Behandlungsmethoden, mit der selbst schwere Krankheiten erfolgreich behandelt werden können: *Dravyaguna* und *Panchakarma*. Die ausgefeilten Kräuterrezepturen und nach alchimistischen Prinzipien hergestellten Medikamente des *Dravyaguna* stellen eine hervorragende Behandlungsmethode gegen Krankheiten dar. Ebenso greifen die intensiven Reinigungstherapien und Ausleitungstechniken des *Panchakarma* tief in die Informationen des Körpers ein, um die Ursachen und Symptome von Krankheiten auf sanfte Weise zu behandeln und zu beseitigen.

Dravyaguna und Panchakarma

Beiden Methoden sollte immer eine medizinische Diagnostik vorausgehen, und eine Anwendung ist in der Tat nur unter medizinischer Anleitung ratsam. Erfahrene Ayurveda-Ärzte in Indien – aber auch an vielen Orten in Deutschland oder anderen europäischen Ländern – bieten ambulante oder stationäre Ayurveda-Kuren im medizinischen Umfeld und begleiten damit ihre Patienten auf dem ganzheitliche Heilungsprozess ihres individuellen Beschwerdenbildes.

Samshamanam

Samshamanam, die sanften Therapieformen des Ayurveda, kann auch ohne medizinische Leitung durchgeführt werden. Mithilfe von diätetischen und manualtherapeutischen Maßnahmen können die störenden Aktivitäten der *Doshas* einschränkt bzw. gehemmt, das Verdauungsfeuer (*Agni*) entfacht und toxische Ablagerungen (*Ama*) entfernt werden.

In diesem Sinne ersetzt unser Ayurveda-Kurprogramm keine klassisch-medizinische Kur, doch es basiert auf den Prinzipien des traditionellen Therapiekonzeptes: Auch wir beginnen mit einer Reinigung (*Samshodanam*), die uns von körperlichen und mentalen Schlacken befreit, und bauen anschließend mit stabilisierenden Therapien auf, in denen die Körpergewebe und Funktionsprinzipien mit ayurvedischen Gewürzen und Kräutern unterstützt werden.

Der strahlende Lotos, der sich über das trübe Wasser erhebt, steht für Reinheit und Entfaltung.

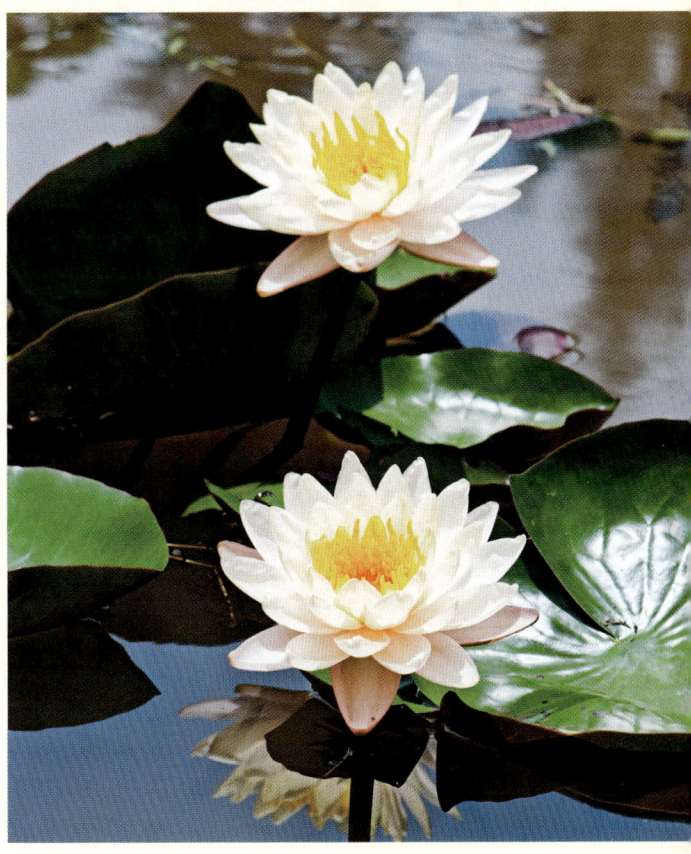

Interview mit Prof. Dr. S. N. Gupta

M.D. (Ayu.), Chefarzt und Professor am Ayurveda Hospital und College in Nadiad, Gujarat (Indien). International bekannter Ayurveda-Dozent an der Europäischen Akademie für Ayurveda.

Dr. Gupta, Sie führen eine der erfolgreichsten Panchakarma-Kliniken Indiens und behandeln seit mehr als 30 Jahre schwer kranke Menschen aus der ganzen Welt. Was sind Ihrer Meinung nach die größten Belastungsfaktoren, die uns krank machen?

Die meisten Menschen verursachen ihre Erkrankungen selbst durch ungesunde Verhaltensweisen. Besonders schädlich wirken sich falsche Ernährungsgewohnheiten, wie die Auswahl der falschen Lebensmittel, falsche Kombinationen oder Unregelmäßigkeit der Nahrungsaufnahme aus. Ebenso schädlich wirken sich falsches Verhalten und soziale Faktoren auf die Gesundheit aus: Unregelmäßige Schlafgewohnheiten, Bewegungsmangel, zerbrochene Familiensysteme und unglückliche Partnerschaften sind nur einige der häufig vorkommenden krankheitsverursachenden Faktoren.

Sie therapieren nach dem traditionellen Panchakarma-Konzept. Können Sie in einfachen Worten erläutern, wie das funktioniert?

Panchakarma-Maßnahmen helfen, angesammelte Schadstoffe und Toxine aus dem Körper zu eliminieren, um innerlich eine gesunde Atmosphäre zu schaffen, die notwendig ist für ein normales Funktionieren aller Körperbestandteile. Gesunde Nahrung sowie gesundes Verhalten nach Panchakarma beugen der erneuten Anhäufung von Schadstoffen vor und helfen so, die Gesundheit wieder herzustellen. Ebenso ist eine mentale Reinigung und Neuordnung der Denkfähigkeiten integriert, welche die Einstellung dem Leben gegenüber verändert.

Hilft Panchakarma auch im Rahmen von »Schönheitstherapien« wie Gewichtsreduktion oder Anti-Aging? Was muss dabei speziell beachtet werden?

Schönheit ist nicht ein oberflächlicher Aspekt auf der Körperoberfläche. Schönheit ist immer eine Manifestation der gesamten Gesundheit, körperlich wie mental. Eine »schöne« Person wird, wenn sie nicht gesund ist, nicht gut aussehen, egal wie viele Kosmetika verwendet werden.

Panchakarma und die damit verbundenen Therapien bewirken eine saubere und gesunde Atmosphäre im Inneren, welche sich an der Oberfläche als Schönheit reflektiert. Übergewicht kann verschiedene Gründe haben. Kurz gesagt sind es in der Regel Hormon- und Stoffwechselstörungen, übermäßige Nahrungsaufnahme gepaart mit Bewegungsmangel. *Panchakarma* hat die Fähigkeit, Fehler im Stoffwechsel zu korrigieren und unerwünschte

Das Ayurveda-Reinigungsprogramm

Im Bereich der ayurvedischen Ernährungstherapie zählt *Langaham*, das Fasten, zu den intensivsten Therapiemethoden. Speziell um den Stoffwechsel zu stärken und einen umfassenden Umbau der Gewebe zu iniziieren, ist Fasten ein wunderbares Instrument der Selbstbehandlung.

Zum Abnehmen jedoch ist eine Fastenkur nicht das alleinige Allheilmittel. Zwar baut der Körper während der Fastenzeit *Kapha* ab und verliert an Gewicht und Umfang, doch sobald wir wieder mit dem Essen beginnen, geht der Anzeiger auf der Waage erneut nach oben. Es sei denn, wir starten nach dem Fastenprogramm mit

Ansammlungen aus dem Körper zu entfernen. So kann unnatürliches Gewicht reduziert werden. Altern ist ein großer Feind der Schönheit. *Panchakarma* verlangsamt nicht nur den Alterungsprozess, sondern entfernt auch die Effekte des Alterns. Der Anti-Aging-Effekt von *Panchakarma* und *Rasayanas* ist in den klassischen Schriften beschrieben und wird auch praktisch beobachtet.

Auch Hauterkrankungen und Haarausfall zählen zu den häufigen »Schönheitsthemen«. Was ist die Ursache für die Probleme und wie können sie ayurvedisch behandelt werden?

Hauterkrankungen werden im Ayurveda als sehr hartnäckige Erkrankungen beschrieben. Sie werden verursacht durch falsche Nahrungsmittel sowie falsche Kombinationen von Nahrungsmitteln. Stress spielt zusätzlich eine große Rolle. *Panchakarma* ist notwendig und die am stärksten zu empfehlende Therapie bei Hauterkrankungen. Die Auswahl der Therapien und ihrer Intensität sollte nach Schwere und dem chronischern Verlauf der Erkrankung sowie nach dem Alter des Patienten, seiner Widerstandskraft und seiner Kraft erfolgen.

Gegen Haarausfall hilft nach einer *Panchakarma*-Kur die regelmäßige Verwendung von *Bhrngaraja Thailam* in Form von *Sirobhyanga* (Kopfmassage). Oral eingenommen sind *Shatavari*, *Amla* und *Guduci* gute *Rasayanas* in der Prävention und Therapie von Haarausfall.

Nicht jeder hat Zeit und Geld für eine Panchakarma*-Kur. Was können wir selbst zu Hause tun, um schlanker, jugendlicher und vitaler zu werden?*

Schon in der *Caraka Samhita* finden wir den Hinweis darauf, dass sich nicht jeder diese Behandlungen leisten kann. Daher werden alternative Maßnahmen empfohlen. Auf der Basis dieser Empfehlungen kann Folgendes dem Patienten angeboten werden:

• Korrektur der Ernährungsgewohnheiten, eine konstitutionsgerechte Nahrungsmittelauswahl sowie auf die richtigen Kombinationen von Nahrungsmitteln und regelmäßige Essenzeiten achten.

• Unterstützende Maßnahmen, wie von Zeit zu Zeit eine innere Reinigung mit milden Abführmitteln oder Einläufen, regelmäßige Morgenroutine und die Verwendung von *Rasayanas* wie *Chyavanprash*, *Triphala*, *Ashvwganda*, *Brahmi* usw. nach Anweisung eines qualifizierten Ayurveda-Spezialisten.

• Korrektur des Verhaltens, wie regelmäßige Schlaf- und Wachzeiten, Massagen, Bewegung und Meditation. Vielen Menschen würde es auch sehr guttun, wenn sie ihre Einstellung der Arbeit gegenüber ändern würden und das tägliche Tun als Gottesdienst betrachten, das voll Liebe ausgeführt werden sollte.

• Stärkung des soziales Netzes: Hierbei ist es wichtig, dass man versucht, die Familienstrukturen zu erhalten und möglichst viel Zeit mit Familienmitgliedern und Freunden zu verbringen, in der man sich in gegenseitigem Verständnis, Vertrauen und Toleranz begegnet.

einer gezielten Diät, die den Gewebsumbau, bzw. -abbau nun weiter voranbringt. Denn die Reinigung bereitet nur den optimalen Nährboden für die darauf folgende »Heildiät«. Und dies ist das eigentliche Ziel einer ayurvedischen Fastenkur: Das Verdauungsfeuer (*Agni*) stärken, um Stoffwechselschlacken (*Ama*) zu beseitigen.

Die Zirkulationskanäle (*Srotas*) öffnen, um neue Bewegung und Versorgung in den Zellstoffwechsel (*Dhatvagni*) zu bringen. Auf der psycho-mentalen Ebene stärken Reinigungsprozesse den Selbstausdruck im Raum (Äther) und ermöglichen tiefe Selbsterkenntnisse und Ablösungsprozesse von alten Mustern und Abhängigkeiten.

Während einer Reinigungskur sollte darauf geachtet werden, alle Störungen durch körperliche oder mentale Anstrengung zu vermeiden. Denn Stress behindert den gesamten Stoffwechsel-, Ausleitungs- und Aufbauprozess. Gestalten Sie die Kurtage also in Ruhe und Gelassenheit, so können die inneren Selbstheilungskräfte erweckt werden. Stören hingegen Unruhe, Hektik, Streit oder dringend zu erledigende Aufgaben, so bringt dies das gesamte System durcheinander. In diesem Sinne sind Ruhe, Zeit und eine geschützte Atmosphäre die wichtigsten Voraussetzungen für eine erfolgreiche Reinigungskur. Verstärkend wirken ausgewählte Heilkräuter und Ausleitungsverfahren, wie Abführen (*Virecana*), Schwitzkuren (*Svedana*), Selbstmassagen (*Abhyanga*) oder Einläufe (*Basti*).

Ein Einleitungstag

Bevor wir ausleiten, müssen wir erst einmal den Abfall separieren und transportfähig machen und dann den Kanal öffnen, durch den alles abfließen soll. Dies geschieht im übertragenen Sinne auch während der ersten Kurtage unseres Ayurveda-Wohlfühlprogramms zu Hause. Mit viel warmen Getränken, scharfen Gewürzen und anregenden Kräutern wird die Entgiftung und Ausleitung angeregt. Hier wirkt Ingwer wahre Wunder! Denn mit Ingwer werden das Verdauungsfeuer entfacht und die Körperkanäle freigeputzt. Somit ist Ingwerwasser unser »Reinigungselixier« während der Entgiftungsphase. Verstärkt wird diese Wirkung noch durch *Triphala*. *Triphala* ist eine ayurvedische Nahrungsergänzung, die sich aus den drei Früchten *Amalaki*, *Haritaki* und *Bibitaki* zusammensetzt. Das bekannte Hausmittel ist ein *Rasayana*, d.h. es wirkt verjüngend und *Ojas*-aufbauend, hat aber auch reinigende Wirkung. Es ist eine hervorragende Nahrungsergänzung, um die *Srotas* in ihrer Funktion zu unterstützen, und hilft auch bei Blähungen und Verstopfung.

Tagesablauf Stehen Sie früh auf und trinken Sie 1 Glas warmes Wasser. Anschließend können Sie Ihren Reinigungsprozess mit der Zungenreinigung, Ölspülungen des Mundes sowie aktivierenden Selbstmassagen der ayurvedischen Morgenroutine (siehe Seite 56) beginnen. Richten Sie sich auf einen entspannten Tag ein, in dem Sie sich Zeit für viele Ruhephasen und einen langen Spaziergang an der frischen Luft nehmen werden.

Sie können sich ausruhen, sobald Sie müde werden. Schenken Sie Ihrem Körper die Erholung, die er braucht. Mittags- oder Tagesschlaf sollten Sie allerdings unter allen Umständen vermeiden. Diese erhöhen das *Kapha-Dosha* und behindern den Ausleitungsprozess.

Viel trinken Ihre wichtigste Tätigkeit besteht heute aus Trinken. Der regelmäßige Genuss von Ingwerwasser, Kräutertee und heißem Wasser wirkt wie »duschen von innen« und hat einen sehr positiven Effekt auf das Zirkulationssystem (*Srotas*). Versuchen Sie bereits am Vormittag mindestens 1 Liter zu trinken und verdoppeln Sie die Menge für den Nachmittag und Abend. Die ayurvedische Regel lautet dabei: Für die Ausleitung des Körpers sollte regelmäßig über den ganzen Tag im halbstündigen Rhythmus getrunken werden.

Sanfte Schonkost zur Entschlackung Eine leichte Kost unterstützt den anregenden Stoffwechselprozess am Einleitungstag. So wie ein Kaminfeuer durch die Zugabe von kleinen Holzscheiten entfacht wird, so stärken wir unser Verdauungsfeuer mit unseren speziell ausgewählten Mahlzeiten. Diese wirken besonders gut, wenn wir uns in der Menge begrenzen

Tagesplan für den Einleitungstag

Für den Einleitungstag benötigen Sie zum Trinken ca. 2 bis 3 Liter heißes, abgekochtes Wasser, ca. 1½ Liter Ingwerwasser, etwas Zitronensaft und Honig. Zum Essen gibt es Getreidebrei mit gedünsteten Früchten (siehe Seite 159), Blattspinat in Kürbissauce an Sesamreis (siehe Seite 193), Roten Masur-Dal mit Gemüse (siehe Seite 175) und eine ayurvedische Minestrone (siehe Seite 203).

Uhrzeit	Empfehlungen
Nach dem Aufstehen	Trinken Sie 1 Glas heißes Wasser und führen Sie danach die ayurvedische Morgenroutine durch: Mund, Zunge und Zähne reinigen, Körper und Kopf mit einem ayurvedischen Massageöl (*Thailam*) einölen, duschen und Haare waschen.
Zum Frühstück	Trinken Sie 1 Tasse Ingwerwasser mit etwas Zitronensaft und Honig. Nehmen Sie nur feste Nahrung zu sich, wenn Sie wirklich hungrig sind. Dann dürfen Sie 1 Tasse gekochten Getreidebrei mit gedünsteten Früchten zu sich nehmen.
Nach dem Frühstück	Trinken Sie 1 Glas warmes Wasser mit 1 Teelöffel *Triphala*.
Am Vormittag	Trinken Sie im halbstündigen Rhythmus 1 Liter Ingwerwasser.
Mittagessen	Trinken Sie vor dem Mittagessen 1 *Agni*-Trunk (siehe Seite 156). Zum Mittagessen gibt es mit Blattspinat in Kürbissauce an Sesamreis und Rotem Masur-Dal mit Gemüse ein warmes, leichtes und ausgleichendes Menü.
Am Nachmittag	Trinken Sie im halbstündigen Rhythmus 1 Liter warmes Wasser.
Abendessen	Zum Abendessen gibt es die ayurvedische Minestrone, um gelöste Stoffwechselschlacken und -säuren zu binden und auszuscheiden. Speziell die zum Schluss reingeraspelte Kartoffel ist mit ihrer basischen Stärke wie ein Schwamm, der die Säuren aufsaugt.
Am Abend	Trinken Sie 1 bis 2 Tassen *Vata*-ausgleichenden Kräutertee (wie Johanniskraut, Fenchel oder *Tulsi*, gerne auch mit etwas Honig.

können. Während der Schonkost-Diät sollte eine Hauptmahlzeit maximal zwei Drittel des Magens füllen, was so viel wie dem knappen Inhalt von unseren Handflächen entspricht.

Die Nahrung besteht aus suppenartig zubereiteten Eintöpfen mit anregenden Gewürzen. Besonders empfehlenswerte Gewürze zur Reinigung sind: Ingwer und Chili zum *Agni*-anregen und *Srota*-öffnen, Kreuzkümmel (Cumin) und Fenchel zur Unterstützung der Verdauung und gegen Blähung sowie Kurkuma gegen Übersäuerung und Hautreizungen.

Entspannung und Bewegung Neben dem richtigen Essen und Trinken unterstützt auch der harmonische Wechsel von Entspannung und Bewegung die tief wirkenden Prozesse während der Reinigungsphase.

Bewegen Sie sich am Morgen und am Nachmittag in Ihrem eigenen Rhythmus – optimal sind Spaziergänge oder Yogaübungen – immer so schnell, dass Sie kurz außer Atem kommen, und drosseln Sie anschließend wieder die Dynamik bis der Atem sich beruhigt. Mindestens einmal während Ihrer körperlichen Ertüchtigung sollten

Sie zum Schwitzen kommen. Das zeigt an, dass das *Agni* richtig gut brennt und sich die *Srotas* geöffnet haben. Ihre Ruhephasen sollten Sie nach dem Mittagessen und am frühen Abend einplanen. Entspannen Sie sich in gelöster Körperhaltung und achten Sie darauf, dass Sie nicht einschlafen. Lesen und Musikhören zählen ebenfalls zu den entspannungsfördernden Übungen und sind das ideale Abendprogramm. **Meditationsübung** Bereits während des ersten Reinigungstages haben Sie einen tiefen Befreiungsprozess eingeleitet: Sie bereiten Ihren Körper und Ihren Geist darauf vor, sich von krankheitsverursachenden *Dosha*-Ansammlungen und schmerzhaften Erinnerungen zu befreien. Alle

Aktivitäten – jedes Glas heißes Wasser, das Sie getrunken haben oder die Spaziergänge, die Sie unternommen haben – stärken Ihr inneres Feuer in seiner reinigenden und erneuernden Kraft.

1. Atem fließen lassen: Setzen Sie sich an einen schönen, warmen und lichtdurchfluteten Ort. Atmen Sie tief ein und aus und spüren Sie, wie der Atem durch Sie fließt.

■ Stellen Sie sich vor, wie Sie sich mit jedem Atemzug öffnen und neue Lebensenergie in Ihren Körper leiten.

An jedem Tag sollte man sich Zeit nehmen, um in den inneren Dialog mit sich selbst zu treten.

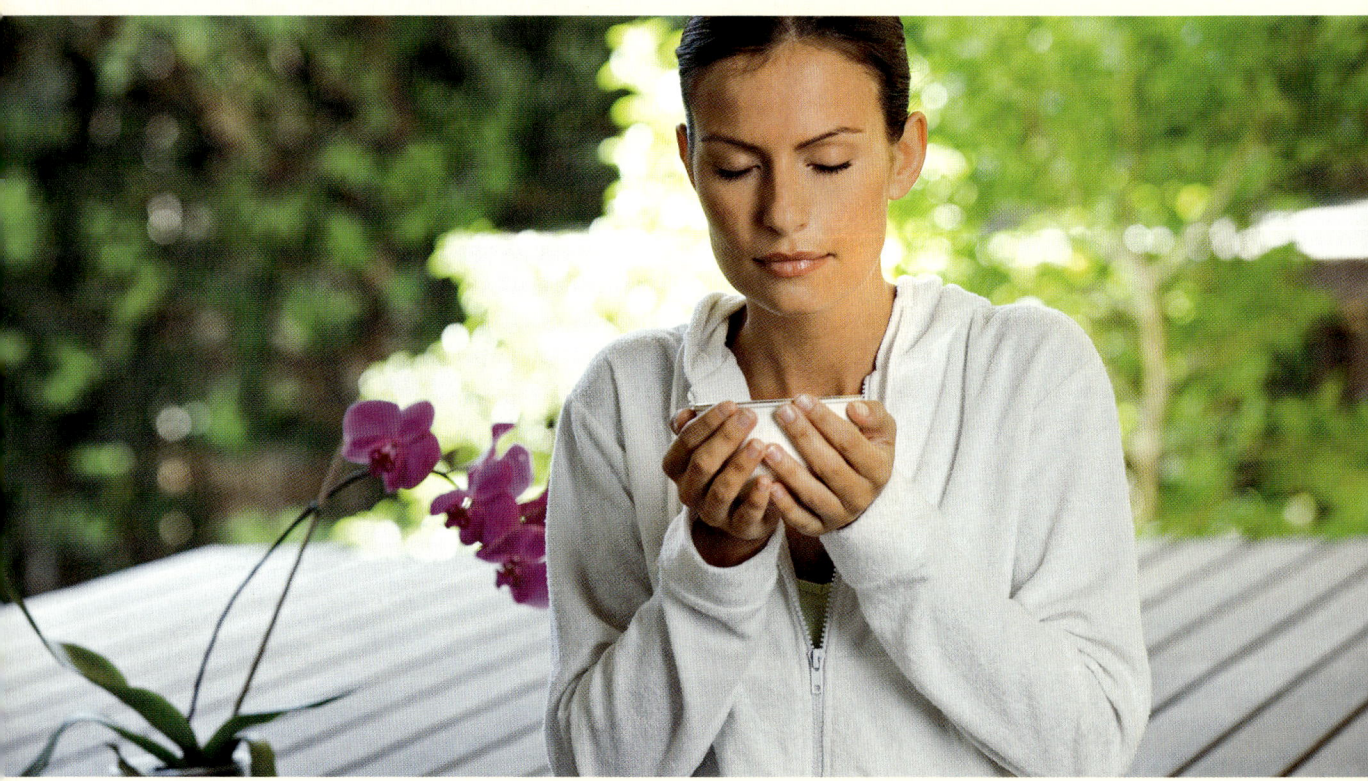

- Stellen Sie sich vor, wie mit jedem Atemzug Licht und Leichtigkeit durch Ihre Adern, durch Ihre Zellen fließen. Beim Einatmen fließt neue, frische Lebensenergie in Ihren Körper ein, und beim Ausatmen fließt alles Alte, Verbrauchte und Schmerzhafte aus Ihnen heraus.
- Praktizieren Sie diese Übung mindestens 3 bis 4 Minuten und konzentrieren Sie sich dabei voll auf das Aufnehmen während der Einatmung und das Loslassen während der Ausatmung.

2. Gedanken fließen lassen: Legen Sie sich entspannt auf den Boden und lassen Sie Ihren Gedanken freien Lauf. Überlegen Sie, was Sie alles belastet und was Sie auf körperlicher und auf psychischer Ebene loslassen wollen.
- Stellen Sie sich vor, wie Ihre Schlacken und Sorgen von Ihrem inneren Feuer verbrannt werden, und Rauch und Asche des Verbrennungsprozesses über Ihre Verdauungsorgane und Ausscheidungen (Urin, Stuhl, Schweiß, Zungenbelag) abtransportiert werden und Ihren Körper verlassen.

3. Nachspüren: Spüren Sie der Übung nochmals nach. Dann recken und strecken Sie Ihren Körper.
- Spannen Sie beim Einatmen Hände und Glieder an, halten Sie den Atem und die Spannung im Körper an und lassen Sie anschließend beim Ausatmen alle Spannung los.
- Wiederholen Sie diese Übung einige Male und setzen Sie sich anschließend wieder auf.

4. In Worte fassen: Nehmen Sie sich Ihr Tagebuch zur Hand und schreiben Sie Ihre Ziele für die folgende Ayurveda-Reinigungswoche auf. Beenden Sie dazu spontan die folgenden Sätze:

- Ich werde frei sein von …
- Ich öffne mich für …
- Ich verabschiede mich von …
- Ich sehe mich vor meinem inneren Auge, wie ich aussehe und Folgendes tue …
- Mit diesem Reinigungsprozess werde ich …
- Mein Körper freut sich auf …
- Meine Seele freut sich auf …
- Nichts und niemand kann mich in meinem Prozess aufhalten, da …

Wenn Ihnen bei diesen Fragen ein bestimmtes Thema besonders aufgefallen ist oder am Herzen liegt, so schreiben Sie darüber ausführlich in Ihr Tagebuch. Je intensiver Sie sich damit beschäftigen, was Sie körperlich und mental belastet, umso ganzheitlicher können Sie Altes loslassen und Neues aufbauen.

Drei Tage fasten und reinigen

Im Ayurveda besteht eine Fastenphase normalerweise aus drei Entgiftungstagen, welche für den gesamten Organismus recht anstrengend sein können. Um die im Gewebe liegenden Ablagerungen herauszulösen und zu verbrennen, muss unser *Agni* auf Hochtouren laufen. Damit sich alle Kräfte zentrieren, ist es sinnvoll, an diesen Tagen körperliche und geistige Anstrengung, Stress und Zerstreuungen zu meiden. Je nach Konstitution kann eine Fastenkur strikt ohne Essen oder in einer sanfteren Variante mit Essen gestaltet werden. Für eine »richtige« Fastenkur nehmen wir keine Nahrung ein, sondern trinken im halbstündigen Rhythmus etwas Warmes. Die Auswahl an reinigenden Getränken reicht von heißem Wasser mit oder ohne Honig über gekochte Reisbrühe bis zur speziellen Gemüsebrühe. Jeder Ayurveda-Arzt in Indien kennt hier andere Rezepte, die er in seiner Tradition überliefert bekommen hat.

Tagesplan für die Reinigungstage

Pro Tag benötigen Sie ca. 1 Liter heißes, abgekochtes Wasser, ca. 1 Liter Ingwertee, ca. 1 Liter Zitronate sowie Reis- oder Gemüsebrühe.

Uhrzeit	Empfehlungen
07:00	Trinken Sie gleich nach dem Aufstehen 2 Gläser warmes, abgekochtes Wasser und entleeren Sie Ihren Darm. Reinigen Sie Mund, Zunge und Zähne nach der ayurvedischen Morgenroutine.
07:30	Trinken Sie 1 Glas warmes Wasser mit ½ TL *Triphala* sowie anschließend 1 Tasse Ingwerwasser. Regen Sie Ihren Stoffwechsel mit einem leichten Yoga- oder Bewegungsprogramm an.
08:00	Trinken Sie 1 Glas Zitronate (oder Brühe).
08:30	Trinken Sie 1 Tasse Ingwerwasser.
09:00	Trinken Sie 1 Glas warmes Wasser.
von 09:30 bis 12:30	Trinken Sie halbstündig abwechselnd 1 Glas Zitronate (oder Brühe) und 1 Tasse Ingwerwasser.
13:00	Entspannen Sie sich, aber machen Sie keinen Mittagsschlaf.
von 13:30 bis 18:00	Trinken Sie halbstündig abwechselnd 1 Glas warmes Wasser und 1 Glas Zitronate (oder Brühe).
ab 18:30	Trinken Sie weiter warmes Wasser, wenn Sie durstig sind.
Am Abend	Praktizieren Sie Ihre Meditationsübungen, entspannen Sie sich und gehen Sie früh schlafen.

Für unsere bevorstehenden Fastentage stimmen wir typgerecht die passenden Getränke auf innere Bedürfnisse und äußere Bedingungen der Konstitution ab:

● Zum *Vata*-Ausgleich sollte immer darauf geachtet werden, nur warme Getränke und Brühen einzunehmen und bei Schwächegefühlen auch eine kleine »Nährzulage« (wie beispielsweise 1 bis 2 Esslöffel gekochten Reis) den Brühen zuzufügen.

● Die optimale *Pitta*-Reinigung bewirken Brühen aus ausgekochtem Wurzelgemüse mit etwas Kurkuma.

● Zum *Kapha*-Abbau wird die Fastenkur mit anregenden Getränken wie Ingwerwasser oder Zitronate intensiviert. Wie immer kann das Ingwerwasser heiß oder warm getrunken werden.

Die Fasten-Trink-Kur der Reinigungstage ist auf drei Tage angelegt. Anschließend beginnt die Aufbauphase. Neben dem intensiven Trinkprogramm können Sie den körperlichen Effekt noch durch Reinigungsrituale der ayurvedischen Morgenroutine, Ölmassagen und *Udvarthana* am Ende dieser Kurphase unterstützen. Empfehlenswert ist es, während der Fastentage die Haare nicht zu waschen und den Kopf warm zu halten mit einer leichten Mütze. Halten Sie sich eher im Haus auf und meiden Sie auf alle Fälle Aus- oder Spaziergänge bei kaltem, windigem oder nassem Wetter.

● Während der Fastentage werden die *Srotas* ständig mit heißem Wasser und Ingwerwasser (siehe Seite 119) ausgespült. Allein dadurch findet ein intensiver Reinigungsprozess statt.

Die mehr »festen« Abfallprodukte werden durch *Agni* verbrannt. Dazu ist es notwendig, dass wir unserem Verdauungsfeuer anderes Brennmaterial verwehren, so dass es sich im hungrigen Zustand um die unverwerteten Altlasten (*Ama*) kümmert. Aus diesem Grund ist das Hungergefühl ein wichtiges Zeichen einer erfolgreichen Reinigungskur. Unser *Agni* brennt noch stark und hält den Ausscheidungsprozess in Gang. Nur wenn wir es schaffen, ein wenig Hunger auszuhalten, können wir uns zu den tiefen Schichten unserer gesunden *Prakriti* vorarbeiten. Statt an Kochrezepte zu denken, sollten wir unseren Geist auf all das richten, was wir loslassen und ausscheiden wollen. Der Hunger ist ein willkommener Gast, der uns unserem Ziel näher bringt. Um übermäßige Reizerscheinungen, wie Sodbrennen, Kopfschmerzen oder Kreislaufschwäche, zu vermeiden, ergänzen wir unseren Trinkplan mit Gemüse- oder Reisbrühe. Dies bindet die Säure, schenkt neue Kraft und besänftigt die *Doshas*.

■ Eine ausreichende Flüssigkeitszufuhr ist während des gesamten Fastenprogramms von großer Wichtigkeit. Besonders während der drei Fasten-Intensivtage sollte mindestens die Hälfte der täglichen Trinkmenge aus warmem Wasser oder Ingwerwasser bestehen. Die andere Hälfte kann aus Zitronate (siehe rechts), Reiswasser oder Gemüsebrühe gewählt werden, die immer im halbstündigen Wechsel getrunken wird. Ob Sie sich während Ihrer drei Fastentage für eines der Getränke entscheiden oder an jedem Tag ein neues ausprobieren, entscheiden Sie selbst.

■ Sollte es Ihnen während der Fastentage nicht so gut gehen, so können Sie diese auch bereits nach dem ersten oder zweiten Fastentag abbrechen und dann gleich in die (verlängerte) Aufbauphase übergehen.

Rezepte für die Entschlackungstage

Der Körper braucht, über den Tag verteilt, viel gesunde Flüssigkeit. Die Rezepte im Einzelnen:

Heißes Wasser Leitungswasser in einem Topf zum Kochen bringen und ca. 10 Minuten köcheln lassen. Etwas abkühlen lassen und in eine Thermoskanne füllen.

Ingwerwasser 2 bis 3 Scheiben frischen Ingwer schälen. Mit kaltem Leitungswasser in einem Topf zum Kochen bringen und ca. 10 Minuten köcheln lassen. Etwas abkühlen lassen und in eine Thermoskanne füllen.

■ Wer abnehmen möchte, der sollte am Morgen 1 bis 2 Tassen kräftig gekochtes Ingwerwasser mit etwas Honig trinken. Vorsicht: Honig in das trinkfähig abgekühlte Wasser einrühren.

Zitronate 1 Liter Leitungswasser in einem Topf zum Kochen bringen und bei schwacher Hitze ca. 10 Minuten köcheln lassen. Auf Trinkwärme abkühlen lassen. 100 Milliliter frisch gepressten Zitronensaft und so viel Honig hinzufügen, bis es angenehm süß schmeckt. Zitronate in eine Thermoskanne füllen und über den Tag verteilt trinken. Zitronate hat eine anregende und stoffwechselstärkende Wirkung auf *Agni* und die *Dhatus* und sorgt so für eine tiefe Reinigung.

■ Honig typgerecht auswählen: Zum *Vata*- und *Pitta*-Ausgleich sollte ein milder Akazien- oder Blütenhonig verwendet werden. Zum *Kapha*-Ausgleich eignet sich dagegen ein Kastanien- oder Waldhonig besser.

Reisbrühe Manda 100 Gramm Basmatireis und 1400 Milliliter Wasser in einem Topf aufkochen und bei schwacher Hitze 45 Minuten sanft köcheln lassen. Reiswasser durch ein Sieb abgießen, in eine Thermoskanne füllen und im warmen Zustand über den Tag verteilt trinken.

■ Das Fasten mit Reiswasser dient dem *Vata*-Ausgleich. Die Reisbrühe kann je nach angestrebter Intensität des Reinigungsprozesses variiert werden. Mit einer gehaltvollen Reissuppe (die auch gekochte Reiskörner enthält) können wir den Körper stabilisieren und mögliche Entschlackungsreaktionen drosseln. Mit Reissuppe oder -brühe besänftigen wir zudem die durch den Reinigungsprozess gereizten Schleimhäute.

■ Reisbrühe typgerecht auswählen: Zum *Vata*- und *Pitta*-Ausgleich dürfen 2 Esslöffel gekochter Reis der Brühe zugefügt werden. Zum *Kapha*-Ausgleich je 1 Prise Ingwerpulver und Kreuzkümmel zufügen.

Gemüsebrühe 1 Zwiebel, 1 Möhre, ½ Fenchel, ½ Petersilienwurzel mit Petersiliengrün, 1 Stück Knollensellerie und 1 Scheibe Ingwer putzen bzw. schälen und mit 1½ Liter Wasser, ¼ TL Kurkuma und 1 Messerspitze Steinsalz in einem großen Topf aufkochen und bei schwacher Hitze 30 Minuten sanft köcheln lassen. Gemüsebrühe abgießen, in eine Thermoskanne füllen und über den Tag verteilt schön warm trinken.

■ Gemüsebrühe sättigt auf leichte Art, lindert Sod- und Magenbrennen, versorgt den Körper mit harmonisierenden Vitalstoffen und unterstützt den Entsäuerungsprozess.

Massagen zur Entschlackung

Den Stoffwechsel mit anregenden Ganzkörpermassagen in seiner Entgiftungsarbeit zu unterstützen, ist eine sinnvolle Ergänzung während der Reinigungstage. Die äußeren Ölungen balancieren die *Doshas* und sind speziell für Menschen mit hohen *Vata*-Anteilen sehr empfehlenswert. Zum *Kapha*-Abbau hingegen eignen sich die Trockenmassagen *Garshan* oder *Udvarthana* besser. Besonders intensiv zur Gewichtsreduktion und Gewebsstraffung ist eine Trockenmassage, ein sogenanntes Peeling, (*Udvarthana*) mit Gerstenmehl und *Triphala*:

■ Ölen Sie zuerst den Körper mit *Sahacaradi Thailam* ein und reiben Sie anschließend den Körper und speziell die Problemzonen mit der Kräuter-Mehl-Mischung unter der Dusche ab. Eine Massageanleitung finden Sie auf Seite 69.

Fastentage typgerecht gestalten

Ergänzend zum heißen Wasser kann mit der typgerechten Auswahl anderer warmer Getränke der Reinigungsprozess intensiviert, bzw. ausbalanciert werden.

Fastentag	Vata	Pitta	Kapha	Ergänzende Körpertherapien
Tag 1	Reisbrühe	Gemüsebrühe	Zitronate	Morgenroutine, Selbstmassage
Tag 2	Zitronate	Reisbrühe	Zitronate oder Gemüsebrühe	Morgenroutine, Selbstmassage
Tag 3	Reisbrühe oder Gemüsebrühe	Gemüsebrühe oder Reisbrühe	Gemüsebrühe	Morgenroutine, Selbstmassage

Praktizieren Sie während der drei Fastentage jeden Morgen eine umfassende Morgenroutine mit Zungeschaben, Ölziehen und Selbstmassage (siehe Anleitungen Kapitel 3). Ebenso sollten Sie sich Zeiten für Bewegung und Meditation einplanen, gerne auch 2-mal am Tag. Wenn es das Wetter erlaubt, sind auch ruhige Spaziergänge in der Natur sehr gut, um sich hier mit neuer Lebensenergie aufzuladen. Denn für das psycho-mentale Gleichgewicht und den Aufbau von *Ojas* zählen Naturmeditationen und sanfte Bewegungsprogramme an der frischen Luft zu den effektivsten Methoden.

Übungen zur mentalen Reinigung

Während Ihrer Fastentage öffnen Sie den Zugang zu den tieferen Schichten Ihrer Persönlichkeit und können in Dialog mit Ihrem wahren Selbst treten. Das durch das Fasten gesteigerte Luft- und Ätherelement erweitert Ihren Raum der Selbstwahrnehmung und offenbart neue Facetten Ihrer Konstitution. Nutzen Sie die Reinigungstage auch, um in einen heilenden Dialog mit Ihrer *Prakriti* und *Vikriti* zu treten. Nur wenn Sie erkennen, welche Gedanken, Gefühle und Erinnerung Sie immer wieder in Ihrem gesunden Selbstausdruck stören, können Sie eine wirkliche Veränderung in Ihrem Körper und in Ihrem Geist bewirken.

■ Lassen Sie Ihren Gedanken und Bildern während des Tages freien Lauf. Beobachten Sie Ihre emotionalen Schwankungen während des Reinigungsprozesses und geben Sie diesen Ausdruck: mit Malen, Schreiben oder im Gespräch.

■ Schreiben Sie sich Ihre ganze Geschichte von der Seele. Stellen Sie sich folgende Fragen und schreiben Sie die Antworten spontan auf: Unter welchen Zuständen (körperlich, psychisch, sozial) leide ich heute?

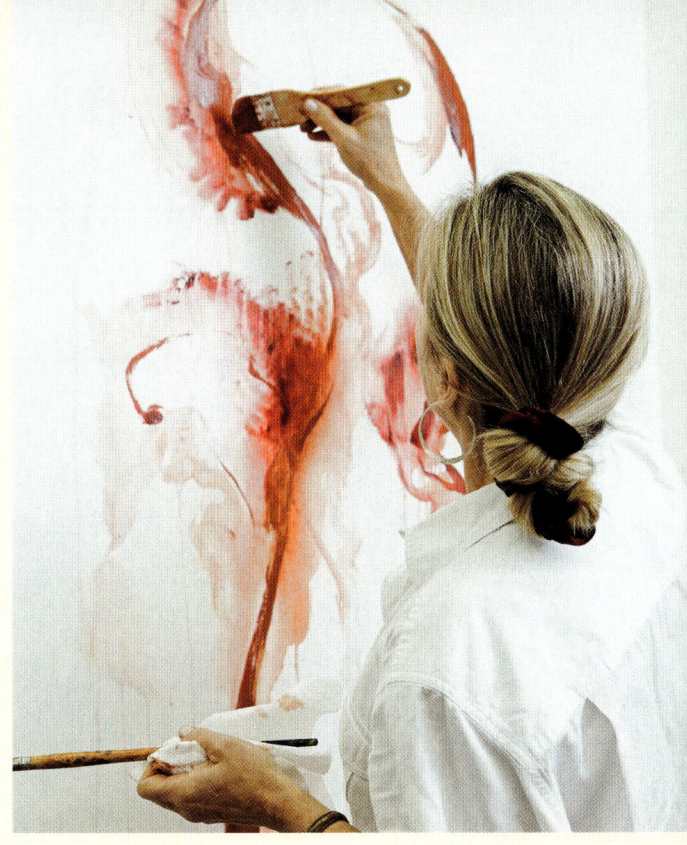

Das Visualisieren von Gefühlen wirkt klärend und erleichternd für den emotionalen Körper.

■ Welchen *Dosha*-Anteilen meiner Persönlichkeit würde ich das zuordnen?

■ Seit wann kenne ich das Problem?

■ Ist es ein (ungeliebter) Teil meiner Grundkonstitution (*Prakriti*), den ich bereits seit jüngster Kindheit in mir trage?

■ Oder habe ich dieses Muster erst später erworben?

■ Was hat dazu geführt, dass ich dieses heutige Persönlichkeitsprofil (*Vikriti*) entwickelt habe?

■ Was hat mich veranlasst, mein wahres Selbst zu verstecken?

■ An welches konkretes Erlebnis in meiner Vergangenheit kann ich mich erinnern, das mich so verletzt hat, dass ich eine negative Einstellung zu meinem Körper aufgebaut, bzw. den Kontakt zu ihm verloren habe?

Bei vielen meiner Klienten lösen diese Fragen eine große Flut von ganz unterschiedlichen Eindrücken, Bildern und Erinnerungen aus. Das ist gut so und sollte ungefiltert angenommen und liebevoll betrachtet werden. So wie der Körper sich während des Reinigungsprozesses über die Ausscheidungsorgane von seinen Altlasten befreit, so entledigen wir uns auch über diese Selbstreflektionsübungen verdrängter Emotionen und schmerzhafter Erinnerungen unseres Geistes. Alles ist dabei erlaubt und nichts wird bewertet!

Für die subtile Selbstheilung ist die Kontaktaufnahme mit den ungelebten Persönlichkeitsanteilen durch Tagebuch- oder Briefschreiben eine sehr wirkungsvolle Transformationsmethode. Oftmals ist es ganz und gar erstaunlich, welche tiefen Wahrheiten und konstruktiven Lösungsansätze im Rahmen dieses Selbst-Dialogs zutage kommen.

»Die Lösung liegt in Dir« ist einer der wichtigsten Lehrsätze der ganzheitlichen Psychologie, und tatsächlich weiß die Intelligenz unserer Seele am besten, wie sie uns wieder zu Gesundheit, Glück und Lebenskraft zurückführt, wenn wir sie nur einmal zu Wort kommen lassen. Gönnen wir uns also einen Moment der Stille, um auf unsere innere Stimme zu horchen.

Drei Aufbautage

Die Aufbautage gehören ebenso zur Fastenkur wie die Reinigungstage zuvor und entscheiden maßgeblich über den langfristigen Erfolg des Kurprogramms. Denn nun werden dem Organismus alle Substanzen zugeführt, die er für seinen Erneuerungs- und Heilungsprozess benötigt. Dabei müssen wir äußerst sorgsam vorgehen, um das *Agni* nicht zu überfordern, sondern den Gewebsstoffwechsel nachhaltig zu verbessern.

Um dies zu erreichen, wird der kurative Tagesplan um kleine Mahlzeiten, Gewürze, Kräuter und spezielle Ausleitungsverfahren ergänzt. Die schwierigste Herausforderung der Aufbautage besteht darin, nicht zu viel zu essen. Denn sobald wir den Magen überladen, überfordern wir das Verdauungssystem und die Neubildung der *Dhatus* bricht zusammen, da das *Agni* streikt. Am ersten Aufbautag ist maximal ein Viertel der gewohnten Nahrungsmenge erlaubt (ca. eine halbe Handvoll pro Mahlzeit). Am zweiten Aufbautag können wir schon die doppelte Menge vertragen (ca. die Hälfte der gewohnten Nahrungsmenge), und am dritten Aufbautag sind drei Viertel der gewohnten Nahrungsmenge gut verträglich. Als optimale Heilkost werden Eintöpfe aus Reis, Mungbohnen und Gemüse (Khichari) genannt.

Am ersten Aufbautag schließen wir den Entgiftungsprozess ab und nehmen erst einmal wieder feste Kost zu uns.

■ Wir beginnen den Tag mit einer gründlichen Morgenroutine. Betrachten Sie dabei Ihre Zunge ausführlich im Spiegel und analysieren Sie den Belag. Hat sich etwas in der Menge, Farbe und Konsistenz geändert?

■ Ölen Sie anschließend Ihren Körper liebevoll ein und duschen Sie sich danach gründlich ab. Endlich dürfen Sie auch wieder die Haare waschen!

■ Wer bei guter Verfassung ist, sollte die Ausleitung durch eine Darmreinigung intensivieren: Starten Sie am Vormittag mit einem kleinen *Virecana* (Abführen), indem Sie 1 bis 2 Esslöffel Rizinusöl einnehmen und anschließend viel warmes Wasser trinken. Spätestens nach zwei Stunden beginnt die gewünschte Darmentleerung, welche nach den Fastentagen vor allem die Altlasten des Darms ausspült. Beendet wird

Tagesplan für den ersten Aufbautag

Für diesen vierten Kurtag benötigen Sie ca. 2 bis 3 Liter heißes, abgekochtes Wasser, ca. ½ bis 1 Liter Ingwerwasser, 2 Esslöffel Rizinusöl, 1 Tasse gekochten Reis, 2 bis 3 Esslöffel Naturjoghurt, Mung-Dal (halbierte, geschälte Mungbohnen), etwas Gemüse und eventuell etwas Reis für die Abendsuppe.

Uhrzeit	Empfehlungen
Nach dem Aufstehen	Trinken Sie gleich nach dem Aufstehen 2 Gläser warmes, abgekochtes Wasser und führen Sie danach die Morgenroutine durch: Mund, Zunge und Zähne reinigen, Körper und Kopf mit einem ayurvedischen Massageöl (*Thailam*) einölen, duschen und Haare waschen.
Am Morgen	Trinken Sie heißes Wasser und Ingwerwasser im Wechsel. Nehmen Sie gegen 9:30 Uhr 1 bis 2 Esslöffel Rizinusöl zum Abführen ein – zur Geschmacksverbesserung kann etwas Apfelsaft untergemischt werden. Trinken Sie anschließend weiter, und warten Sie auf den Impuls zur Darmentleerung. Trinken Sie auch zwischen den Darmentleerungen viel, um den Darm »zu spülen«.
Am Mittag	Brechen Sie Ihre Fastenkur mit 1 Tasse Reis und etwas Naturjoghurt. Kochen Sie dazu ⅓ Tasse Reis in 1 Tasse Wasser und etwas Salz weich. Würzen Sie den Reis mit wenig gemahlenen Fenchel- und Kreuzkümmelsamen (Cumin) und essen Sie den Reis ganz langsam und bewusst Löffel für Löffel mit etwas Joghurt.
Am Nachmittag	Regen Sie Ihren Stoffwechsel bei einem kleinen Spaziergang an der frischen Luft oder bei einem Bewegungsprogramm am geöffneten Fenster an. Trinken Sie weiterhin warmes Wasser und genießen Sie 1 Tasse Kräutertee (z.B. Fenchel- oder *Tulsi*tee) mit Honig.
Am frühen Abend (17:00–17:30)	Bereiten Sie sich Ihren abendlichen Khichari (siehe Seite 204) zu und genießen Sie diesen ganz langsam und bewusst Löffel für Löffel. Gerne können Sie Ihre ergänzenden Ayurveda-Kräuter dazu einnehmen.
Am Abend	Praktizieren Sie Ihre Meditationsübungen, entspannen Sie sich und gehen Sie früh schlafen.

die Darmreinigung nach fünf bis acht Entleerungen, indem die erste kleine Mahlzeit verzehrt wird. Dazu eignet sich die Einnahme von etwas Naturjoghurt und Reis besonders gut.

■ Die beiden Mahlzeiten des ersten Aufbautages finden am späten Mittag und am Abend statt. Die Mahlzeiten bestehen aus Reis, Mung-Dal und Gemüse in Form von Khichari, und sollten noch recht klein sein. Es reicht, den Magen ca. zu einem Drittel zu füllen.

■ Ruhen Sie sich nach dem Essen aus, ohne zu schlafen. Falls es das Wetter erlaubt, können Sie am Nachmittag einen ca. 20-minütigen Spaziergang an der frischen Luft machen oder ein leichtes Yogaprogramm absolvieren, unabhängig vom Wetter.

■ Das Trinken ist auch an den Aufbautagen sehr wichtig und sollte nicht vernachlässigt werden. Weiterhin nehmen wir gekochtes Wasser oder Ingwerwasser im halbstündigen Rhythmus zwischen den Mahlzeiten zu uns.

■ Ergänzend zu den Mahlzeiten startet in der Aufbauphase auch die Einnahme von unterstützenden Nahrungsergänzungen, welche auf

Seite 133 beschrieben sind (Bezugsadressen stehen im Impressum). Für diejenigen, die das Ayurveda-Wohlfühlprogramm mehr zur allgemeinen Reinigung und Regeneration durchführen, ist *Ashwaganda* nun ein sehr gutes Aufbau- und Stärkungsmittel. Wer abnehmen möchte, der sollte nun mit der Einnahme von *Triphala guggulu* beginnen und diese Gewohnheit bis zur Beendigung des Ayurveda-Wohlfühlprogramms 3-mal täglich beibehalten.

Tagesplan für den zweiten und dritten Aufbautag

An diesem sechsten und siebten Kurtag gibt es zum Frühstück einen Getreidebrei mit gedünsteten Früchten (siehe Seite 159), zum Mittagessen einen Khichari (siehe Seite 204) und zum Abendessen ein Gemüsecremesüppchen (siehe Seite 200). Die Nahrungsmenge dürfen Sie jeden Tag um ein Drittel steigern.

Uhrzeit	Empfehlungen
Nach dem Aufstehen	Trinken Sie gleich nach dem Aufstehen 2 Gläser warmes, abgekochtes Wasser und führen Sie danach die Morgenroutine durch: Mund, Zunge und Zähne reinigen, Körper und Kopf mit einem ayurvedischen Massageöl (*Thailam*) einölen und anschließend duschen und Haare waschen.
Am Morgen	Trinken Sie heißes Wasser und Ingwerwasser im Wechsel – jeweils mit einer Pause von einer halben Stunde vor und einer halben Stunde nach dem Frühstück (Frühstücksbrei mit gedünsteten Früchten). Regen Sie Ihren Stoffwechsel bei einem kleinen Spaziergang an der frischen Luft oder bei einem Bewegungsprogramm am geöffneten Fenster an. Wenn Sie – trotz Frühstück – am Vormittag Hunger bekommen, können Sie 150 Milliliter roten Traubensaft mit 100 Milliliter warmem Wasser verdünnen und in kleinen Schlucken genießen.
Am Mittag	Nehmen Sie vor dem Mittagessen 30 Milliliter *Agni*-Trunk (siehe Seite 156) ein. Essen Sie einen Khichari langsam und bewusst Löffel für Löffel. Ruhen Sie sich nach dem Mittagessen etwas aus – ohne zu schlafen! Und genießen Sie die Ruhe in sich und mit sich selbst.
Am Nachmittag	Aktivieren Sie nach der Mittagsruhe Ihren Stoffwechsel bei einem kleinen Spaziergang an der frischen Luft oder bei einem Bewegungsprogramm am geöffneten Fenster. Trinken Sie weiterhin warmes Wasser und genießen Sie einen *Masala-Chai* mit Roibusch und Reismilch (siehe Seite 156).
Am frühen Abend (17:00 -17:30)	Bereiten Sie sich Ihre abendliche Suppe zu (Gemüsecremesüppchen) und genießen Sie diese langsam und bewusst, Löffel für Löffel. Wenn Sie noch großen Appetit haben, so dürfen Sie zusätzlich noch 1 bis 2 Reiswaffeln mit Ghee essen.
Am Abend	Praktizieren Sie Ihre Meditationsübungen. Vor dem Schlafengehen können Sie sich einen kleinen Öleinlauf (*Basti*) machen. Das gleicht *Vata* aus und fördert den Schlaf.

Am zweiten Aufbautag läuten Sie bereits den Endspurt für Ihre Ayurveda-Kurwoche ein. Sie dürfen Ihren Aktivitätsradius erweitern und die Mahlzeiten steigern.

■ Neben der morgendlichen Reinigungsroutine stehen ergänzend ein Öleinlauf sowie ein ca. 30-minütiger Spaziergang oder Yoga- und Atemübungen als Begleittherapie auf dem Programm.

■ Trinken Sie weiterhin die angemessene Menge von heißem Wasser und Ingwerwasser im halbstündigen Rhythmus.

■ Versuchen Sie weiterhin alle stresserzeugenden Belastungen und Begegnungen zu vermeiden. Spüren Sie in sich hinein und schreiben Sie alle Gedanken und Gefühle in Ihr Tagebuch.

Nährender Öleinlauf Ein kleiner Nähreinlauf *(Anuvasana Basti)* vor dem Schlafengehen hilft, das *Vata* zu beruhigen, das Nervensystem zu stabilisieren und den Stress abzubauen.

■ Für einen Öleinlauf wird etwas Öl erwärmt und mit einer Einlaufspritze in den Anus eingeführt. Der Körper behält das Öl inne und scheidet den nicht resorbierten Rest erst am Morgen mit dem Stuhlgang aus. Geeignete Spritzen und Einlaufschläuche sind in jeder Apotheke erhältlich.

■ 20 Milliliter Sesamöl und 10 Milliliter Rizinusöl erwärmen.

■ Einen Einlaufschlauch an eine Einlaufspritze (Katheterspritze) setzen und das Ende des Einlaufschlauches mit etwas Ghee oder Öl (als Gleitmittel) bestreichen.

■ Das warme Öl in die Einlaufspritze füllen und den Schlauch in den Anus einführen. Vorsichtig das Öl in den Darm fließen lassen.

■ Den Beckenboden leicht anspannen, die Pobacken etwas zusammenkneifen und sich ins Bett legen. Das Öl bleibt über Nacht im Darm und wird zum größten Teil aufgenommen. Bitte legen Sie sich als Wäscheschutz ein Handtuch ins Bett, falls sich Ihr Schließmuskel in der Nacht leicht öffnet und etwas Öl nach außen tritt.

Der dritte Aufbautag ist Ihr letzter Kurtag. Nutzen Sie diesen, um die Erlebnisse der vergangenen Tage zu reflektieren und sich auf Ihren neuen Start im Alltag vorzubereiten. Mit Ihrer Fastenkur haben Sie sich von einigen alten Gewohnheiten verabschiedet, die Sie auch in Ihrem »neuen« Leben nicht mehr aufnehmen werden. So startet morgen ein neuer Lebensabschnitt für Sie, in dem Sie in Liebe und Leichtigkeit einen für Sie passenden, gesunden und selbst erfüllten Ernährungs- und Lebensstil kreieren. Nutzen Sie den heutigen Tag, um sich hingebungsvoll auf diesen großen Schritt in Ihrem Leben vorzubereiten!

Genießen Sie sich und Ihren Körper mit Freude und gönnen Sie sich noch einmal so viel Ruhe und Erholung wie Sie sich wünschen. Neben Ihrer morgendlichen Reinigungsroutine sind heute ein nährender Öleinlauf, ein 30- bis 40-minütiges Yogaprogramm, ein 30 bis 40 Minuten dauernder Spaziergang und ein umfassendes Massage- und Baderitual (siehe Kapitel 3) sehr empfehlenswerte Begleittherapien, welche Ihre Fastenkur zu einem harmonischen Abschluss bringen.

Essen Sie genussvoll Ihre drei typgerechten Mahlzeiten und trinken Sie genügend heißes Wasser im halbstündigen Rhythmus.

Meditationsübungen für die Aufbautage *Sattvavayaja,* die heilende Kraft des Geistes, arbeitet auch während der Aufbautage durch liebevoll praktizierte Meditationsübungen am besten. Dabei wird das innere Potenzial erweckt, und neue Ausdruckformen der gesunden Persönlichkeitsanteile können gefestigt werden.

Die Ayurveda-Psychologie lehrt, dass der Geist die Realität immer wieder neu erschafft. Das Leben erfüllt die – oftmals unbewussten – Bilder und Aufträge, die der Geist entsendet. Mithilfe der psychologischen Ayurveda-Therapien (*Sattvavayaja*) lernt der Geist, seine Bilder, Gefühle und Gedanken positiv auszurichten und auf kontrollierte Weise in Erfüllung zu bringen. Der körperliche Reinigungsprozess unserer Fastenkur hat uns nicht nur von körperlichen Schlacken (*Ama*) befreit, sondern auch geistige Schlacken in Form von *tama*sischen und *raja*sischen Emotionsfeldern gelöst. Diese konnten bereits mithilfe der vorangegangenen Übungen bewusst gemacht und teilweise auch schon bearbeitet werden. Parallel dazu sollen nun die folgenden Übungen das *Sattva-Guna* stärken. Denn nur mit einer stabilen, *sattv*isch verankerten Psyche wird es uns auf Dauer gelingen, den Stürmen des Lebens zu trotzen und eine gesunde, suchtfreie und im Selbst verankerte Lebensweise zu festigen.

In der Ruhe liegt die Kraft. Zum Meditieren sollte man sich eine stille Umgebung suchen. Durch bewusstes Atmen entspannen Geist und Körper.

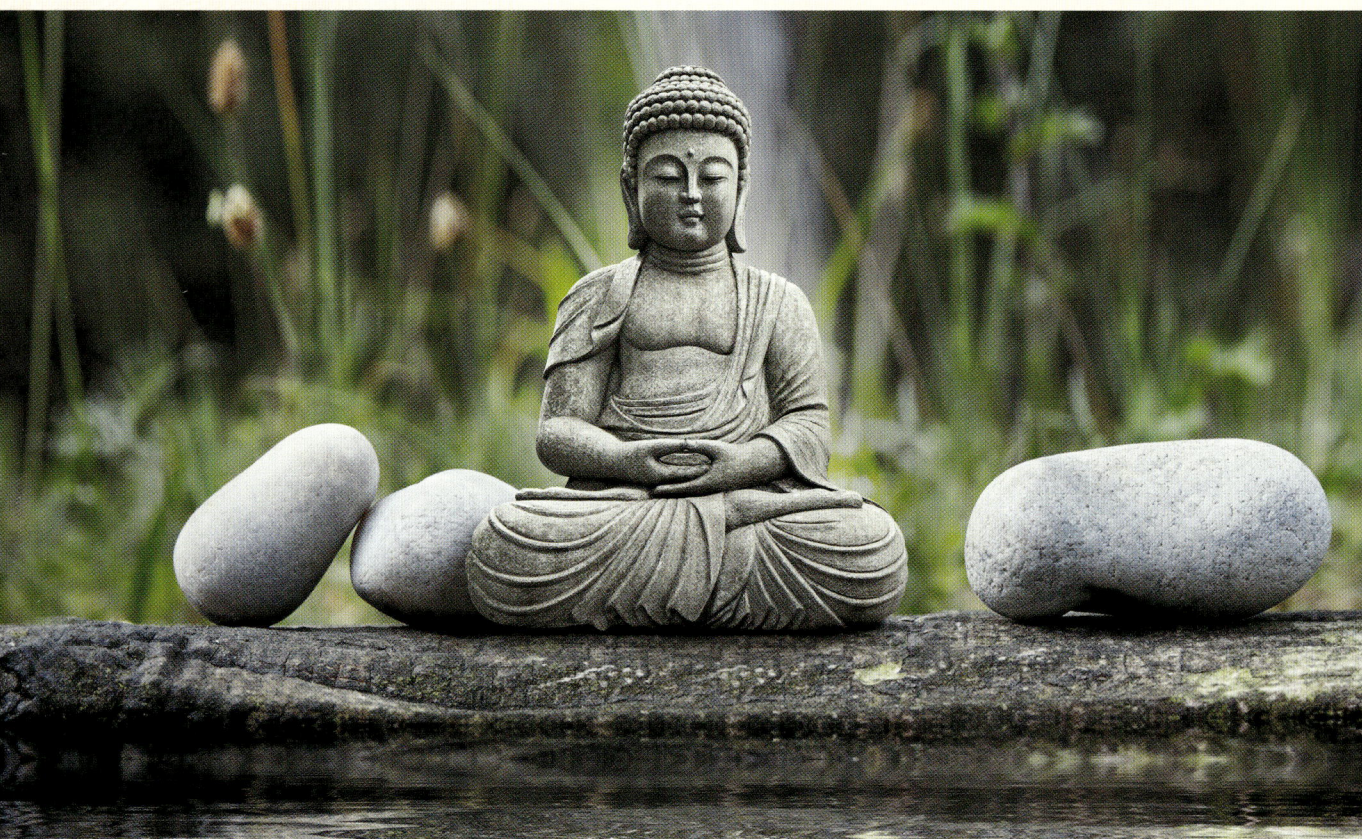

Meditation zur Stärkung des *sattv*ischen Persönlichkeitsprofils: Um *Sattva-Guna* zu stärken, sollten wir uns die positiven *Sattva*-Eigenschaften immer wieder vergegenwärtigen und in der eigenen Persönlichkeit verankern. Versuchen Sie, der folgenden Übung einen regelmäßigen Platz in Ihrem Leben zu geben. Mit nur 5 Minuten am Tag können Sie Ihre psychische Ausgeglichenheit, mentale Belastungsfähigkeit und empathische Herzenskraft stärken.

■ Setzen oder legen Sie sich an einen schönen, warmen und lichtdurchfluteten Ort. Atmen Sie tief ein und aus und spüren Sie, wie der Atem durch Sie fließt. Entspannen Sie sich mit jedem Atemzug tiefer und tiefer.

■ Richten Sie Ihre Konzentration auf die *sattv*ischen Eigenschaften, wie Liebe, Harmonie, Selbstvertrauen, Demut, Begeisterungsfähigkeit, Gelassenheit usw. Vergegenwärtigen Sie sich diese Eigenschaften und stellen Sie sich vor, wie Sie von diesen Tugenden durchdrungen werden. Sie sind erfüllt von Liebe und allen anderen *sattv*ischen Qualitäten, die Sie sich für ein erfülltes, glückliches und gesundes Leben wünschen. Atem Sie dabei tief ein und aus und fühlen Sie, wie sich die positive Kraft von *Sattva-Guna* in Ihnen verankert. Sehen Sie sich innerlich vor Ihrem geistigen Auge mit allen jenen *sattv*ischen Eigenschaften, die Sie gerne verstärken möchten. Sehen Sie sich so, wie Sie gerne wären.

■ Stellen Sie sich eine konkrete, konfliktreiche Situation Ihres Lebens vor, in der Sie gerne über mehr *sattv*ische Eigenschaften verfügen möchten. Lassen Sie als Erstes diese Situation – so wie sie diese erlebt haben, bzw. erleben – als Film vor Ihrem inneren Auge ablaufen. Nun werden Sie zum Regisseur Ihrer eigenen Lebensgeschichte! Lassen Sie die Situation nochmals vor Ihrem inneren Auge ablaufen, aber jetzt nach einem neuen Drehbuch: Stellen Sie sich vor, Sie erlösen den Konflikt/das Fehlverhalten auf *sattv*ische Weise. Sie handeln und kommunizieren mit Verständnis, Geduld, Selbstdisziplin oder was auch immer notwendig ist – und werden damit frei von dieser Belastung.

■ Atmen Sie tief ein und aus. Entspannen Sie Ihren Körper und öffnen Sie Ihren Geist. Sehen und spüren Sie sich selbst in der neuen, *sattv*ischen Kraft, die Ihre Persönlichkeit transformiert und Sie innerlich wachsen lässt. Genießen Sie mit jedem Atemzug die Ruhe, Liebe und Zuversicht, die durch Sie fließen. Vertrauen Sie auf die Kraft des Geistes, mit dem Sie alle Ziele und Herzenswünsche in Ihrem Leben verwirklichen können.

■ Beenden Sie Ihre Meditationsübung. Atmen Sie tief ein und aus, recken und strecken Sie Ihren Körper und öffnen Sie Ihre Augen. Nehmen Sie die positiven Bilder aus Ihrer Visualisierung mit in den Tag und denken Sie so oft wie möglich an Ihre *sattv*ischen Persönlichkeitsanteile, die Sie stärken wollen. Jeder Tag bietet dazu ein optimales Übungsfeld.

Schritt 4: Das Leben neu gestalten

Nun beginnt der Alltag wieder. Jetzt gilt es, jeden Tag mit einer neuen Lebensqualität zu gestalten: »Gesund, genussvoll und nachhaltig« ist das Motto für die künftige Ernährungs- und Lebensweise im Sinne des Ayurveda. Mit positivem Elan und Lebensfreude sollen Ihnen gesunde Gewohnheiten und genussvolle Rituale helfen, Ihre Ziele nachhaltig zu erreichen. Wichtig dabei ist es, sich auf die positive Erfüllung der persönlichen Bedürfnisse zu fokussieren und dabei die Erkenntnisse über die eigene Konstitution immer im Auge zu behalten. Wir folgen der inneren Selbsterkenntnis und handeln intelligent und lebensbejahend aus dem Bewusstsein »Ich tue mir nun etwas Gutes«.

Aufbaukur

Nach dem ayurvedischen Therapiekonzept folgt nach der Reinigung immer eine Aufbaukur. Diese beinhaltet eine typgerechte Ernährung, Nahrungsergänzungen und den dynamischen Ausgleich von Aktivität und Entspannung. Mit den wirkungsvollen Interventionen und Heilmitteln der Aufbauphase arbeitet nun der Gewebsstoffwechsel (*Dhatvagni*) auf Hochtouren, um den Körper auf funktionaler und struktureller Ebene zu erneuern und zu stabilisieren.

Dazu ist es notwendig, Rhythmen zu entwickeln, die dem eigenen Tagesablauf mit seinen vielen Herausforderungen angepasst sind. Denn nur Sie selbst kennen die Abläufe und Tücken Ihres Alltags und wissen, wann und wo die verbessernden Erneuerungen am besten eingefügt

werden können. Nur ein individuell auf Ihre Bedürfnisse angepasster Ernährungs- und Lebensstil kann Ihnen helfen, all die Ziele zu erreichen, die Sie für Ihr körperliches und psychisches Wohlbefinden anstreben. Entscheidend dabei ist die langfristige Integration von freudvollen und alltagstauglichen Gewohnheiten.

Den passenden Rhythmus finden

Entsprechend der individuellen Konstitution reagiert jeder Mensch auf unterschiedliche Weise, wenn es darum geht, einen neuen Bauplan für sein Leben zu entwerfen.

Der veränderungsfreudige Vata-Typ ist Feuer und Flamme für alles Neue und probiert so viel wie möglich aus. Seine Begeisterung und Experimentierlust sind beneidenswert! Doch leider fehlt es oft an Ausdauer, so dass bereits nach wenigen Tagen der Elan wieder verpufft und von den vielen guten Ideen und Vorsätzen nur wenig übrig bleibt. So ist es für eine *Vata*-geprägte Persönlichkeit ganz wichtig, sich am Anfang nicht zu viel zuzumuten, sondern planvoll und konzentriert vorzugehen, um langfristige Gewohnheiten und Veränderungen zu erzielen.

Der disziplinierte Pitta-Typ hat normalerweise kein Problem, neue Strategien zu entwickeln und diese auch praktisch umzusetzen. Hat er gute, neue Erkenntnisse gewonnen, die ihm helfen können, seine Ziele zu erreichen, so findet er auch den passenden Weg, diese in seinen Alltag zu integrieren. Jedoch neigt er dazu, manche Dinge ein wenig extrem oder dogmatisch zu betrachten. Und dies würde den *sattv*ischen Prinzipien der liebevollen Selbstbetrachtung, Toleranz und Anpassung widersprechen. In diesem Sinne: Auch »Ausnahmen machen können« ist Teil eines ganzheitlichen und gesunden Lebensstils!

Das Leben neu gestalten

Um einen nachhaltigen Effekt im ganzheitlichen Erneuerungsprozess zu erzielen, braucht es feste Gewohnheiten, die das Gute neu im Leben verankern:

- typgerechte Ernährung
- unterstützende Kräuter
- befreiende Bewegung
- regelmäßige Reinigung
- entspannende Ölmassagen
- lebendigen Austausch und positive Beziehungen

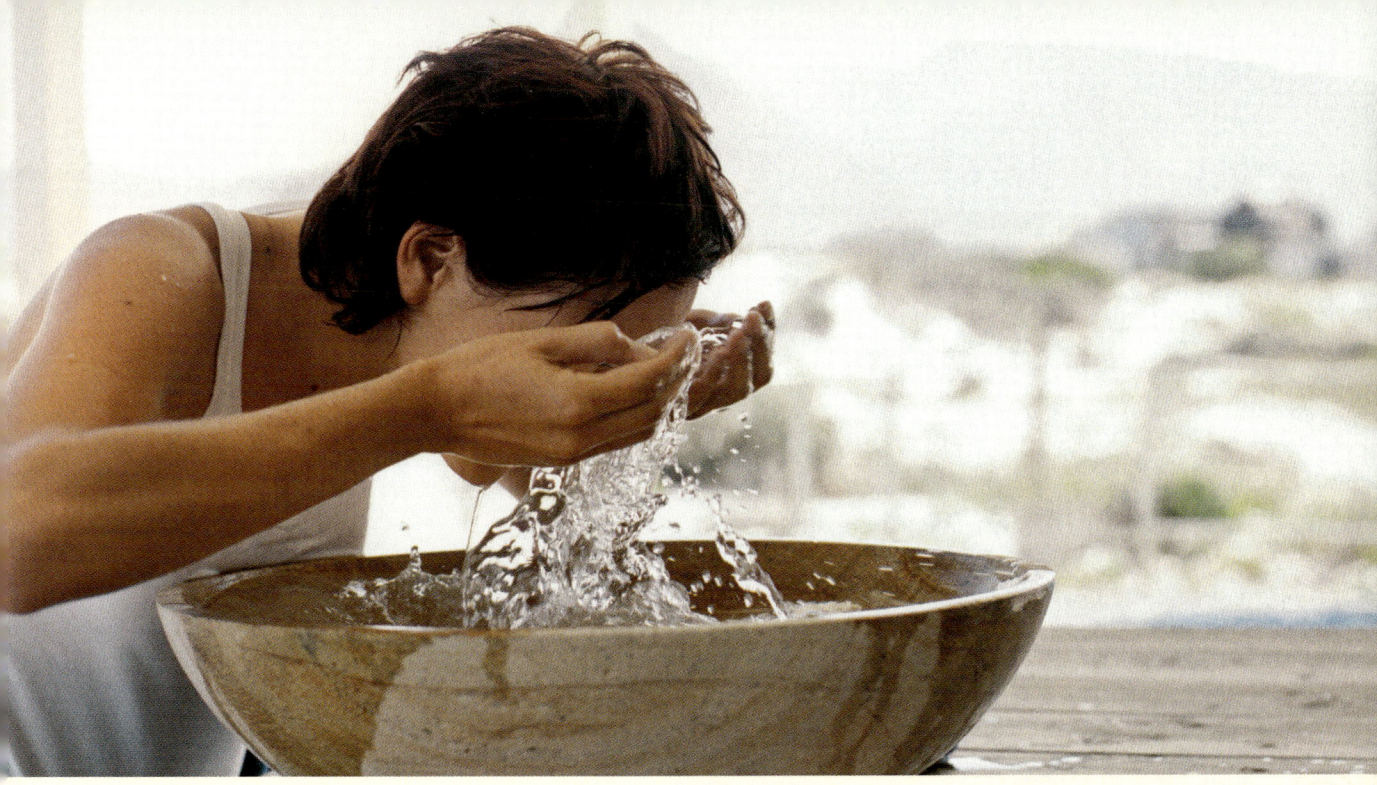

Dem genussfreudigen Kapha-Typ fällt es von Natur aus schwer, sich von alten, lieb gewonnenen Gewohnheiten zu verabschieden und Neues im Leben aufzunehmen. So braucht es beim ersten Schritt oft etwas längere Zeit, um das Gesetz der Schwerkraft zu überwinden. Ist dies jedoch geschafft, so zeichnet sich die *Kapha*-Persönlichkeit durch Ausdauer und Beständigkeit aus. Jedoch bleibt sie verführbar, besonders wenn sie sich in Gesellschaft oder unter Stress befindet. Aus diesem Grund sind selbst reflektierende Übungen zur inneren Bewusstwerdung, Abgrenzung und Willensstärkung unerlässlich, wenn es darum geht, leichter Ernährung und aktiver Bewegung einen festen Platz im Leben einzuräumen.

Den Alltag optimieren

Auch wenn wir in der Art und Weise, wie wir unseren Ayurveda-Weg gestalten, ganz unterschiedlich sind: Die Zielsetzung ist für uns alle gleich. Wir streben nach einem gesunden Leben

Mithilfe sanfter Reinigungsmaßnahmen werden alle Kapha-Beschwerden – wie Verschleimungen, Übergewicht oder Antriebslosigkeit – gelindert.

mit drei regelmäßigen, frisch zubereiteten Mahlzeiten und genügend Zeit, um ein tägliches Bewegungs- und Körperpflegeprogramm (mit Morgenroutine oder Selbstmassage) in den Tagesablauf zu integrieren.

Der entscheidende Faktor für diese erfolgreiche Alltagsmodifikation ist eine realistische Zielsetzung mit einem auf die Alltagsbedingungen abgestimmten Plan, welcher dann im eigenen – oftmals typbestimmten – Rhythmus umgesetzt wird. Denn was sollen all die guten Vorsätze nützen, wenn es keine Möglichkeit gibt, diese zu verwirklichen?

Normalerweise wird dieser Plan während einer individuellen Ayurveda-Ernährungsberatung erarbeitet: Im Rahmen einer ausführlichen Anamnese macht sich der Ayurveda-Berater ein genaues Bild von den Bedürfnissen, Ernährungsgewohnheiten und Lebensrhythmen seines Klienten. Er erforscht die Ursachen für eventuelle Probleme und Verhaltensfehler und versucht daraufhin einen passgenauen Empfehlungskatalog zu erstellen. Für viele Menschen stellt solch ein individuelles Ayurveda-Coaching eine ausgesprochen wertvolle Hilfestellung auf dem eigenen Weg zu mehr Gesundheit, Wohlbefinden und Leichtigkeit dar.

Wenn Sie jedoch keine beratende Hilfe in Anspruch nehmen möchten oder können, so sollten Sie sich einige Fragen stellen, mit deren Antwort Sie die die passenden Rahmenbedingungen für Ihre neue Lebensausrichtung definieren können.

Fragen zur täglichen Ernährung

■ Wann nehmen Sie gewöhnlich Ihre Mahlzeiten ein?

■ Wie viel Zeit nehmen Sie sich zum Essen?

■ In welcher inneren Haltung nehmen Sie Ihre Mahlzeiten ein: Hektisch oder ruhig? Unbewusst oder genussvoll? Allein oder in Gesellschaft?

■ Welchen Stellenwert hat Kochen in Ihrem Leben? Wie viel Zeit räumen Sie sich zum Kochen ein?

■ Gibt es spezielle Zeiten während des Tages, an denen Sie regelmäßig unter Heißhunger, Energielosigkeit oder anderen Faktoren, die Sie zu ungesunden Verhaltensweisen verführen, leiden?

■ Möchten Sie sich gerne mehr Zeit nehmen für Ihre gesunde Ernährung? Zu welcher Tagesphase, bzw. Mahlzeit wäre dies möglich?

Fragen zur Bewegung und Entspannung

■ Wie sieht Ihr Tagesrhythmus aus? Wann stehen Sie auf und wann gehen Sie schlafen?

■ Wie viel Zeit nehmen Sie sich am Morgen für Ihre tägliche Körperpflege? Reicht dies, um die

ayurvedische Morgenroutine mit Heißwasser trinken, Zunge schaben und Ölgurgeln zu integrieren? Oder müssen Sie dafür etwas früher aufstehen?

■ Zu welcher Phase am Tag können Sie sich ein ausgleichendes Bewegungsprogramm bzw. Entspannungsprogramm? Wie viel Zeit nehmen Sie sich dafür? Reicht das aus?

Machen Sie sich einen Plan

»Mit gutem Zeitmanagement geht alles«, sagte mein Ayurveda-Lehrer immer: »Du musst nur wissen, was Du wirklich willst.« Mit dieser Zuversicht sollten auch wir uns daranmachen, den passenden Tagesplan zu entwickeln, in dem alle das Gute für Körper, Geist und Seele Platz findet, ohne die täglichen Aufgaben in Familie, Beruf und Gesellschaft zu vernachlässigen. Und das ist eigentlich gar nicht schwer, denn durch die ayurvedischen Ernährungs- und Gesundheitsempfehlungen gewinnen wir so viel Vitalität und Lebenskraft, dass viele Anstrengungen mit Leichtigkeit bewältigt werden können, sich Müdigkeit und Lustlosigkeit verabschieden, und uns deshalb viel mehr Zeit für die schönen Dinge des Lebens zur Verfügung steht. Diese können wir wunderbar nutzen, um lecker und gesund zu kochen, spazieren zu gehen und den eigenen Körper bei entspannenden Ölbädern und anregenden Kräutermassagen zu genießen.

Der richtige Start in den Tag Am Morgen ist die wichtigste Zeit zur körperlichen Erleichterung durch Reinigung und mentalen Strukturierung durch Konzentration. Steigen Sie möglichst früh aus den Federn und beginnen Sie Ihr Tageswerk nicht, bevor Sie in aller Ruhe 2 bis 3 Gläser warmes Wasser getrunken, Ihren morgendlichen Toilettengang erledigt sowie eine angemessene Morgenroutine und Körperreinigung vorgenommen haben. Mindestens 2-mal pro Woche sollten Sie sich auch Zeit für eine Selbstmassage einplanen. Wenn Sie es bereits gewohnt sind, am Morgen ein Bewegungsprogramm (Yoga, Joggen o. Ä.) zu absolvieren, so können Sie dies natürlich beibehalten.

Ein warmes Frühstück Gönnen Sie sich ein leckeres und gut bekömmliches Ayurveda-Frühstück aus Getreide, gedünsteten Früchten und stoffwechselanregenden Gewürzen. Dazu passt ein Ingwerwasser. Unterstützen Sie Ihren Organismus im Um- und Aufbau auch mit den passenden Kräutern. Ayurveda empfiehlt für alle Konstitutionen die Einnahme des *Rasayanas*

Chyavanprash (*Amla*-Mus) in etwas warmer Milch als Energiespender für den Tag. Speziellere Nahrungsergänzungen wie beispielsweise *Triphala guggulu* (zur Gewichtsreduktion), *Ashwaganda* (für mehr Leistungsfähigkeit) oder *Brahmi* (für bessere Konzentration) sollten individuell abgestimmt werden.

Trinken am Vormittag nicht vergessen Eine ausreichende Wasserversorgung ist das Beste, was wir für unsere Leistungsfähigkeit am Vormittag tun können. Bevorzugen Sie neben warmem

Der optimale Start in den Tag beginnt mit einem gekochten Getreidebrei mit gedünsteten Früchten.

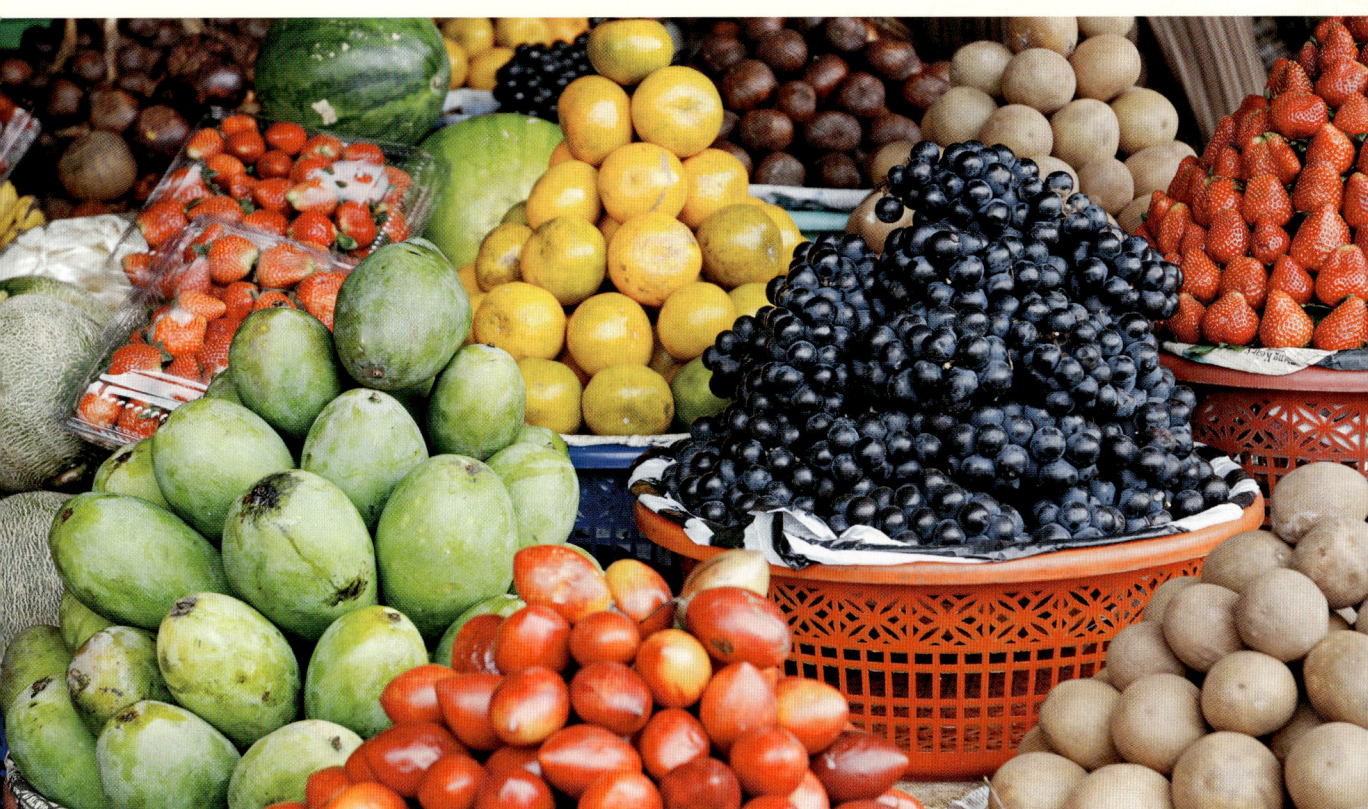

Wasser Obstsäfte oder süße Früchte wie Trauben, Äpfel oder Birnen als Zwischenmahlzeit, wenn Ihnen »der Saft« ausgeht.

Mittagessen ist Hauptmahlzeit Auch wenn es vielen Berufstätigen schwerfällt: Zur Mittagszeit brennt das *Pitta* am höchsten, weshalb die Mittagszeit die optimale Tagesphase für die Hauptmahlzeit mit aufbauenden und energiespenden-den Nahrungsmitteln für das körperliche und mentale Gleichgewicht ist. Salat, Rohkost und Eiweißträger können nun gut verdaut werden. Planen Sie also immer eine gesunde Mittagsmahlzeit ein.

Drei einfache ayurvedische Regeln helfen dabei, das Mittagessen optimal zu verdauen, so dass wir auch am Nachmittag noch energiereich und leistungsfähig sind:

■ Vor dem Mittagessen einen kleinen *Agni*-Trunk (siehe Seite 156) einnehmen.

■ Falls das Mittagessen nicht nach ayurvedischen Kriterien zubereitet wurde, kann seine Qualität durch ein Chutney verbessert werden (Rezepte siehe Seite 168ff.).

■ Direkt nach dem Mittagessen bei einem bitteren Getränk (schwarzer oder grüner Tee, schwarzer Kaffee) kurze Zeit entspannen.

Kein Vata-Stress am Nachmittag Ab 14:00 Uhr beginnt wieder eine *Vata*-Zeit. Hier reagieren bei uns Menschen das Nerven- und das Immunsystem sehr empfindlich auf alle Stressfaktoren, und wer nicht aufpasst, verliert viel von seiner *Ojas*-Energie. Dies rächt sich dann in Heißhunger-Attacken, Energielöchern und Lustlosigkeit für den Rest des Tages. So sollten wir gut darauf achten, dass unser *Vata-Dosha* am Nachmittag nicht entgleist. Warme, nährende Getränke wie der klassische *Chai* (Gewürztee mit Milch) oder eine heiße Gemüsebrühe balancieren uns durch den Nachmittag.

Entspannen und Genießen am Abend Die Abendstunden werden wieder vom *Kapha* bestimmt. Hier gilt es, eine gesunde Lebensweise zu beachten: Eine warme und leichte Mahlzeit für den Körper, Ruhe für den Geist und Streicheleinheiten für die Seele. Nach all den Anstrengungen des Tages brauchen wir nun Zeit für Ausgleich und Regeneration.

Der klassische Chai ist ein indischer Gewürztee. Er spendet Energie für zwischendurch.

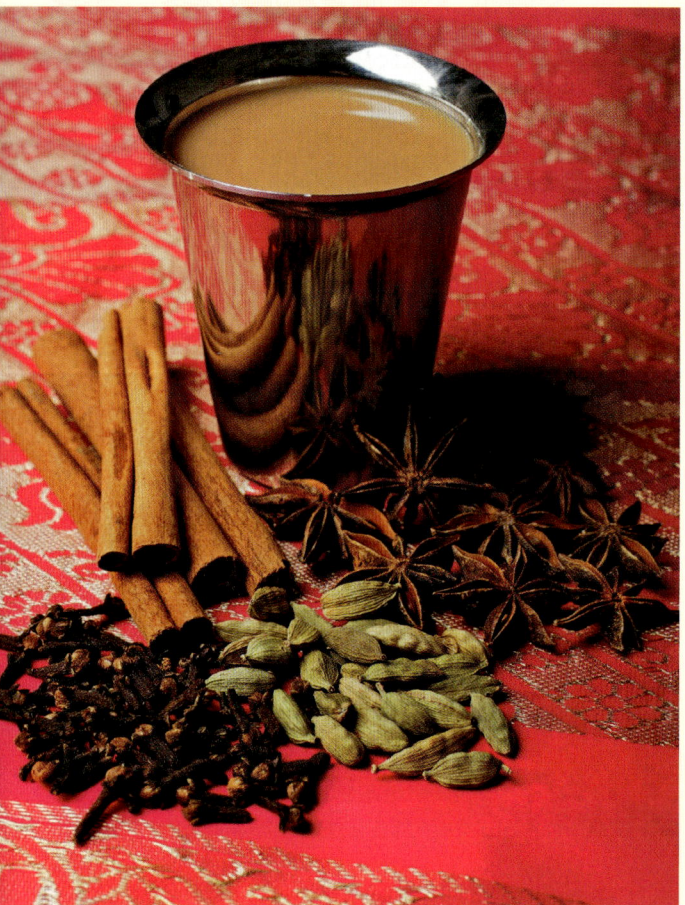

Unterstützende Rasayanas für jede Konstitution

Die bekanntesten ayurvedischen Kräuterpräparate (Nahrungsergänzungen) sind:

Chyavanprash Das Mus aus der *Amla*-Frucht und über 70 Kräutern ist ein allgemein verbreitetes Stärkungsmittel, welches die körperliche Ausdauer und Immunität sowie mentale Leistungsfähigkeit fördert. Empfehlung: 1 Teelöffel *Chyavanprash* mit warmer Milch am Morgen einnehmen.

Amla Die getrocknete *Amla*-Frucht kann auch in pulverisierter Form eingenommen werden. *Amla* ist das absolute Power-*Rasayana* und die beste Anti-Stress-Frucht, welche für jede Konstitution geeignet ist. Sie hat auch einen positiven Effekt auf die Gewichtsreduktion. Schmeckt und wirkt gut auch in Fruchtsaft.

Brahmi Das bekannte *Medhya-Rasayana* gibt es als Pille, Pulver (*Churna*) oder Tee zu kaufen. Es hat eine sehr gute Wirkung auf das mentale Gleichgewicht: Stärkt Konzentration, geistige Leistungsfähigkeit und wappnet uns gegen emotionale Erschöpfungszustände und depressive Verstimmungen.

Triphala guggulu Wer Energie gewinnen und Substanz abbauen will – also genau das, was wir beim Abnehmen benötigen – der sollte auf *Triphala guggulu* nicht verzichten. Das Kombi-Präparat aus den drei Früchten *Amalaki*, *Haritaki* und *Bibitaki* sowie der Indischen Myrrhe ist eine wirkungsvolle Nahrungsergänzung für den ganzheitlichen Prozess der Gewichtsreduktion.

Safran Mit Safran stärken wir Körper und Geist, harmonisieren unsere *Doshas*, bauen *Ojas* auf und öffnen die Sinne. Eine warme Schlafmilch mit etwas Safran, Ingwerpulver und Honig am Abend entspannt, fördert den Schlaf und unterstützt den Zellstoffwechsel in seinem regenerativen Erneuerungsprozess.

Die eigene Ayurveda-Zeit

Wenn sich der Akku des Handys meldet und anzeigt, dass er fast leer ist, suchen viele Zeitgenossen panikartig die nächste Ladestation. Leider wenden nur wenige die gleiche Sorgfalt für die eigenen Energiereserven auf und kümmern sich erst dann, wenn gar nichts mehr geht, um das Aufladen der verbrauchten Lebenskraft. Dieser systematische Raubbau ist nicht nur dumm, sondern auch gefährlich, da er nicht nur schwer reparable Krankheiten wie Auto-Immunkrankheiten, Burn-out oder Depressionen zur Folge haben kann, sondern uns auch die ganze Lebensfreude und viel spirituelles Entwicklungspotenzial kostet.

Jeder Organismus benötigt ab und zu eine Auszeit, in der er sich zurückziehen kann und regeneriert. So wie viele Pflanzen und Tiere im Winter schlafen, so sollten auch wir uns regelmäßige Auszeiten gönnen. Optimal ist es, wenn wir uns eine kleine Regenerationszeit in den täglichen Ablauf einplanen und etwas Größeres im monatlichem Rhythmus. So kann sich die verbrauchte *Ojas*-Energie immer wieder auffüllen, und wir benötigen keine negativen Selbstausdrücke – wie Übergewicht, Hautunreinheiten oder Auszehrungen – die als Hilferuf unseres Misszustands dienen.

Warum fällt es also vielen von uns so schwer, sich eine wohlverdiente Pause zu gönnen? Die Antwort ist einfach: weil wir so erzogen sind. Der Spruch »Erst die Arbeit, dann das Vergnügen« ist der Leitsatz des Lebens. Bereits in der Kindheit mussten erst alle Aufgaben erledigt werden, bevor die Freizeit beginnen durfte, und stets wurde der Leistung und Pflicht mehr Bedeutung beigemessen als Spiel und Spaß. Dies führt bis heute dazu, dass wir das Gefühl haben, uns eine Pause erst verdienen zu müssen. Wenn alle Arbeiten erledigt sind, dann und auch erst dann dürfen wir uns hinsetzen und entspannen. Doch die Arbeit geht nie zu Ende, und so verweilen wir wie der Hamster in seinem Rad im täglichen Arbeitsmarathon. Gerade Frauen mit der Doppelbelastung Familie und Beruf leiden unter diesem Mechanismus und erschöpfen sich im »normalen« Alltagsstress, sind frustriert und hegen Schuldgefühle.

Beispiel aus der Praxis Gerne erzähle ich die Geschichte einer Seminarteilnehmerin, die ich vor vielen Jahren kennenlernen durfte: Bereits während der Einführungs- und Kennenlernrunde erzählte sie uns, dass sie neun Kinder habe, dies sehr genieße und nebenbei noch ihrem Mann in seinem Steuerbüro aushelfe. Selten habe ich eine Frau mit so glücklicher und entspannter Ausstrahlung getroffen. Als wir alle fragten, wie sie die viele Wäsche, Hausarbeit und den Teilzeitjob so bewältige, verriet sie uns ihr Geheimnis: »Jeden Morgen, wenn alle meine Kinder in die Schule und den Kindergarten gegangen sind, sieht es bei uns aus, als hätte eine Bombe eingeschlagen. Dann koche ich mir erst einmal einen schönen Milchkaffee, lege mich auf's Sofa und lese in aller Ruhe die Zeitung. Erst später, wenn ich entspannt bin, beginne ich meinen Arbeitstag gegen 10:00 Uhr und erledige all das, was für diesen Tag so ansteht.«
Genau so funktioniert es! Zuerst den Akku aufladen und erst dann wieder aktiv werden. Berücksichtigen wir diese einfache Gesetzmäßigkeit, so ändert sich unser gesamtes Lebensgefühl. Überlegen Sie also, wann am Tag Sie am besten eine Ruhepause einlegen können, in der Sie es sich ohne Störungen und Schuldgefühle so richtig gut gehen lassen können. Gut ist es immer, in den Übergangsphasen des Tages – also am späten Morgen oder am frühen Abend – auf die richtige Energieverteilung zu achten.

Kräuterpräparate Eine sehr gute Unterstützung zum Energiegewinn bieten auch die ayurvedischen Kräuterpräparate, welche als Nahrungsergänzung unbedenklich eingenommen werden können (siehe Kasten auf Seite 133). Die naturbelassenen Substanzen – meist Blätter, Wurzeln, Früchte, Rinden oder Gewürze – helfen uns beim täglichen Stressausgleich, verjüngen und stärken die Immunität von Körper und Psyche. Gerade dann, wenn wir wenig Zeit und viel Stress haben, können wir unseren Regenerationsprozess während der kurzen Ruhephasen mit aufbauenden *Rasayanas* vertiefen. Diese Kräuter können auch in leckere Getränke – wie Fruchtsäfte, Kaffee oder Kakao – gemischt werden, so dass ein echter Energiestoß mit Wohlfühlfaktor entsteht. Mittlerweile sind auch einige hochwertige Bio-Produkte mit ayurvedischen Inhaltsstoffen und innovativen Rezepturen in gut sortierten Bio-Läden zu finden oder können beim Ayurveda-Fachversand im Internet bestellt werden (siehe Bezugsadressen im Impressum).

Zusammen geht es leichter

Oftmals ist es sehr erstaunlich, mit wie wenig Verständnis die Umwelt auf die eigenen Bemühungen für eine neue Ernährungs- und Lebensweise reagiert. Statt Anerkennung ernten wir Spott und Missgunst, wenn wir beim Kaffeeklatsch mit Kräutertee und Fruchtsalat ausharren, statt *Ama*-haltige Torte mit einem Caffè Latte in uns reinzuschaufeln. Niemand scheint recht an den Diäterfolg des Gegenübers zu glauben, und es werden Fallstricke der Verführungskunst ausgeworfen, um die Disziplin zu brechen. Warum ist das so? Die ayurvedische Psychologie erklärt dieses Phänomen durch die emotionalen Reaktionen des Neides und der Abwehr, welche aus *Tamas* und *Rajas* entstehen: Viele Menschen wünschen sich eine Veränderung im eigenen Leben, scheuen aber die Anstrengung und Auseinandersetzung dafür. Wenn jemand anderer versucht, den Teufelskreis von Unzufriedenheit, Anhaftung und Trägheit zu durchbrechen, so erscheint dies wie ein Angriff auf die eigenen Verzögerungstaktiken und Schuldgefühle. Die Reaktionen darauf sind Neid und Ablehnung. Scheitern die Bemühungen der Person, die ihr Leben verändern möchte, so bestätigt sich das von *Tamas* aus Leid und Frust geprägte Weltbild, dass alle Anstrengungen nichts nützen, um die eigenen Probleme zu lösen.

Lassen Sie sich also nicht verunsichern! Es ist normal, dass Familienmitglieder und Bekannte erst einmal mit Unverständnis auf Ihr Ayurveda-Wohlfühlprogramm reagieren, da dies ihren eigenen Horizont sprengt. Vielleicht dienen Sie als Projektionsfläche für die Ängste, Widerstände und Hassgefühle, die andere Menschen für sich selbst empfinden. Dies ist bedauerlich, sollte aber mit Verständnis und Mitgefühl aufgenommen, bzw. abgewehrt werden. Denn später, wenn Sie es geschafft haben und die Erfolge Ihres neuen Lebensstils sichtbar werden, kann sich niemand mehr an die Steine erinnern, die Ihnen in den Weg gelegt wurden, und Sie werden Lob für Ihren Weg ernten.

Nutzen Sie diese Lebensphase, um das Geheimnis für positive und vertrauensvolle Beziehungen zu ergründen: Dieses lautet, dass wir Liebe, Vertrauen und Verständnis nur erfahren, wenn wir uns 100 Prozent auf die Beziehung zum anderen einlassen. Ohne wenn und aber sind wir selbst

Ein ehrlicher Blick in den Spiegel kann hilfreich sein. Wer sein eigenes Ich annimmt, kann sich seinen Gedanken stellen und Klarheit erlangen.

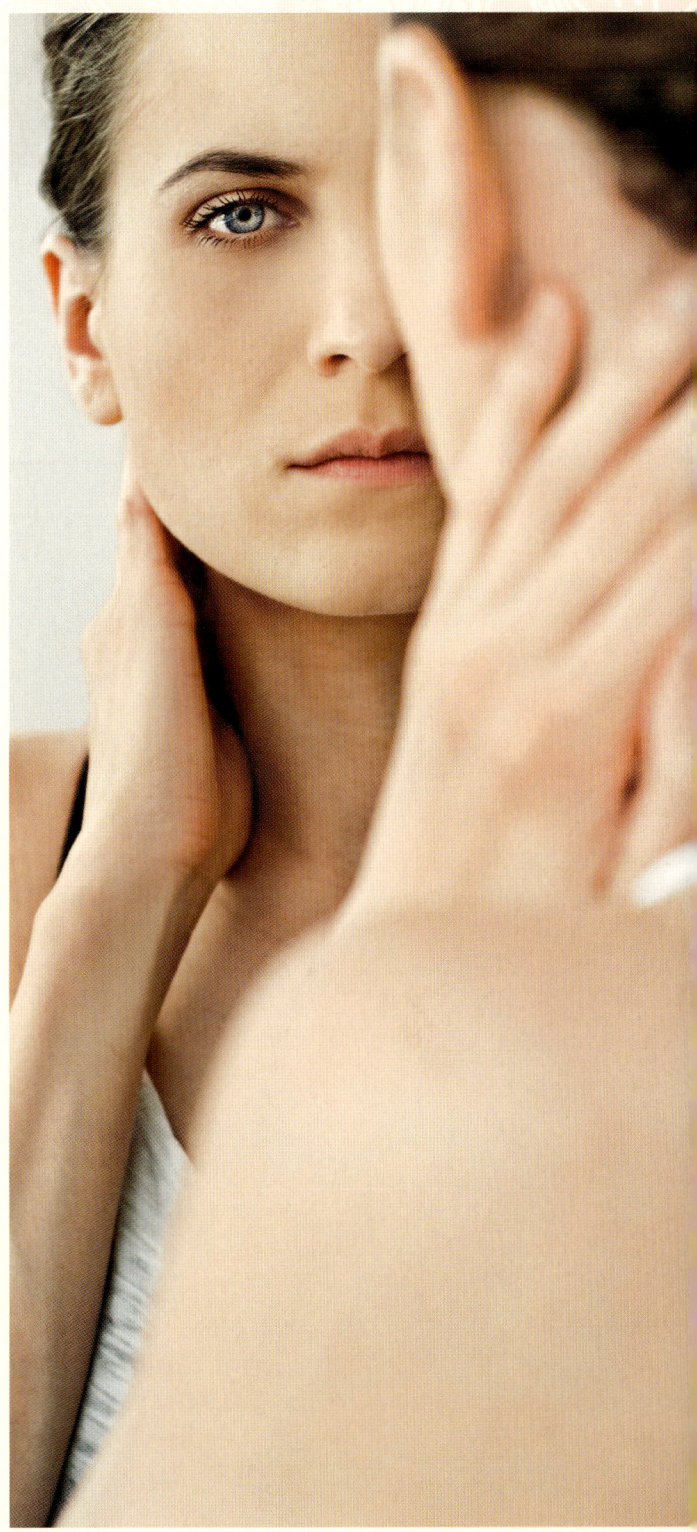

diejenigen, die sich als Erstes hingebungsvoll öffnen und das ganze Herz verschenken. Auch wenn wir Angst vor Abweisung oder Verletzung haben – wir vertrauen auf die Kraft der Liebe und das Wissen um die kosmischen Gesetzmäßigkeiten, die besagen, dass sich Gleiches und Gleiches immer anzieht. Begegnen wir unseren Mitmenschen in einer liebevollen, wohlwollenden und wertschätzenden Haltung, so wird dies automatisch unsere Beziehungen auf erfüllende

Weise befruchten und zu einer heilenden Kommunikation führen. Glücklicherweise begegnen uns auf dem Ayurveda-Weg auch ganz wunderbare Menschen, die unsere neuen Anschauungen teilen und unterstützen. Für ein gesundes und glückliches Leben ist es ungemein wichtig, in einem positiven Beziehungsfeld mit sich und Gleichgesinnten zu stehen. Kein Mensch ist gerne allein, und beim Essen erst recht nicht! So sollten wir unbedingt versuchen, »Verbündete« für unsere neuen Lebensziele zu finden, die uns in unserem Vorhaben verstehen und vielleicht sogar begleiten und bestärken.

Gute Gespräche sind Balsam für die Seele. Oft helfen Anregungen von außen, Probleme zu lösen.

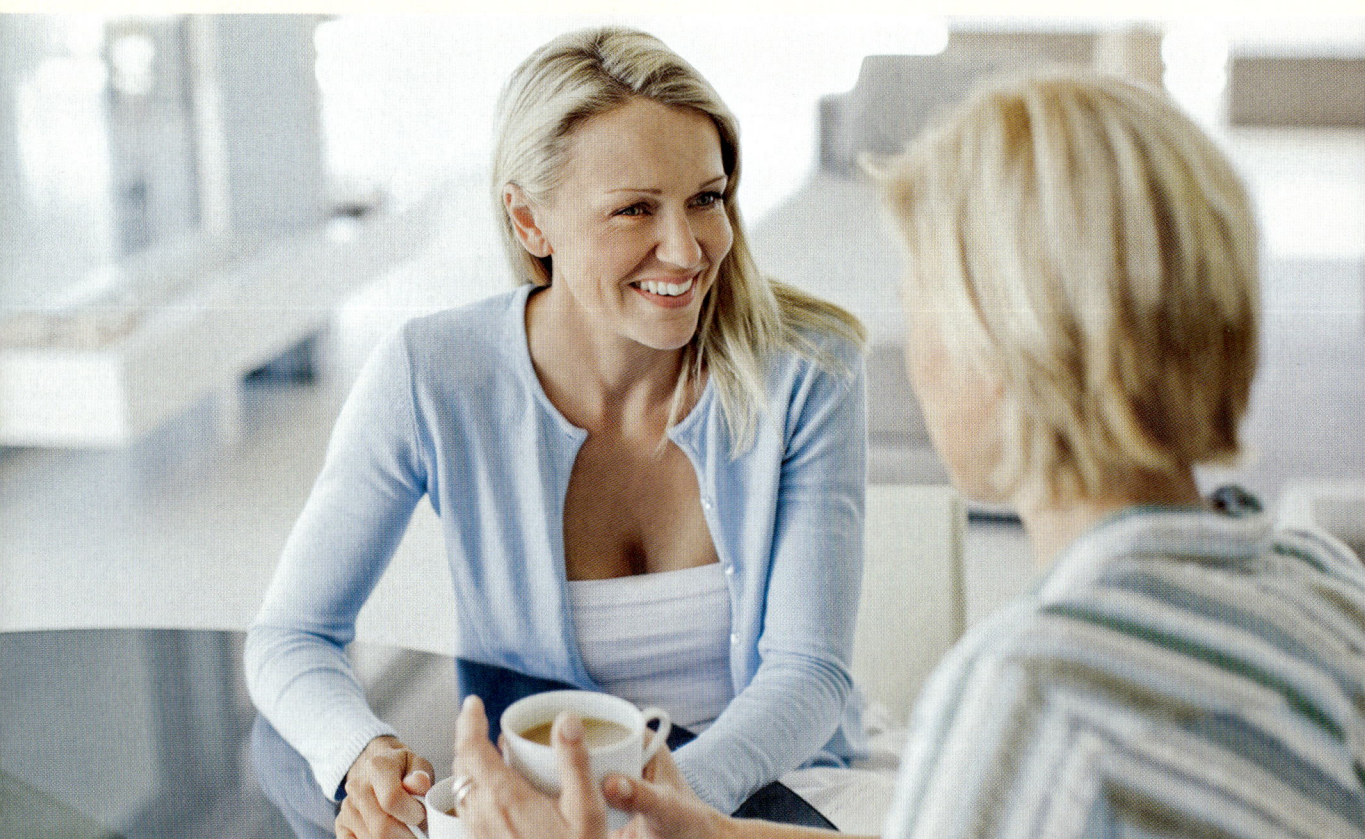

■ Gibt es in Ihrem Leben eine, zwei oder vielleicht sogar noch mehr Personen, die nach ähnlichen Werten und Lebensformen streben wie Sie selbst? Haben Sie eine Freundin oder einen Partner, dem Sie in aller Offenheit vertrauen können? Dann laden Sie diese Person zu einem gemeinsamen Initiationsritual ein. Ein Ritual, das Ihre guten Vorsätze zur inneren Transformation und Wahrhaftigkeit stärkt und einen bleibenden Eindruck für die neue Form Ihres Selbstausdrucks mittels der richtigen Ernährung und Lebensweise hinterlässt.

Ritual zur inneren Stärkung und Lebensintegration

Stärken Sie Ihr Beziehungsfeld. Wählen Sie ein oder zwei Personen aus, mit denen Sie sich gerne auf (noch) tiefere Weise auf Ihrem ganzheitlichen Weg zu Ihrem wahren, gesunden, strahlenden Selbst verbinden möchten. Überlegen Sie ganz bewusst, aufgrund welcher anziehenden oder bewundernswerten Eigenschaften Sie mit diesen Menschen ein engeres Beziehungsfeld eingehen möchten.

Laden Sie diese Menschen als Initiationsritual zu einem kleinen Abendessen ein. Für das Abendessen kochen Sie voller Liebe ein Essen, in dem all die Nahrungsmittel, Gewürze und Kräuter enthalten sind, die für Ihren Körper und Ihren Geist besonders heilsam sind. Ob diese Mahlzeit nur aus einer einfachen Suppe oder einem mehrgängigen Menü besteht, entscheiden Sie ganz aus Ihrem Gefühl heraus.

Genießen Sie die Schönheit und Heilkraft des Augenblicks. Bereiten Sie sich auf »Ihren« Abend vor, indem Sie sich mit innerer und äußerer Schönheit umgeben. Dekorieren Sie den Esstisch mit Blumen und Kerzen wie einen Altar und ziehen Sie etwas Schönes an.

Starten Sie, wenn die Gäste kommen, mit einem kleinen *Agni*-Trunk, den Sie speziell für Ihren *Dosha*-Ausgleich zubereitet haben (siehe Seite 156). Erzählen Sie Ihren Freunden von Ihren neuen Erkenntnissen, die Sie über sich selbst gewonnen haben und wie Sie Ihr Leben und Ihre Ernährung nun gestalten wollen.

Bitten Sie Ihre Freunde, Sie dabei zu unterstützen! Wertschätzen Sie Ihre positiven, bewundernswerten Eigenschaften, die Sie an ihnen mögen (wie etwa Selbstdisziplin, Wahrhaftigkeit oder Attraktivität) und die Sie auch für sich selbst erlangen und kultivieren möchten.

Servieren Sie die von Ihnen zubereitete Mahlzeit und essen Sie langsam und genussvoll. Spüren Sie die transformierende Kraft in jedem Bissen.

Empfangen Sie Unterstützung und Wertschätzung. Beenden Sie Ihren Abend mit einer kleinen Meditation: Sie sitzen mit Ihren Freunden im Kreis, zünden in Ihrer Mitte eine Kerze an, bitten um innere und äußere Heilung und danken für die Unterstützung auf Ihrem Weg.

Schritt 5: Lebensfreude und Leichtigkeit aus dem Kochtopf

Ohne Freude am Kochen ist ein Leben mit Ayurveda nicht in die Tat umzusetzen. Das Essen spielt eine so große Rolle in der altindischen Lebens- und Heilkunst, dass wir automatisch auch mit der Kochkunst in Berührung kommen und dadurch die ansprechenden und wohlschmeckenden Speisen mit allen Sinnen genießen können. Nahrungsmittel und Gewürze dienen als Heilmittel der ayurvedischen Hausapotheke und werden bevorzugt als warme und gekochte Gerichte eingenommen. Würzige Chutneys, leichte Suppen oder frisch überbrühte Tees geben den Energiekick für zwischendurch.

So köchelt, brutzelt und dampft es in der Ayurveda-Küche den ganzen Tag, verführerische Düfte betören unsere Sinne, und schmackhafte Heilkost verbindet auf kulinarische Weise Gesundheit und Lebensgenuss. All dies macht die Freude am guten Essen zu einer notwendigen Grundvoraussetzung, um mit Ayurveda dauerhaft gesund, glücklich und schön zu sein.

Wie wir mit der ayurvedischen Kochkunst unseren Alltag bereichern und auf gesunde Weise neue Inspiration und Lebensqualität gewinnen können, zeigt dieser fünfte Schritt des Ayurveda-Wohlfühlprogramms.

Glücklicherweise ist das Kochen nach ayurvedischen Prinzipien gar nicht schwer. Den Rezepten liegt zwar ein umfassendes Wissen um die Wirkung und Heilkraft der verschiedenen Nahrungsmittel und Gewürze zugrunde, doch die Zubereitung ist ganz einfach. So können auch unerfahrene Küchen-Einsteiger und Berufstätige mit wenig Zeit ohne Probleme ayurvedisch kochen lernen und Chutneys, Ingwerwasser und Khichari zum festen Begleiter ihres Alltags werden lassen. Dabei können die Geschmacksnoten auf den Gusto des Essers abgestimmt werden, denn nicht jeder liebt die indische Küche und möchte sich nur noch von Reis, Dal und Curry ernähren. Ebenso gut können wir die ganzheitliche Ernährungslehre auch auf unsere regionalen Produkte abstimmen und leckere Pasta, Gemüsesuppen und Blechkuchen nach ayurvedischen Regeln zum *Dosha*-Ausgleich zubereiten.

Zeit- und Küchenmanagement

Immer wieder beobachte ich mit großer Verblüffung, wie wenig Aufmerksamkeit viele Menschen ihrer Ernährung zukommen lassen. Den ganzen Tag über bleibt die Küche kalt, es gibt Fertiggerichte aus der Mikrowelle oder als Abwechslung Brot mal mit Konfitüre, mal mit Wurst, mal mit Käse. Für zwischendurch reicht ein Joghurt aus dem Kühlschrank, oder es wird etwas Süßes genascht. Dass solch ein Ernährungsstil Verdauungsstörungen, Krankheiten und Depressionen hervorbringt, ist nicht weiter verwunderlich. Doch wie lange der menschliche Organismus bei diesem Raubbau seiner Kräfte doch noch eine gewisse Funktionsfähigkeit beibehält, ist für mich immer wieder ein Wunder der Natur.

Wenn wir die ayurvedischen Ernährungsprinzipien in unseren Alltag integrieren wollen, ist der Zeitaufwand natürlich größer, als wenn immer nur die Dönerbude und der Dosenöffner beansprucht werden. Doch der Aufwand lohnt sich! Nicht nur für eine gute Figur und schöne Haut, sondern auch für einen krankheitsresistenten Körper und eine strahlende Psyche. Allerdings braucht es häufig eine intelligente Anpassung an die Anforderungen und Zeitrhythmen des Alltags. Gerade für Berufstätige ist es schwierig, drei gesunde Mahlzeiten am Tag zu sich zu nehmen, und Singles haben auch nicht immer Lust, abends allein am Kochtopf zu stehen. Hier heißt es jetzt, Prioritäten setzen und kreative Lösungen für all die Hindernisse finden, die sich einer neuen Ernährungsweise und Lebensgestaltung in den Weg stellen.

■ Betrachten wir den Lebensrhythmus unserer Mütter und Großmütter, so finden wir darin viele ayurvedische Grundsätze wieder: Früher gehörten drei regelmäßige Mahlzeiten am Tag genauso zur Selbstverständlichkeit wie die Verwendung von Butterschmalz (im Ayurveda *Ghee* genannt) und saisonalen Produkte aus der Region. Davon können viele heute nur träumen … Gerade Berufstätige leiden unter ständigem Versorgungsmangel frischer, vitalstoffreicher Speisen und ernähren sich vorwiegend von Sandwichs und Kantinenmenüs. Diese Nahrung versorgt weder den Körper noch den Geist mit neuer Lebensenergie und führt langfristig zu vielerlei Beschwerden. Doch den eigenen Tagesablauf so zu organisieren, dass mittags genügend Zeit für eine gesunde, warme Mahlzeit bleibt, kann eine schwierige Herausforderung darstellen.

■ Oftmals empfehle ich berufstätigen Menschen – welche nicht unter starkem Übergewicht leiden – die Hauptmahlzeit auf den Abend zu legen und sich nach der Arbeit ein vollständiges Ayurveda-Menü mit Getreide, Gemüse, Chutney und Eiweißträger (Hülsenfrüchte, Huhn oder Fisch) zu gönnen. Auch wenn der Stoffwechsel abends weniger aktiv ist als mittags, und eine schwerere Abendmahlzeit auch den Körper schwerer macht, halte ich es für sehr wichtig, mindestens einmal täglich ein frisch zubereitetes ayurvedisches Menü einzunehmen.

■ Wer am Abend selbst in der Küche steht und kocht, kann auch etwas mehr zubereiten, um dies für den nächsten Tag mitzunehmen: Aus Reis und Gemüse kann ein leckerer Getreide-Gemüse-Bratling gezaubert werden, der restliche Dal wird mit etwas Brühe zur pikanten Linsensuppe. So sorgen wir gleich für die gesunde Mittagsverpflegung am nächsten Tag.

■ Eine Thermoskanne ist ideal für alle, die sich außer Haus verpflegen müssen. Mit ihr können wir uns den ganzen Tag über mit heißem Wasser oder einem aufbauenden Ayurveda-Tee versorgen. Auch eine feine Suppe kann darin aufbewahrt werden. Besonders Menschen, die unter viel Stress, Lärm und Anspannung am Arbeitsplatz leiden, sollten auf viele warme Speisen und Getränke während des Tages achten, um *Vata*-Störungen vorzubeugen.

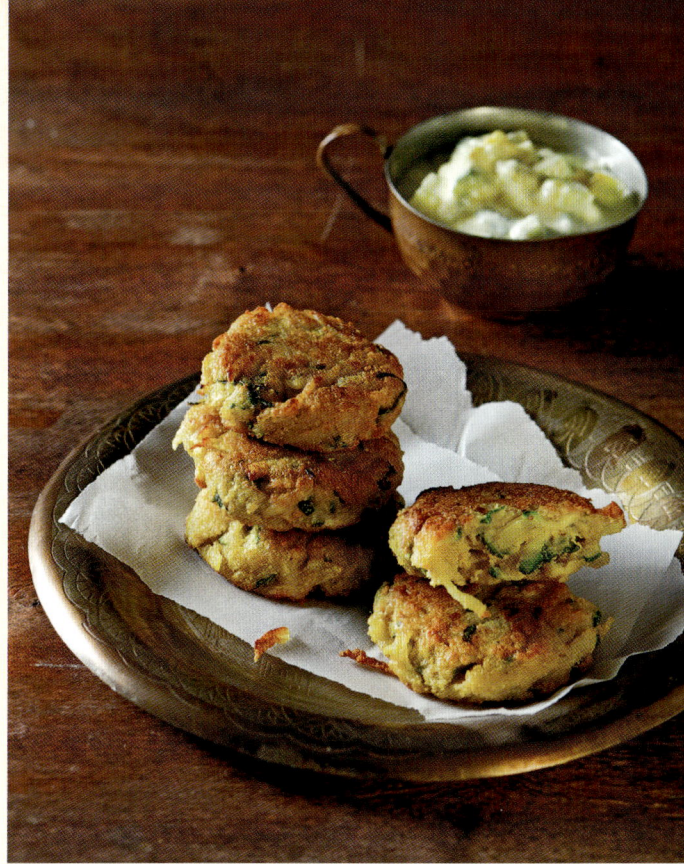

Vegetarische Kost reinigt Körper und Geist: Bratlinge, etwa aus Kichererbsen, sind schnell gemacht.

■ Am schwierigsten wird es aus ayurvedischer Sicht für all die Menschen, die ihren natürlichen Rhythmus im Schichtdienst verloren haben. Dieser belastet das *Dosha*-Gleichgewicht ganz besonders stark und führt zu *Agni*-Störungen und *Ojas*-Mangel. Übergewicht, Schlafstörungen, Verdauungsstörungen und eine Überreizung der Sinnesorgane sind nur einige der Beschwerden, die aus den wechselnden Ess-, Schlaf- und Wachzeiten resultieren. Gelingt es uns, dieses Chaos mit regelmäßigen Trinkgewohnheiten, leichten Mahlzeiten im *Dosha*-Rhythmus und der ergänzenden Einnahme von *Rasayana*-Kräutern zu stabilisieren, so findet schnell eine spürbare und sichtbare Verbesserung des körperlichen und mentalen Zustands statt.

Ernährungstipps für Berufstätige

■ Trinken Sie am Morgen viel warmes Wasser und praktizieren Sie die Morgenroutine – damit starten Sie aktiv und leistungsfähig in den Tag.
■ Bevorzugen Sie einen warmen Frühstücksbrei – das nährt und stärkt Sie.
■ Nehmen Sie sich heißes Wasser oder Tee mit an Ihren Arbeitsplatz.

Menschen, die sich von Kindesbeinen an gesund ernähren, profitieren ihr Leben lang davon.

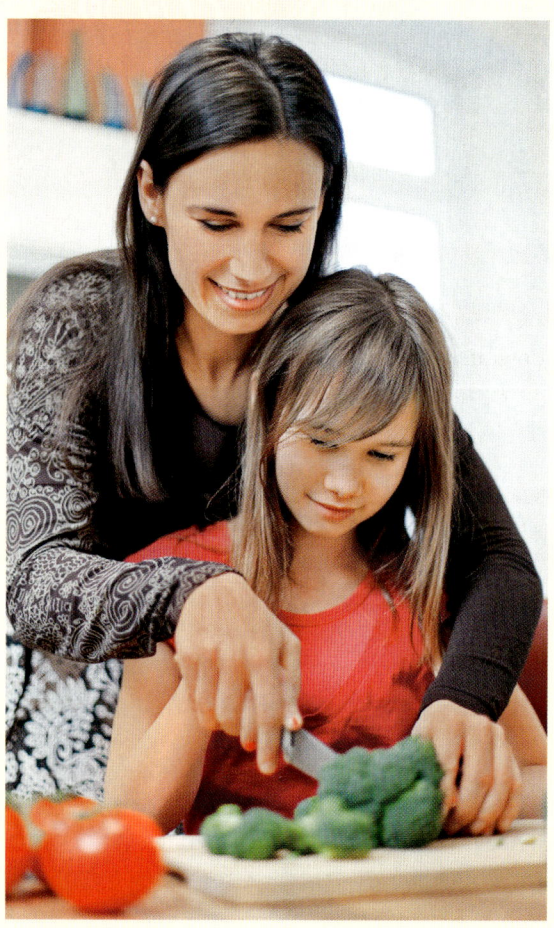

■ Verzichten Sie keinesfalls auf ein Mittagessen – Ihr *Agni*-Verdauungsfeuer benötigt mittags vitalstoffreiche Nahrungsmittel, um seine Kapazität auszuschöpfen.
■ Vermeiden Sie Süßigkeiten, Sandwichs oder andere Fast-Food-Snacks für zwischendurch.
■ Genießen Sie am Abend eine frisch zubereitete Mahlzeit mit einer warmen Suppe. Auch gekochtes Gemüse, Getreide und/oder Hülsenfrüchte sollten verzehrt werden, wenn es mittags keine vollwertige Hauptmahlzeit gab.

Familientaugliche Rezepte

Auch denjenigen, die nicht auf eine außer Haus-Verpflegung angewiesen sind, können sich einige Hindernisse bei der ayurvedischen Ernährungsumstellung in den Weg stellen. Besonders wenn der tägliche Speiseplan mit Kindern abgestimmt werden muss. Die finden die ayurvedischen Gewürze oftmals ungenießbar und wollen außer Pizza und Pasta nichts Neues ausprobieren. In diesem Fall sollte man die innere Ruhe bewahren und keinesfalls missionarischen Druck ausüben.

Notfalls können Sie Ihre neue Ernährungsform ganz alleine starten und erst einmal nur für sich selbst kochen, ohne den Speiseplan Ihrer Familie zu verändern. Doch oftmals werden kleine Erneuerungen auch sehr gut aufgenommen: Meine Kinder lieben beispielsweise die leckeren Ayurveda-Frühstückswaffeln am Morgen oder eine Linsen-Gemüse-Suppe am Abend. Wenn ich für sie Nudeln mit Tomatensauce koche, dann mache ich für mich ein scharfes Pesto dazu, welches mein ältester Sohn ebenfalls sehr mag. Oftmals reicht es auch schon, bestimmte Bausteine des Familienmenüs – wie Fleisch, überbackenen Käse oder Sahnedessert – wegzulassen, um die ayurvedischen Ernährungsregeln einzuhalten. Besonders gut kommen in der Regel auch alle Gemüsegerichte aus dem Backofen an. Diese sind einfach und schnell zubereitet, schmecken Erwachsenen und Kindern gleichermaßen gut und lassen sich mit einem Chutney sehr gut aufpeppen.

Häufig fragen mich meine Klientinnen, wie sie zu Hause beim Kochen auf die unterschiedlichen Konstitutionen aller Familienmitglieder eingehen sollen. Müssen Sie nun für jeden extra kochen? Glücklicherweise nein, lautet dann die Antwort. Es reicht, wenn wir die individuellen Konstitutionsvorlieben kennen und diese bei der Auswahl und Menge der einzelnen Menübestandteile berücksichtigen:

■ *Vata* isst viel von den warmen und süßen Gemüsearten, Getreide und Eiweißträger. Vom Salat nimmt er nur wenig, dafür aber gerne noch ein kleines Dessert.

■ *Pitta* bedient sich reichlich am Salat sowie an Gemüse und Getreide. Die säuernden Speisen wie Tomaten, Milchprodukte oder rotes Fleisch sollte er lieber meiden.

■ *Kapha* achtet generell darauf, nicht zu viel zu essen und nimmt vor allem viel Gemüse (bevorzugt Blattgemüse) und Hülsenfrüchte ein. Ein Chutney kurbelt den Stoffwechsel an, und ein wenig Salat am Ende der Mahlzeit schenkt Leichtigkeit und Energie.

Ayurveda im Restaurant

Eine ayurvedische Diät lässt sich auch gut mit einem Restaurantbesuch vereinbaren. Gerade indische oder italienische Restaurants bieten leckere Abwechslung für den ayurvedischen Speiseplan: Reis und Gemüse in vielerlei Formen – vom Risotto bis zum Reispulao – sowie leichte Suppen und knackige Salate für den kleinen Hunger.

Im Restaurant

- ▸ Wählen Sie ein Restaurant aus, von dem Sie sicher sein können, dass es keine Fertigprodukte und Geschmacksverstärker verwendet.
- ▸ Stärken Sie Ihr *Agni* vor dem schweren Restaurant-Essen mit einem *Agni*-Trunk oder etwas *Trikatu*.
- ▸ Meiden Sie zu viele kalte Getränke vor, während und direkt nach dem Essen.
- ▸ Beginnen Sie nicht mit dem Salat, sondern lieber mit einer warmen Suppe oder einem Hauptgericht.
- ▸ Essen Sie nicht mehr, als Ihr Appetit Ihnen anzeigt und der Magen verträgt.
- ▸ Mischen Sie innerhalb eines Menüs nicht zu viele unterschiedliche Eiweiße miteinander (Fisch, Fleisch, Eier, Käse und Milch). Das macht die Nahrung schwer verdaulich und bildet *Ama*.

Ein geselliges Abendessen in einem guten Restaurant ist ein Fest für die Sinne, welches auch unsere Psyche auf positive Weise nährt. Wann nehmen wir uns sonst so viel Zeit, um einfach einmal zu sitzen, uns zu unterhalten und uns verwöhnen zu lassen? Diese anregende Atmosphäre balanciert auch die *Doshas* und das *Agni*: So stelle ich oft fest, dass alle Konstitutionstypen gerne außer Haus essen gehen und die Speisen – aufgrund der angenehmen Atmosphäre und Begegnungen – erstaunlich gut vertragen. Das Problem im Restaurant ist jedoch häufig, dass vor und während des Essens zu viel getrunken wird – was das Verdauungsfeuer schwächt – und die unterschiedlichen Menügänge Nahrungsmittel in falscher Kombination zusammenstellen und dadurch Stoffwechselschlacken (*Ama*) gebildet werden.

■ Achten Sie darauf, dass Ihr Menü nicht zu viel Käse und Tomaten enthält, und dass Fisch, Fleisch und Eier nicht mit Milch kombiniert werden. Das bedeutet, dass Sie nach einem gegrillten Fisch mit Blattspinat und Kartoffeln keinen Cappuccino trinken dürfen, sondern nur einen Espresso oder schwarzen Tee ohne Zusatz von Milch oder Sahne.

■ Als Vorspeise eignet sich eine Suppe generell besser als ein Salat.

■ Die schweren, sahnehaltigen Desserts – oftmals mit rohen Früchten dekoriert – sollten lieber gemieden werden, um eine übermäßige *Ama*-Bildung zu vermeiden.

■ Wer im Restaurant trotz alledem einmal über die Stränge schlägt, der sollte am nächsten Tag einen kleinen Fastentag einlegen. Mit Ingwerwasser am Morgen und einer Reisbrühe oder leichtem Khichari am Mittag werden alle »Sünden« wieder verbrannt.

Genussvoll essen und (trotzdem) schlank sein

Wenn es Ihr Ziel ist, mit der ayurvedischen Ernährung das Gewicht zu optimieren, so befinden Sie sich bereits auf einem guten Weg. Mit den vorangegangenen Schritten konnten Sie auf der körperlichen und psychischen Ebene bereits viele Impulse geben, um mehr Leichtigkeit und Vitalität zu erlangen. Dies wird sich auch in einem für Ihre Konstitution angemessenen Gewicht ausdrücken. Eine ayurvedische Regel besagt, dass der Körper während einer gesunden Gewichtsreduktion nicht mehr als 2 Kilogramm pro Monat abbauen sollte, um Rückfälle und Jo-Jo-Effekte zu vermeiden. So ist es eine grundsätzliche und dauerhafte Veränderung der Ernährungs- und Lebensweise, die uns mit Ayurveda zu unserem Wunschgewicht und einer attraktiven Ausstrahlung führt.

Gerade für Menschen mit einem ausgeprägten *Kapha-Dosha* ist eine genussvolle Lebensweise mit wohlschmeckender Esskultur ein Grundbedürfnis, das unbedingt auf gesunde Weise befriedigt werden sollte. Niemand kann immer nur eine »Diät« machen und sich dabei all das verkneifen, was ihm gut schmeckt. Bei dieser selbst verneinenden Einstellung ist ein Scheitern vorprogrammiert. Besonders da Selbstdisziplin

---

Empfehlungen zur Gewichtsreduktion

▸ Kochen und essen Sie gesund und mit Freude und Lebenslust.

▸ Nehmen Sie sich Zeit für Ihre emotionale Ausgeglichenheit: Entspannung, Bewegung, Körperpflege und menschliche Begegnung nähren uns von innen.

▸ Essen Sie maximal drei Mahlzeiten am Tag und vermeiden Sie Zwischenmahlzeiten.

▸ Bevorzugen Sie am Abend nur eine leichte, warme Mahlzeit, am besten aus Gemüse und Hülsenfrüchten.

▸ Achten Sie während der Mahlzeiten auf die richtigen Kombinationen von Nahrungsmitteln zueinander.

▸ Bevorzugen Sie die Nahrungsmittel, die laut Ayurveda über spezielle Eigenschaften zur Gewichtsreduktion verfügen: Mungbohnen, Gerste, Fingerhirse, roter Reis, weißer Kürbis, Ziegenmilch, Quark, Berberitzen, Granatapfel, Bockshornklee, Kräuter und scharfe Gewürze wie Chili.

und Enthaltsamkeit nicht zu den Haupttugenden der *Kapha*-Persönlichkeit zählen. Sehr viel sinnvoller ist es, einen langfristig angelegten Lebensstil zu entwickeln, in dem die eigenen Bedürfnisse berücksichtigt und im Einklang mit den *Kapha*-ausgleichenden Ayurveda-Empfehlungen umgesetzt werden.

Die ayurvedische Ernährung kennt kein Kalorienzählen und keinen BMI (Body-Mass-Index). Stattdessen steht der intelligente Einsatz von gesunden Nahrungsmitteln – entsprechend ihrer Eigenschaften und Heilwirkungen – im Fokus einer Diät. Für Menschen mit Übergewicht bedeutet dies, dass der Kühl- und Vorratsschrank grundsätzlich mit den *Kapha*-reduzierenden Nahrungsmitteln wie viel frischem Gemüse (bevorzugt Blattgemüse), Hülsenfrüchten, Honig, leichtem Getreide wie Hirse und Gerste sowie einer bunten Gewürz- und Kräutervielfalt gefüllt ist. Diese auf abwechslungsreiche und wohlschmeckende Weise zu verarbeiten und dabei Zwischenmahlzeiten und Völlerei zu meiden, ist der Garant einer erfolgreichen Schlankheitskur. Unterstützt wird der richtige Speiseplan von stoffwechselanregenden Nahrungsergänzungen, einem ausgewogenen Bewegungsprogramm und anregenden Massagen. All dies zusammen schafft optimale Bedingungen, durch die der strukturelle Körper substanziell reduziert und energetisch aufgebaut wird. Das heißt, wir verlieren an Gewicht und gewinnen an *Ojas*, der essenziellen Lebensenergie, die uns mit Lebensfreude, Immunkraft und Jugendlichkeit versorgt.

Nahrungsmittel- und Gewürzkunde zum Dosha-Ausgleich

Ayurvedisch zu kochen ist die perfekte Kombination aus Wissenschaft und Kunst. Im Sinne einer Heilkunst verarbeiten wir Nahrung mit phytotherapeutischem Wissen in künstlerischer Kreativität. Rezepte dienen nicht als Verfahrensanleitung, sondern als Inspiration für den täglichen Speiseplan, der gesunde Ernährung mit Abwechslung und Genuss vereint.

Erfahrungen sammeln

Um das umfangreiche Wissen der ayurvedischen Nahrungsmittel- und Gewürzkunde zu erlernen, benötigt es einige Zeit. Zu vielschichtig sind die Wirkungsweisen der Früchte, Gemüse, Getreide, Hülsenfrüchte und Gewürze auf die *Doshas, Dhatus, Srotas* und *Agni*, als dass der Laie auf den ersten Blick weiß, was passt und was nicht. Denn die ayurvedische Diätetik lehrt uns nicht nur, welche Nahrungsmittel optimal für jeden Konstitutionstypen geeignet sind, sondern auch, wie wir ungünstige Faktoren verändern können: So ist die Milch ein von Natur aus *Kapha*-erhöhendes Nahrungsmittel, da sie über kalte, schwere, schleimige, süße und aufbauende Eigenschaften verfügt. Erwärmen wir die Milch allerdings mit etwas Ingwer, Kurkuma und Zimt, so können wir die Qualitäten ausgleichen und sie auch für *Kapha* verträglich machen. Selbstverständlich können Sie damit auch Ihre Lieblingsrezepte individuell optimieren: Essen Sie zum Beispiel als *Pitta*-Typ gerne Pasta-Gerichte mit Tomatensauce und nun wollen Sie auf die Tomate verzichten, da Sie gelernt haben, dass diese Sie übersäuert, die *Srotas* blockiert und Hautbeschwerden provoziert? Dann können Sie die Tomatensauce gegen eine Paprikasauce austauschen. Die fruchtige rote Sauce steht einer Tomatensauce in nichts – weder im Geschmack noch Aussehen – nach. Oder wenn es unbedingt Tomaten sein müssen, dann können Sie die negative Wirkung der Tomate mit Kurkuma, Basilikum und Ingwer neutralisieren.

Nahrungsmittel für den Konstitutionsausgleich

Die folgenden Listen entsprechen den Klassifizierungen der Ayurveda-Lehrbücher *(Samhitas)* und sollen der Orientierung dienen, um den eigenen Speiseplan typgerecht zu gestalten. Sie erheben keinen Anspruch auf Vollständigkeit, da nicht alle Nahrungsmittel in den alten Lehrbüchern aufgeführt sind.

Nahrungsmittel zum Vata-Ausgleich

	Empfehlenswert	Weniger empfehlenswert
Früchte	Ananas, Aprikosen, Avocados, süße Beeren (wie Blau-, Him- oder Erdbeeren), Datteln, Feigen, Kirschen, Mangos, Orangen, Papayas, Pflaumen, Trauben	Grapefruit, Johannisbeeren, Rhabarber
Gemüse	Auberginen, Avocados, grüne Bohnen, Fenchel, Kohlrabi, Kürbis, Möhren, Okras, Pastinaken, Rote Bete, grüner Spargel, Süßkartoffeln, Zucchini, gekochte Zwiebeln	Brokkoli, Erbsen, Pilze, Rosenkohl, Sellerie, rohe Tomaten, Weißkohl, zu viel Rohkost und Salat
Getreide	Bulgur, Couscous, Dinkel, Hafer, Kamut, Quinoa, Reis, Weizen	Hirse, Mais
Proteine	Grüne Mungbohnen, Urad-Dal, Buttermilch, Milch, milder Naturjoghurt, Sahne, Nüsse, Samen. Für Nicht-Vegetarier sind Geflügel, helles Fleisch und Eier erlaubt.	Käse, rotes Fleisch, Kichererbsen, Schafsmilch
Gewürze	*Ajwain*, Anis, Basilikum, Fenchel, *Hing (Asafoetida)*, Ingwer, Kreuzkümmel (Cumin), Lorbeer, Majoran, Muskatblüte (Macis), Nelke, Oregano, Safran, Salbei, Thymian, Zimt. Gekochte Zwiebeln und gekochter Knoblauch werden als Anti-*Vata*-Therapie eingesetzt.	Roher Knoblauch sollte gemieden werden. Kurkuma, Chili, Pfeffer, Bockshornklee (*Methi*) nur sparsam verwenden.
Sonstiges	Genügend Fette und Eiweiße gewährleisten einen gesunden Erneuerungsprozess: Sesamöl, Butter, Ghee, Milch und eventuell Geflügel wirken nährend und *Ojas*-aufbauend.	Kalte, ungekochte und schwer verdauliche Nahrungsmittel erhöhen *Vata* und führen zu Blähungen, Unruhe und *Vata*-Störungen aller Art.

Nahrungsmittel zum Pitta-Ausgleich

	Empfehlenswert	Weniger empfehlenswert
Früchte	Äpfel, Bananen, Birnen, Feigen, Kirschen, Mangos, Melonen, Trauben	Ananas, Sauerkirschen, saure Beeren (wie Brom- oder Johannisbeeren), Zitrusfrüchte

	Empfehlenswert	Weniger empfehlenswert
Gemüse	Artischocken, grüne Bohnen, Brokkoli, Erbsen, Gurken, Kartoffeln, Mais, Mangold, Okras, Paprika, Pastinaken, Rosenkohl, Sellerie, Spargel, Spinat, Süßkartoffeln, Weißkohl, Zucchini, frische Keimlinge und alle Blattsalate	Tomaten, Sauerkraut, Rettich, Rhabarber, Peperoni, Staudensellerie, Aubergine
Getreide	Dinkel, Gerste, Hafer, Hirse, Reis	Weizen, Weißmehlprodukte, Buchweizen
Proteine	Nüsse, Samen, alle Hülsenfrüchte (insbesondere rote Linsen, Kichererbsen, Bohnen)	Rotes Fleisch, Fisch, Käse, Joghurt, Kefir
Gewürze	Basilikum, Dill, Fenchel, frischer Ingwer, Kardamom, Koriander, Kreuzkümmel (Cumin), Kurkuma, Safran, Salbei, Vanille	Chili, Pfeffer, Senf, Knoblauch, Muskat
Sonstiges	Eine säurearme und fettreiche Nahrung gleicht *Pitta* aus. Ghee, Olivenöl und Butter sind empfehlenswert.	Alkoholische Getränke und Kaffee wirken säuernd und erhitzend. Die falschen Kombinationen fördern *Pitta*-Erkrankungen.

Nahrungsmittel zum Kapha-Ausgleich

	Empfehlenswert	Weniger empfehlenswert
Früchte	Äpfel, Papayas, Trockenfrüchte	Bananen, Datteln, saure Früchte (wie Zitrusfrüchte, saure Äpfel, Ananas)
Gemüse	Alle Gemüse – insbesondere Artischocken, Brokkoli, Chicorée, Kohl, Rettich, Spinat sowie frische Keimlinge und Blattsalat	Avocados, Okras, Pilze, Steckrüben, Tomaten
Getreide	Gerste, Mais, Hirse, roter Reis, Buchweizen	Hafer
Proteine	Alle Hülsenfrüchte –insbesondere Mungbohne –, Ziegenmilch, Quark	Käse, Fleisch, Fisch, Eier
Gewürze	Alle Gewürze – insbesondere *Ajwain*, Berberitzen, Bockshornklee, Chili, Ingwer, Kreuzkümmel (Cumin), Kurkuma, Muskat, Nelke, Pfeffer, Piment, Wacholderbeeren	Salz sparsam verwenden
Sonstiges	Generell sollte nur wenig Fett gegessen werden. Am verträglichsten sind Sesamöl, Ghee und Olivenöl	Süßigkeiten, Sahne, frittierte und salzige Speisen meiden

Ghee zum Selbermachen

Zutaten 500 Gramm Bio-Butter, außerdem: 1 Topf mit dickem Boden, 1 Mulltuch (Stoffwindel, ein Metallsieb, 1 Glas à 500 Milliliter Fassungsvermögen.

Zubereitung Die Butter bei schwacher Hitze im Topf schmelzen und sanft köcheln lassen. Wenn notwendig ab und zu umrühren, damit die Butter nicht anbrennt, sondern goldklar bleibt. Nach ca. 45 Minuten hat sich der weiße Schaum an der Oberfläche verkrustet. Das Mulltuch befeuchten, in das Sieb hineinlegen und das flüssige Butterfett in das Glas abseihen.

Info Ghee kann einige Wochen oder Monate lang im offenen Glas aufbewahrt werden. Das Mulltuch sollte sofort nach dem Gebrauch mit Geschirrspülmittel ausgewaschen werden. Alternativ kann Ghee auch durch ein Küchenkrepp abgesiebt werden. Doch Vorsicht: Das Papier verstopft leicht, und die flüssige Butter fließt über den Rand. Der Vorteil vom Küchenkrepp ist, dass man es nach Gebrauch direkt im Müll entsorgen kann.

Keine Ayurveda-Küche ohne Ghee

Eine wichtige Zutat beim ayurvedischen Kochen ist das Ghee. Die geklärte Butter wird zum Anbraten und Schmoren verwendet und ist ein unersetzlicher Bestandteil der Ayurveda-Küche. Das reine Butterfett eignet sich hervorragend zum Kochen, da es keine Eiweißanteile mehr enthält, die beim Erhitzen härten könnten. Ebenso hat es eine entsäuernde, entzündungshemmende und reinigende Qualität, stärkt *Agni* und ist der optimale Nähr- und Wirkstoffträger für Heilkräfte aus Gewürzen und Kräutern. Ghee gibt es im Bio-Supermarkt zu kaufen. Doch es kann auch ganz einfach und kostengünstig selbst hergestellt werden (siehe Kasten).

Sesamöl, Olivenöl

Alternativ empfiehlt die Ayurveda-Küche auch Sesamöl zum Kochen. Dies ist von seinen Grundeigenschaften zwar eher heiß und schwer, hat aber die besondere Fähigkeit, seine eigene Qualität vollständig zugunsten der zugesetzten Gewürze und Kräuter zu verändern. Diesem speziellen Umstand verdankt das Sesamöl seine führende Rolle in der ayurvedischen Öltherapie, aber auch seinen Einsatz in der Küche.

Ich selbst verwende auch sehr gerne Olivenöl zum Kochen. Das herbe Öl wird auch im Ayurveda als sehr wertvolle Quelle von ungesättigten Fettsäuren angesehen, welches gut auf *Agni* und die *Srotas* wirkt. Allerdings sollte bei der Verwendung von Olivenöl darauf geachtet werden, dass dies nicht zu heiß wird, da es sonst härtet und schwer verdaulich ist.

Die Küche als Tempel

In diesem letzten Schritt unseres Ayurveda-Wohlfühlprogramms haben Sie die Aufgabe, Ihre Küche zu einem Tempel der Gesundheit, Schönheit und Lebensfreude werden zu lassen. Oftmals ist die Küche aber eher ein Ort der Versuchung und des Ärgers: Der Kühlschrank ist voll mit ungesunden, fettigen, *Srota*-blockierenden Fertigprodukten, in den Regalen stapeln sich Süßigkeiten und Snacks für den Heißhunger zwischendurch. Niemals ist die Arbeit in der Küche beendet – ständig muss gekocht, gespült und geputzt werden. All unsere Sorgen, unser Missmut, unser Ärger, unsere Ängste oder gar Streit landen in der Küche und werden gerne beim Kochen oder Essen ausgetragen. All dies vermindert die heilende und transformierende

Kraft der Nahrung und verstärkt die ungesunden und suchtartigen Ernährungsgewohnheiten, welche unsere körperlichen und mentalen Beschwerden unterfüttern.

Um sich vor diesen negativen Energien und Einflüssen zu schützen, wollen wir ein Ritual machen, welches unsere Küche symbolisch zum Tempel und unseren Herd zum Altar weiht. Wir wollen Kochen als eine heilige Handlung betrachten, die uns mit Liebe und Heilung erfüllt:

Reinigen und Räuchern Reinigen Sie Ihre Küche mit einer Räucherung von allen negativen Energien. Nehmen Sie dazu getrocknete Salbeiblätter, die Sie mit einem Band zusammenbinden und anzünden. Räuchern Sie damit alle Ecken Ihrer Küche und Speisekammer aus. Stellen Sie sich vor, wie damit alle alten Anhaftungen, Gelüste und negativen Einstellungen, die Sie mit dem Essen verbinden, verbrannt werden.

Einen Altar in der Küche errichten Suchen Sie sich eine geeignete Stelle in Ihrer Küche, in der Sie sich einen kleinen Altar errichten können. Legen Sie hier für Sie bedeutsame Gegenstände ab, die Sie auf dem ganzheitlichen Weg zu mehr Gesundheit und Schönheit begleiten sollen: Bilder, Bücher, Statuen, frische Blumen, eine *Mala* (indische Meditationskette) oder Gebetsperlen – all das sind Gegenstände, die Sie auf Ihren Altar stellen können, um immer wieder in Erinnerung zu rufen, in welchem Energiefeld und welcher Geisteshaltung Sie Ihre Ernährungs- und Lebensweise gestalten möchten. Sie können auch ein Bild von sich auf den Altar stellen, das Sie zeigt, wie Sie sich wünschen zu sein.

Hingabe und Gebet Verweilen Sie täglich eine kurze Zeit vor Ihrem Altar. Sammeln Sie sich innerlich, öffnen Sie Ihr Herz und atmen Sie tief ein und aus. Entzünden Sie gedanklich das Feuer der Liebe in Ihrem Herzen und lassen Sie diese Kraft in Ihre Hände, Ihren Gaumen und Ihren ganzen Körper fließen. Stellen Sie sich vor, wie die heilende Kraft der Liebe durch Sie fließt und Ihre Nahrung durchdringt.

Mantras Auch in meiner eigenen Küche erfreue ich mich jeden Tag an meinem kleinen Altar. Mit der Glücks- und Schönheitsgöttin *Lakshmi*, einem klassischen Ayurveda-Ernährungslehrbuch (*Ksemasarma*) als Symbol für die vedische Ernährungsmedizin und einem schönen Engel als Lichtbringer. Dies hilft mir, mich immer an meine guten Ernährungsvorsätze zu erinnern und mich darin zu bestärken. Mein Lehrer empfahl mir, jeden Tag vor dem Altar ein kleines Gebet zu sprechen und während des Kochens fröhliche oder spirituelle Lieder zu singen, um die heilende Kraft der Nahrung zu verstärken. Damit mache das Kochen mehr Spaß und die Speisen schmecken auch viel besser! All dies ist mittlerweile zur Selbstverständlichkeit geworden, das meiner Familie oder meinen Gästen gar nicht mehr auffällt. Doch für mich persönlich ist es immer wieder ein Geschenk zu erleben, auf welch wunderbare Weise sich in der Küche die rationalen, psychologischen und spirituellen Therapieansätze des Ayurveda zu einer gesunden und genussvollen Lebenskunst vereinen. Gerne möchte ich dieses mit Ihnen teilen!

Mantra:
saha nav avatu saha nau bhunaktu saha viryam karavavahai tejasvi nav adhitam astu ma vidvishavahai
(Quelle: Einleitung zur Katha-Upanishad)

Möge unsere Gemeinschaft beschützt sein; mögen wir gemeinsam (die Speisen) genießen; mögen wir kraftvolle Taten vollbringen; möge unser Studium brillant sein; mögen wir uns nicht erzürnen.

GESUND MIT GENUSS
DIE AYURVEDA-KÜCHE

Die ayurvedische Küche verfügt über eine große Vielfalt von Gestaltungsmöglich-keiten: Von klassisch-indischen Rezepten über regional angepasstes Slow-Food bis zur modernen Fusion-Küche – alles ist möglich! Die Art und Weise, wie die ganzheitlichen Ernährungsprinzipien in der eigenen Küche umgesetzt werden, obliegt ganz allein dem Geschmack und dem Können des Kochs. In diesem Sinne finden Sie in diesem Buch eine kleine Auswahl meiner persönlichen Lieblings-rezepte und Menüs der Ayurveda-Diät-Küche.

Die Priorität der in diesem Buch aufge-führten Rezepte liegt in ihrer therapeu-tischen Wirksamkeit: Die ausgewählten Zutaten und schonenden Zubereitungsformen eignen sich wunderbar zum Entschlacken, *Agni*-ausgleichen, Verjüngen und Abnehmen. Dass die Gerichte dabei auch gut schmecken, ist eine Voraussetzung für die heilende und wirksame Kraft der ayurvedischen Kochkunst.

Wer die ayurvedische Küche auch in ihrer weni-ger kurativen Qualität kennenlernen möchte, um sie auf Dauer in den eigenen Alltag zu integrie-ren, dem sei der Hinweis auf weitere Ayurveda-Kochbücher gegeben, denn den scharfen Curry-gerichten, mediterranen Ayurveda-Kreationen, süßen Desserts und leckeren Kuchen kommt in der hier beschriebenen diätetischen Ayurveda-Küche wenig Aufmerksamkeit zu.

In der ayurvedischen Kochkunst sind Kreati-vität, Flexibilität und Fachkompetenz wichtige Fertigkeiten für eine gute Zubereitung der Ge-richte. Wir bereiten unsere regionalen Produkte auf ayurvedische Weise zu und schwingen uns dabei feinfühlig auf die *Dosha*-bezogene Tages-form ein. So sind wir in der Lage, uns selbst und unsere Familie auf raffinierte Art schnell, gesund und lecker zu versorgen.

■ Nutzen Sie die aufgeführten Rezepte und Menüvorschläge als Anregung für Ihre eigenen Ideen und lassen Sie sich von den duftenden Gewürzen und dem farbenfrohen Gemüse zu neuen Kreationen inspirieren.

■ Mit dieser gesunden und ausgewogenen Ernährungsweise können Sie abnehmen, eine schöne Haut bekommen und an jugendlicher Ausstrahlung gewinnen.

Rezepte für zwei Personen Die in diesem Buch aufgeführten Rezepte sind vorwiegend für zwei Personen (Portionen) konzipiert, die Frühstücks-rezepte jedoch jeweils für eine Person (je nach Appetit). Die Chutneys und Konfitüren können auch auf Vorrat gekocht werden und halten sich, gut verschlossen, im Kühlschrank mindestens zwei bis drei Wochen. Kochen Sie mehrere Ge-richte innerhalb eines ayurvedischen Menüs, so reicht es für entsprechend mehr Personen, bzw. sollte die Zubereitung in der Mengenangabe angepasst werden.

Individuelle Speisepläne für »Mein Ayurveda-Wohlfühlprogramm«

Die ayurvedische Gesundheitslehre ist frei von Dogmen und Fanatismus. Selbst strenge Ärzte, die schwerste Erkrankungen mit Ayurveda heilen, sagen, dass 80 Prozent Umsetzung der ayurvedischen Ernährungs- und Lebensregeln ausreichen, um gesund und glücklich zu sein. 20 Prozent »Ausnahmen«, die nicht dem ayurvedischen Speiseplan entsprechen – ein Stück Kuchen, ein Käsebrot oder etwas Nicht-Vegetarisches – seien sogar wichtig für die seelische Balance. Achten Sie bei diesen Ausnahmen jedoch auf gute Qualität! Lieber eine hochwertige Schokolade als ein Billigprodukt mit künstlichen Aromen und Emulgatoren verzehren. Denn alle künstlichen Zusatzstoffe und Geschmacksverstärker bringen nicht nur unser *Vata* aus dem Gleichgewicht, sondern verstärken auch Zwanghaftigkeit und Maßlosigkeit beim Essen.

Speiseplangestaltung zur Gewichtsreduktion

Wenn die Gewichtsreduktion Ihr Hauptziel ist, so finden Sie in den nachfolgenden Rezepten all jene Nahrungsmittel wieder, welche in den vorangegangenen Kapiteln bereits ausführlich in Ihrer *Kapha*-reduzierenden Wirkung beschrieben wurden. Berücksichtigen Sie aber auch all die anderen Regeln zum *Kapha*-Ausgleich für den Tagesablauf (Körperpflege und Bewegung). Der Speiseplan im Kasten auf Seite 150 zeigt, wie Sie die Gerichte als *Kapha*-reduzierende Diät zusammenstellen können, damit die Pfunde purzeln und Sie sich dabei wirklich wohlfühlen. Selbstverständlich können Sie den Speiseplan auch verändern oder variieren. Er sollte aber nach folgenden Kriterien aufgebaut sein:

- Abends nur warm essen: Eine leichte Suppe mit Linsen oder Gerste, Gemüse, bitteren Kräutern und etwas scharfen Gewürzen.
- Mittags die Hauptmahlzeit mit Gemüse, Getreide und eventuell Salat als Beilage.
- Morgens eine warme, sehr leichte Mahlzeit.
- Täglich Hülsenfrüchte und Chutneys.
- Ein wöchentlicher »Schonkost-Tag« zum Entschlacken entlastet den Stoffwechsel.

Ein Chutney verwöhnt die Sinne durch eine schöne Optik und alle sechs Geschmacksrichtungen.

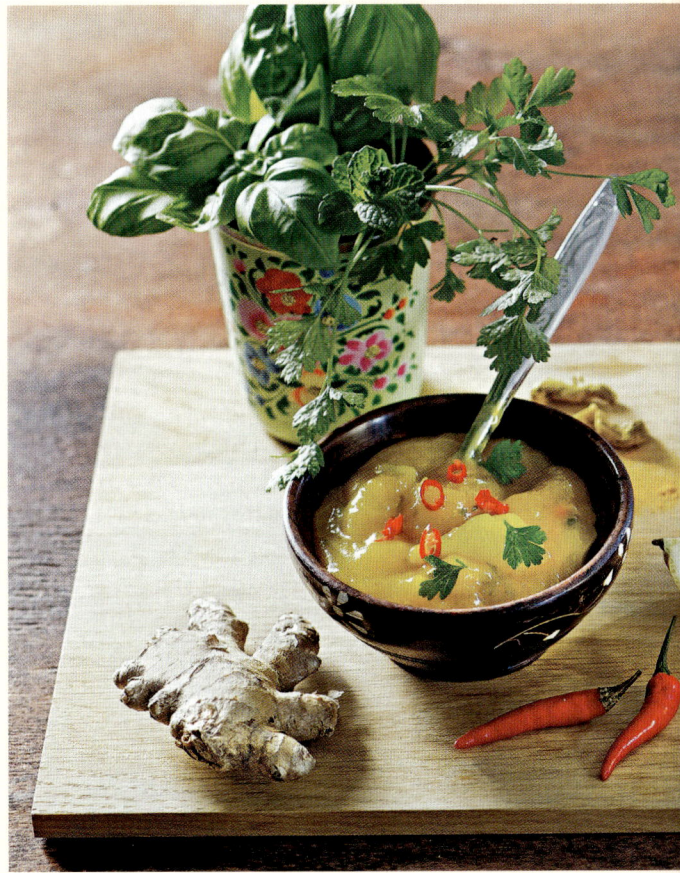

Berufstätige können notfalls das Mittag- und Abendessen auch tauschen: Mittags die Suppe, bzw. den Dal essen und abends frisch kochen. In diesem Falle sollte viel Gemüse und nur wenig Getreide beim Abendmenü verzehrt werden.

Speiseplangestaltung zur Energiegewinnung und Regeneration

Ein Ayurveda-Wohlfühlprogramm lohnt sich auch für diejenigen, die nicht abnehmen wollen oder müssen: Die leichte Kost mit den anregen-den Gewürzen entlastet den Stoffwechsel, entgiftet den Körper und entspannt den Geist. Unser Speiseplan muss dabei nicht so streng sein. Leckere Menüs mit Gemüse, Getreide, Eiweiß-beilage, Salat und Dessert aus frischen Zutaten schenken neue Energie für jeden Tag.

Beachten Sie bei dem *Dosha*-ausgleichenden Ayurveda-Speiseplan Folgendes:
- Trinken Sie am Morgen immer Ingwerwasser/heißes Wasser vor dem Frühstück.
- Bei Heißhunger zwischendurch können Sie

Speiseplan zum Abnehmen

	Frühstück	Mittagessen	Abendessen
Sonntag	Feine Frühstückswaffeln (siehe Seite 162), dazu Honig oder Konfitüre (siehe Seite 167)	Orientalischer Kichererbseneintopf (siehe Seite 178) und gefüllte Mangoldröllchen (siehe Seite 182)	Gemüsecremesüppchen (siehe Seite 200)
Montag	»Mach mich schlank«–Hirse mit Apfel (siehe Seite 160)	Chicorée mit Kürbiskernen auf Zucchinipuffer (siehe Seite 179)	Orientalische Linsensuppe (siehe Seite 201)
Dienstag	Getreidebrei mit gedünsteten Früchten (siehe Seite 159)	Artischockenherzen an Hirsenudeln mit Rucola-Minz-Pesto (Seite 180) Bunter Sommersalat (Seite 194)	Grüne Mungbohnen mit Kürbis und Spinat (siehe Seite 177)
Mittwoch	»Gib mir Kraft«-Hirse mit Trockenfrüchten (siehe Seite 160)	Radicchio auf Polenta mit Pistazienpesto (siehe Seite 185)	Roter Masur-Dal mit Gemüse (siehe Seite 175)
Donnerstag	Amarant mit Ananas (siehe Seite 161), dazu gedünstete Früchte aus dem Backofen (siehe Seite 157)	Ratatouille aus dem Backofen mit Koriander-Taboulé (siehe Seite 198)	Ayurvedische Minestrone (siehe Seite 203)
Freitag	»Mach mich schlank«-Hirse mit Apfel (siehe Seite 160)	Auberginengemüse mit Chicorée-Rucola-Salat (siehe Seite 188)	Kräutercremesüppchen (siehe Seite 201)
Samstag	Getreidebrei mit gedünsteten Früchten (siehe Seite 159)	Gefüllte Pastinaken mit Hirselaibchen (siehe Seite 190) Bunter Sommersalat (Seite 194)	Khichari mit Gemüse (siehe Seite 204 Variante)

Speiseplan für mehr Vitalität und zur Regeneration

	Frühstück	Mittagessen	Abendessen
Sonntag	Feine Frühstückswaffeln (siehe Seite 162), dazu Honig oder Konfitüre (siehe Seite 167)	Spargel mit Hollandaise und Kartoffelküchlein (siehe Seite 191) Bunter Sommersalat (Seite 194)	Ayurvedische Minestrone (siehe Seite 203) mit Brot und Aufstrichen
Montag	Apfel-Dinkel-Brei (siehe Seite 159)	Blattspinat in Kürbissauce an Sesamreis (siehe Seite 193) Paprikachutney (siehe Seite 169) Roter Masur-Dal (siehe Seite 175)	Ratatouille aus dem Backofen mit Koriander-Taboulé (Seite 198)
Dienstag	Amarant mit Ananas (siehe Seite 161) Gedünstete Früchte (siehe Seite 157)	Gefüllte Pastinaken mit Hirse-laibchen (siehe Seite 190) Gemischter Dal (siehe Seite 174) Pflaumen-Birnen-Chutney (S. 168) Feldsalat mit Kresse und Pinien-kernen (siehe Seite 187)	Kräutercremesüppchen (siehe Seite 201) mit Brot und Aufstrichen
Mittwoch	Getreidebrei mit gedünsteten Früchten (siehe Seite 159)	Blumenkohlcurry mit Tofu auf Reisplätzchen (siehe Seite 186) Honigmelonen-Chutney (siehe Seite 169)	Süßkartoffeln mit Kräuter-quark (siehe Seite 196)
Donnerstag	»Gib mir Kraft«-Hirse mit Trockenfrüchten (siehe Seite 160)	Auberginengemüse mit Chicorée-Rucola-Salat (siehe Seite 188) Gekochter Reis, Klassischer Mung-Dal (Seite 173), Koriander-Basili-kum-Chutney (siehe Seite 170)	Radicchio auf Polenta mit Pistazienpesto (siehe Seite 185)
Freitag	Amarant mit Ananas (siehe Seite 161), dazu gedünstete Früchte (siehe Seite 157)	Artischockenherzen an Hirsenudeln mit Rucola-Minz-Pesto (Seite 180) Bunter Sommersalat (Seite 194)	Khichari mit Gemüse (siehe Seite 204 Variante)
Samstag	Getreidebrei mit gedünsteten Früchten (siehe Seite 159)	Zucchinilasagne mit buntem Som-mersalat (siehe Seite 194)	Linsensuppe (Seite 201) mit Brot und Aufstrichen

am Vormittag frische Früchte, einen Frucht- oder Gemüsesaft trinken. Am Nachmittag sind Nüsse, eingeweichte Trockenfrüchte und ein *Masala-Chai* (siehe Seite 156) empfehlenswert.

■ Ergänzen Sie Ihr Menü mit einem kleinen Dessert oder etwas Brot bzw. Reiswaffeln mit Dips aus Gemüse- oder Hülsenfrüchten.

■ Essen Sie abends eine warme und leichte Mahlzeit – sehr bekömmlich sind Suppen, Ge-treide- und Gemüsegerichte, mittags die Haupt-mahlzeit mit Gemüse, Hülsenfrüchten, Getreide und Salat und morgens ein warmes Frühstück.

■ Das was Ihnen besonders gut schmeckt, kön-nen Sie gerne häufiger essen.

■ Ergänzen Sie Ihren Speiseplan mindestens 3-mal pro Woche durch Hülsenfrüchte.

■ Legen Sie einmal im Monat einen »Schon-kost-Tag« mit Ingwerwasser und Khichari ein.

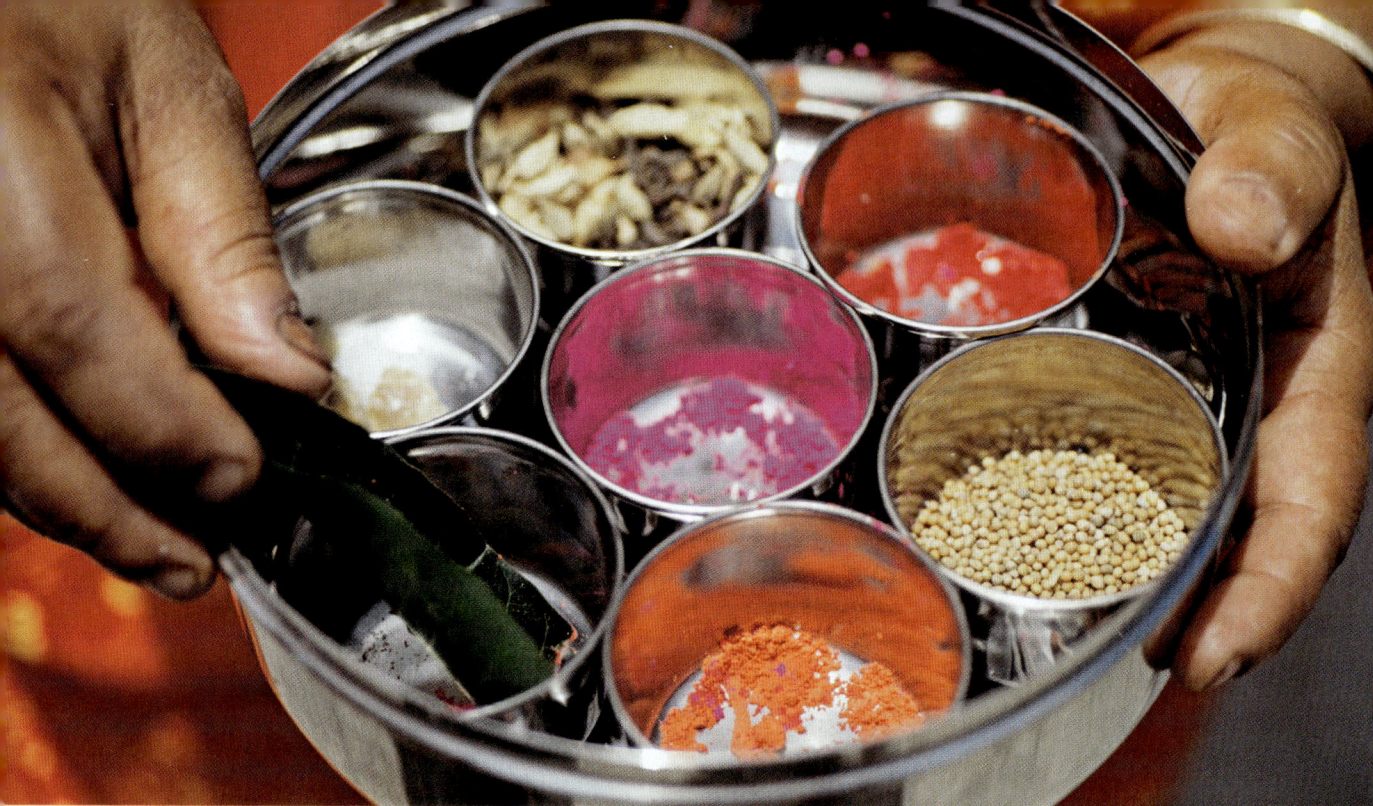

Das fein aufeinander abgestimmte Verhältnis der verwendeten Gewürze ist ein Grundpfeiler der ayurvedischen Koch- und Heilkunst.

Gewürze für Verdauungskraft und Lebensfreude

Gewürze sind die Juwelen der ayurvedischen Küche. Sie verfeinern den Geschmack der Speisen und optimieren mit deren spezifischen Heilwirkungen die Bekömmlichkeit und ernährungstherapeutische Qualität der Nahrung. Durch den kunstvollen Umgang mit Gewürzen und Kräutern wird jeder Ayurveda-Koch zum Heiler und Alchimisten für den täglichen Speiseplan. Einige Gewürze zeichnen sich durch besondere Eigenschaften auf der körperlichen oder psychischen Ebene aus und sind aus der ayurvedischen Küche nicht wegzudenken: So aktiviert Chili die gleichen Glückshormone, wie wir sie uns sonst über Schokolade holen, Fenchel und Kreuzkümmel machen die Speisen bekömmli-

cher, Berberitzen helfen beim Fettabbau, und Kurkuma entsäuert und entschleimt.

Im Ayurveda hat jeder Koch, bzw. jede Köchin seine/ihre einigen Lieblingsgewürze, die seiner/ihrer Meinung nach bei keinem Gericht fehlen sollten. Dabei können Geschmack und Vorlieben – je nach Konstitution – stark variieren.

■ Betrachten Sie die in den Rezepten aufgeführten Gewürzangaben deshalb auch als kreative Anregung für Ihre eigene Inspiration im Umgang mit den zu Ihnen passenden Gewürzen. Sollten Sie ein Gewürz nicht mögen oder es nicht erhalten, so können Sie es auch weglassen oder gegen ein anderes ersetzen.

Die ayurvedische Gewürz-Grundausstattung besteht in der Regel aus Ingwer, Kurkuma, Kreuzkümmel (Cumin), Koriander, Fenchel, Zimt, Kardamom, Pfeffer (von *Pippali* bis Cayennepfeffer) und Salz. Mit diesen Gewürzen decken wir alle *Dosha*-ausgleichenden Geschmacksrichtungen ab und verleihen den

Speisen ein wunderbares Aroma. Aufbewahrt werden die Samen und Pulver traditionell in einer sogenannten Masala-Box.

Currymischungen In Indien ist es üblich, dass jede Hausfrau ihre eigenen Currymischungen erstellt. Auch ich selbst arbeite in meiner Küche viel mit meinen bereits vorgefertigten Gewürzmischungen. Die geschmacklich und therapeutisch ausgereiften Rezepturen schmecken unwiderstehlich, lassen mich viel Zeit sparen und machen das Kochen insgesamt unkomplizierter. Eine meiner Lieblings-Gewürzmischungen ist speziell zum *Kapha*-Abbau und zur Gewichtsreduktion geeignet. Sie besteht aus Berberitzen, Ingwer, Pfeffer, Kreuzkümmel (Cumin), *Methi* (Bockshornklee), Chili, *Ajwain*, Lorbeer und Thymian. Sie passt hervorragend zu allen deftigen Gemüse-, Getreide- und Kartoffelgerichten.

Chutneys Die einfachste Art, die tägliche Ernährung mit den richtigen Gewürzen und Geschmacksrichtungen aufzuwerten, geschieht mit einem Chutney. Dies enthält alle sechs *Rasas* (Geschmäcker) und regt damit *Agni* in seinem Verdauungsprozess an. Ob als i-Tüpfelchen bei der Hauptmahlzeit oder als Dip zum Sandwich – ein Chutney bereichert jedes Menü auf kulinarische und therapeutische Weise.

Die Thermik unserer Nahrung

Ein Aspekt für die Auswahl der richtigen Nahrungsmittel bei der Gestaltung der Speisepläne ist *Virya*, die Thermik: Ob ein Gemüse eher kühlend (*Sita*) oder erhitzend (*Usha*) wirkt, übt einen großen Einfluss auf die Verdauung und den entsprechenden Zellstoffwechsel aus. Alle Rezepte für Hauptgerichte in diesem Buch berücksichtigen die ayurvedischen Gesichtspunkte einer *Dosha*-ausgleichenden und gesundheitsfördernden Zubereitung. Durch die Balancierung der sechs Geschmacksrichtungen befriedigen sie alle Sinne und sind für jeden Konstitutionstyp geeignet.

Je nach individueller Zielsetzung können Sie durch die Zusammensetzung Ihres Menüs dessen Wirkung noch verstärken:

■ Liegt Ihre Priorität vor allem auf Gemüse und Salat, so gewinnen Sie viel Leichtigkeit und Energie. Die dazugehörigen Beilagen aus Getreide, Hülsenfrüchten und Nüssen schenken Ihnen Stabilität, Ausdauer und Kraft.

■ Wollen Sie mit Ihrer Ayurveda-Diät schnell an Gewicht verlieren, so empfiehlt es sich, die leichten und heißen Eigenschaften zu steigern. Mindestens zwei Drittel der Mahlzeit sollten aus gekochtem Gemüse bestehen.

Einfluss der Thermik auf die Nahrung

Virya	Wirkung	Gewürze und Nahrungsmittel
Erhitzend (*Usha*)	regt *Agni* an, reduziert *Kapha*	Chili, *Hing (Asafoetida)*, Ingwer, Meerrettich, Muskat, Pfeffer, Senf, Zimt, Auberginen, Möhren, Rettich, Joghurt, Sesamöl
Kühlend (*Sita*)	balanciert *Agni*, reduziert *Pitta*	Reis, Gerste, Weizen, Milch, Ghee, Kokos, Spinat, Gurke, Trauben, Feigen, Äpfel, Fenchel, Nelken, Koriander, Kardamom

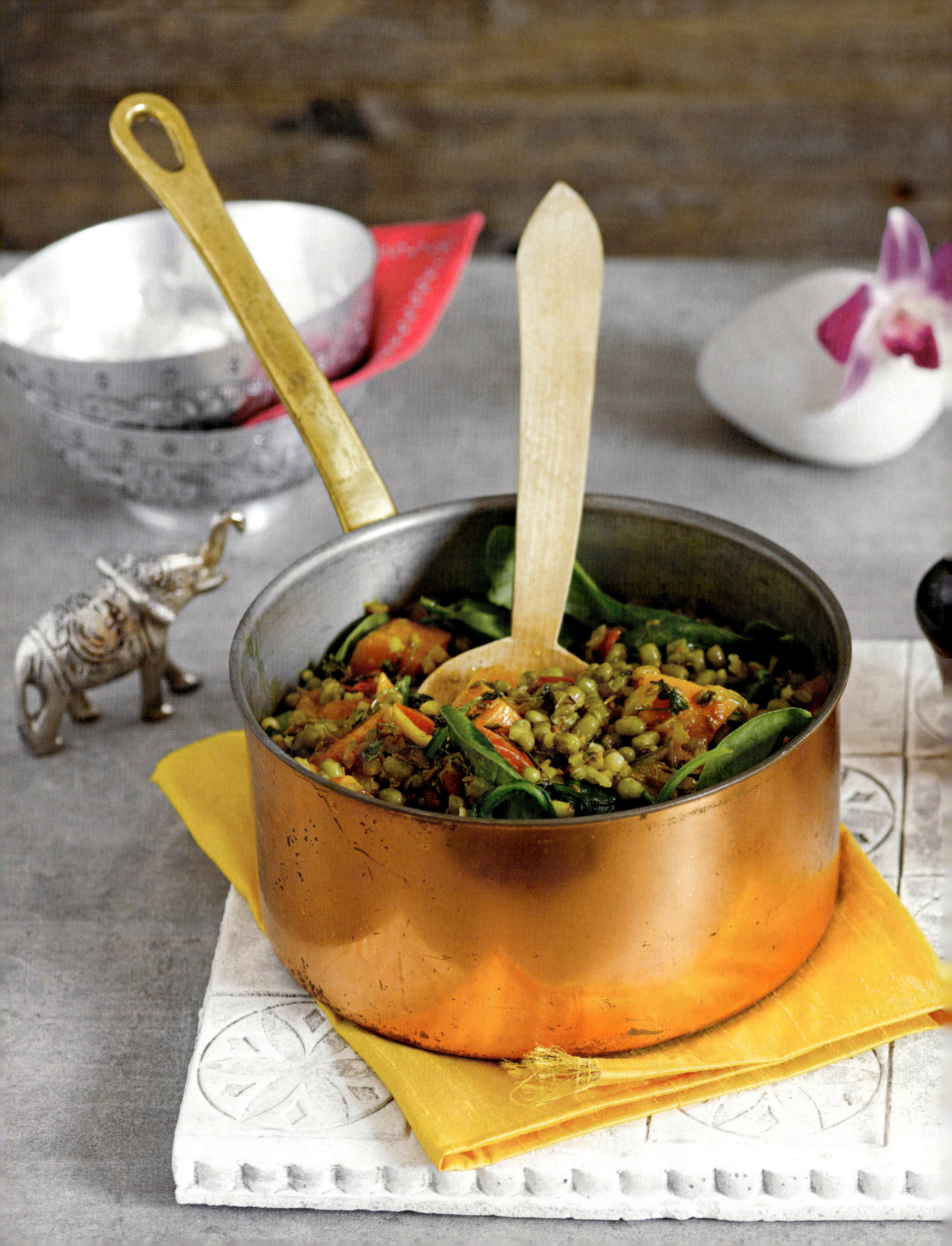

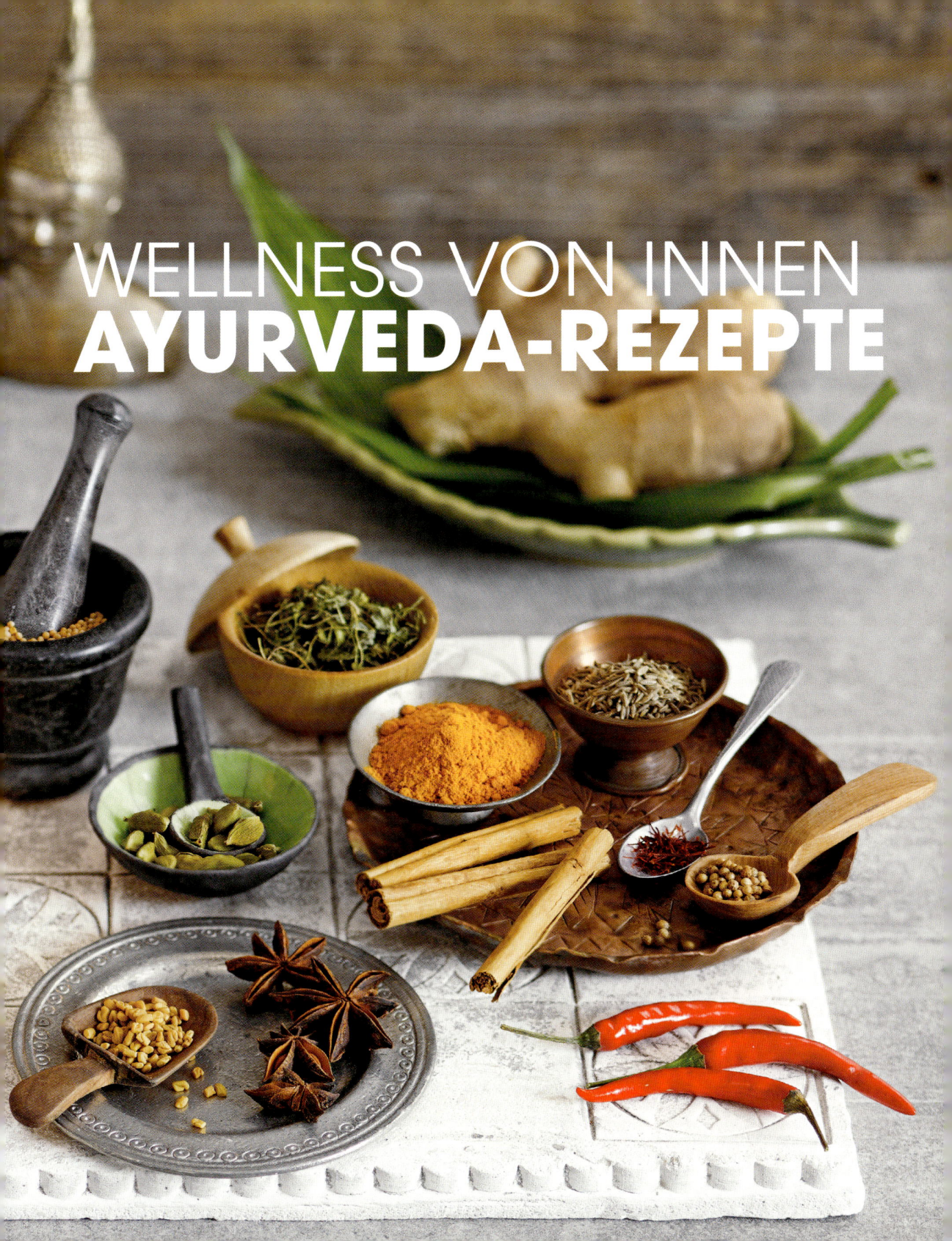

WELLNESS VON INNEN
AYURVEDA-REZEPTE

TRIDOSHA-AGNI-TRUNK

1. Ingwer schälen. 150 Milliliter Wasser erhitzen, alle Gewürze zugeben, aufkochen, die Hitze reduzieren und das Gewürzwasser 5 Minuten köcheln lassen. Leicht abkühlen lassen und absieben.

INFO Als gute Zufuhrquelle für wohltuende Gewürzmischungen dienen Gewürztrunke und Gewürztees. Diese werden speziell auf die Tageszeiten und individuellen Bedürfnisse zum Ausgleich der *Doshas* und *Agni* abgestimmt. Dieser Trunk eignet sich für alle Konstitutionen.

TIPP Trinken Sie ca. 10 Minuten vor dem Mittagessen einen Agni-Trunk zur Stärkung des Verdauungsfeuers *Agni* und zur Anregung des Stoffwechsels.

Zutaten für 1 Portion

1 Scheibe frischer Ingwer
1 TL Kreuzkümmelsamen (Cumin)
¼ TL Fenchelsamen
4 Pippalikörner
je 1 Messerspitze Kurkuma, Chilipulver und Steinsalz

Zubereitungszeit 10 Minuten

MASALA-CHAI

1. Ingwer schälen. Die Gewürze in 700 Milliliter Wasser aufkochen und 10 bis 15 Minuten köcheln lassen.

2. Je nach Geschmack bzw. therapeutischem Effekt Zucker, Milch oder Reismilch sowie schwarzen Tee oder Roibuschtee zufügen. Weitere 5 Minuten köcheln lassen. Abgießen.

TIPP Den Masala-Chai können Sie gegen Heißhunger trinken. Er enthält traditionelle *Vata*-reduzierende Gewürze und ist als »Yogi-Tee« in gut sortierten Lebensmittelläden erhältlich.

Zutaten für ca. 750 Milliliter

2 Scheiben frischer Ingwer
1 TL Nelken
2 Sternanis
2 Zimtstangen
2 Pfefferkörner
5 Kardamomkapseln
1 EL brauner Vollrohrzucker
100 ml Milch oder Reismilch
evtl. 1 EL schwarzer Tee oder Roibuschtee

Zubereitungszeit 20 Minuten

INGWERWASSER

Zutaten für 1 Liter

2–3 Scheiben frischer Ingwer
1 l kaltes Wasser

Zubereitungszeit 15 Minuten

1. Ingwer schälen. Wasser mit Ingwer zum Kochen bringen und 10 Minuten köcheln lassen.

2. Das Ingwerwasser in eine Thermoskanne füllen.

INFO Trinken Sie vor dem Frühstück 2 Tassen Ingwerwasser, um den Körper zu reinigen. Kochen Sie etwas mehr Ingwerwasser und verwenden Sie es tagsüber zum Kochen.

GEDÜNSTETE FRÜCHTE AUS DEM BACKOFEN

Zutaten für 1 Portion

150–200 g frische Früchte (Apfel, Birne, Banane, Trauben)
250 ml Apfelsaft oder heller Traubensaft
⅓ Zimtstange
2–3 Kardamomkapseln
1 Messerspitze Kurkuma

Zubereitungszeit 20 Minuten

1. Backofen auf 185 °C (Umluft 165 °C, Gas Stufe 2–3) vorheizen. Früchte waschen, nach Bedarf putzen und schälen. In mundgerechte Stücke schneiden.

2. Die Fruchtstücke in eine Auflaufform legen. Mit Fruchtsaft bedecken. Zimtstange, Kardamomkapseln und Kurkuma untermischen. Im Backofen 15 Minuten schmoren lassen.

INFO Das Frühstück sollte eine *Kapha*-ausgleichende Mahlzeit sein. Am Morgen sind die Eigenschaften schwer, feucht, kalt und schleimig von Natur aus stärker ausgeprägt, und ein zu mächtiges Frühstück unterbindet die morgendliche Entschlackung, macht müde und antriebslos. So empfiehlt Ayurveda, morgens nur eine leichte Mahlzeit einzunehmen. Ideal sind frische Früchte, die roh immer alleine oder – noch besser! – in gedünsteter Form zusammen mit anregenden Gewürzen und einem leichten Getreidebrei (siehe Seite 159) gegessen werden sollten.

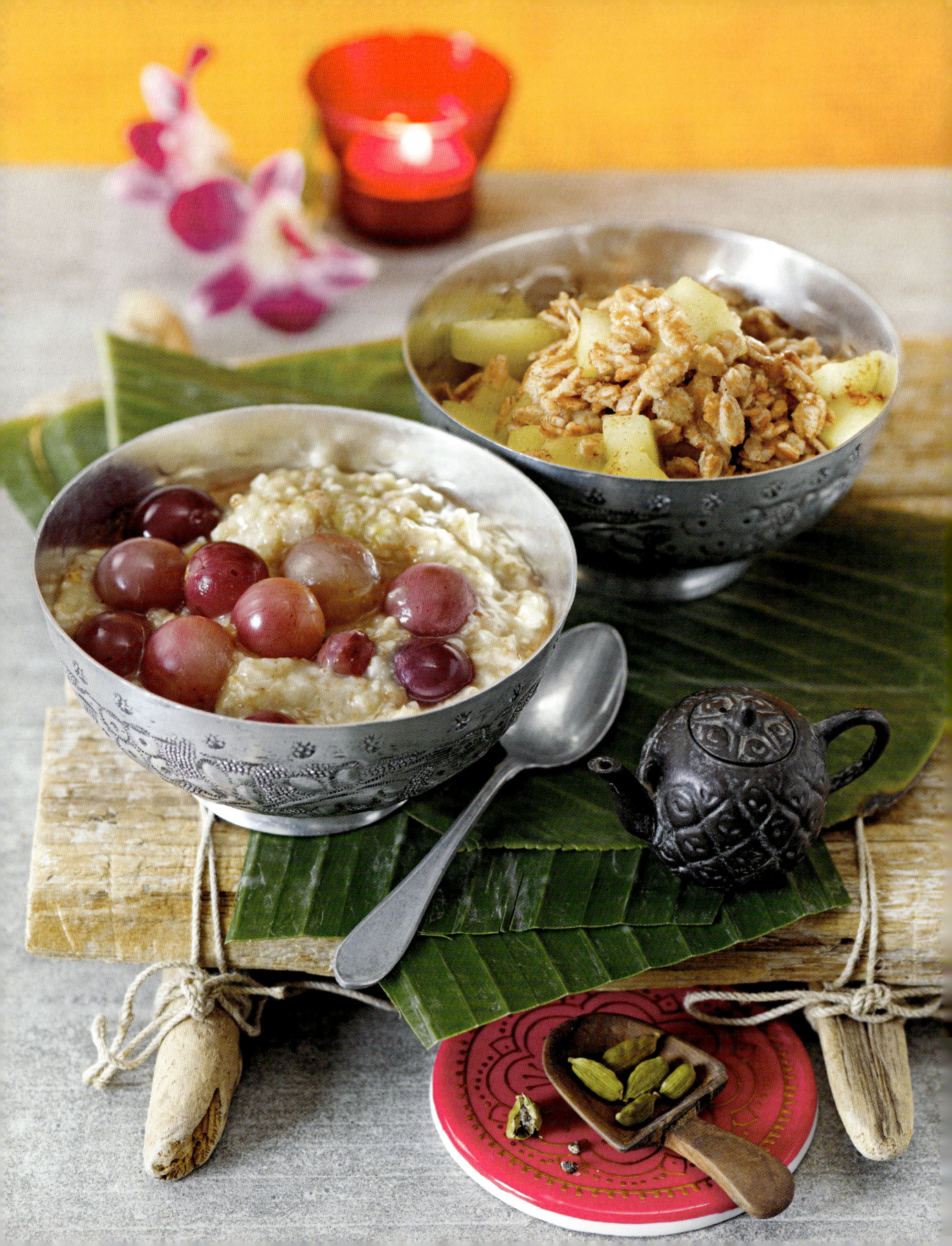

GETREIDEBREI MIT GEDÜNSTETEN FRÜCHTEN

Für 1 Portion

3 EL Getreideflocken
1 Messerspitze Salz
2 Safranfäden
½ TL Ghee (siehe Seite 146)

Außerdem
gedünstete Früchte (siehe Seite 157), nach Bedarf

Zubereitungszeit 10 Minuten

1. Getreideflocken mit 250 Milliliter Wasser in einen Topf geben. Salz und Safran zufügen und alles zum Kochen bringen. Sanft köcheln lassen, dabei ab und zu umrühren.

2. Nach 3 bis 4 Minuten etwas Ghee unterrühren und nochmals aufkochen lassen. Nach Bedarf gedünstete Früchte dazu essen.

INFO Wenn es schnell gehen soll, können Sie im Bioladen das Produkt »3-Korn-Flocken« aus Reis, Buchweizen und Hirse kaufen, denn diese Mischung passt für jede Konstitution. Oder Sie wählen die Getreideflocken für jedes *Dosha* passend aus:

Vata Hafer, Dinkel, Reis, Kamut, Buchweizen
Pitta Hafer, Dinkel, Reis, Kamut, Hirse, Gerste
Kapha Gerste, Reis, Hirse

APFEL-DINKEL-BREI

Zutaten für 1 Portion

1 Apfel
1 TL Ghee (siehe Seite 146)
3 EL Dinkelflocken
150 ml Reismilch
¼ TL Zimt
1 Messerspitze Kardamom
1 Messerspitze Salz

Zubereitungszeit 10 Minuten

1. Apfel waschen, schälen und klein schneiden. Ghee erhitzen und die Apfelstücke darin andünsten.

2. Dinkelflocken zugeben und anschwitzen lassen. Mit Reismilch bedecken und den Brei aufkochen. Bei schwacher Hitze unter Rühren 3 bis 4 Minuten sanft köcheln lassen.

3. Den Brei mit Zimt, Kardamom und Salz würzen und warm oder lauwarm genießen.

»MACH MICH SCHLANK«-HIRSE MIT APFEL

1. Apfel waschen, schälen, Kerngehäuse entfernen und das Fruchtfleisch klein schneiden.

2. Hirse, Apfelstückchen und 200 Milliliter Wasser in einen Topf geben und zum Kochen bringen. Berberitzen zufügen und den Brei bei schwacher Hitze 10 Minuten köcheln lassen.

3. Den Brei in eine Schale geben. Mit Zimt bestäuben und mit Honig beträufeln. Pur oder mit Früchtekompott verzehren.

Zutaten für 1 Portion

1 Apfel, Sorte Boskop
3 EL schnellkochende Hirse
1 TL Berberitzen
1 Messerspitze Zimt
1 TL Akazienhonig

Zubereitungszeit 10 Minuten

»GIB MIR KRAFT«-HIRSE MIT TROCKENFRÜCHTEN

1. Trockenfrüchte mit 200 Milliliter kaltem Wasser bedecken und über Nacht einweichen.

2. Am nächsten Morgen das Einweichwasser abgießen und dabei auffangen. Die Hirse in dem Einweichwasser (ohne Trockenfrüchte) aufkochen. Zimtstange zufügen und den Brei bei schwacher Hitze 10 Minuten köcheln lassen.

3. Die eingeweichten Trockenfrüchte klein schneiden und in den Hirsebrei geben. Mit Sojasahne und Vanillezucker verfeinern.

Zutaten für 1 Portion

3 getrocknete Aprikosen
2 getrocknete Feigen
2 EL schnellkochende Hirse
½ Zimtstange
1 EL Sojasahne
¼ TL Bio-Vanillezucker

Zubereitungszeit 10 Minuten

AMARANT MIT ANANAS

Zutaten für 2 Portionen

½ Tasse Amarant
1 Scheibe frische Ananas
1 EL Mandelsplitter
1 Messerspitze Kardamom
1 TL Rohrzucker
Ahornsirup oder Akazienhonig

**Zubereitungszeit 15 Minuten
plus 30 Minuten Quellzeit**

1. Amarant in einen Topf geben, mit der dreifachen Menge kaltem Wasser (1½ Tassen) bedecken und 30 Minuten ausquellen lassen.

2. Amarant aufkochen und bei schwacher Hitze unter Rühren 5 bis 10 Minuten köcheln lassen. Vorsicht, es kann hochspritzen. Ananas schälen und klein schneiden.

3. Ananasstücke unter den Brei rühren und 2 bis 3 Minuten mitköcheln lassen. Mandelsplitter, Kardamom und Rohrzucker unterrühren. Mit Ahornsirup oder Akazienhonig abschmecken.

MANDEL-DATTEL-MUS

Zutaten für 1 Glas

8 Datteln (ca. 40 g)
1 TL Berberitzen
1 EL Haferflocken
1 EL weißes Mandelmus
1 EL Reissirup
¼ TL Ingwerpulver
1 Prise Sternanis, gemahlen

Außerdem
Reiswaffeln

Zubereitungszeit 20 Minuten

1. Datteln, Berberitzen und Haferflocken in einem Topf mit 150 Milliliter kaltem Wasser bedecken und 10 Minuten einweichen.

2. Die eingeweichte Mischung aufkochen und 5 Minuten bei schwacher Hitze köcheln lassen, dabei ab und zu umrühren, damit nichts anbrennt.

3. Mandelmus, Reissirup, Ingwer- und Sternanispulver unterrühren. Die Masse mit einem Pürierstab zu feinem Mus mixen. In ein Glas füllen und kühl stellen. Auf Reiswaffeln genießen.

FEINE FRÜHSTÜCKSWAFFELN

1. Alle Zutaten mit ca. ½ Liter Wasser mischen und mit einem Pürierstab kurz durchmixen. Der Teig sollte leicht flüssig sein. Den Waffelteig ca. 10 Minuten stehen lassen.

2. Ein Waffeleisen auf höchste Stufe anheizen. Beide Waffeleisenseiten mit Ghee einfetten. 2 Esslöffel der Teigmasse in die Mitte geben und eine Waffel backen. Für die folgenden Waffeln das Waffeleisen wiederholt mit Ghee einfetten.

TIPP Starten Sie voller Energie in den Tag und genießen Sie die leckeren Frühstücksvariationen aus der Ayurveda-Küche. Eine knusprige Haferflockenwaffel ist schnell zubereitet, schmeckt toll und stärkt uns für den ganzen Tag.

Zutaten für 8–10 Stück

50 g Gerstenflocken
400 g zarte Haferflocken
2 EL Kichererbsenmehl
2 TL Ghee (siehe Seite 146)
2 EL Vollrohrzucker
1 TL Weinsteinbackpulver
1 Messerspitze Salz
½ TL Zimt
1 Messerspitze Ingwerpulver

Außerdem
Ghee zum Ausbacken

Zubereitungszeit 30 Minuten

HERZHAFTER WALNUSSAUFSTRICH

1. Die Flocken mit 125 Milliliter Wasser aufkochen und in 3 bis 4 Minuten zu einem dicken Brei verkochen. Abkühlen lassen. Ghee erhitzen und Walnüsse darin anrösten.

2. Flocken und Walnüsse mit den restlichen Zutaten in einen Mixer geben und fein pürieren.

TIPP Wer nicht immer nur Süßes am Morgen mag, kann auch mal so einen herzhaften Ayurveda-Brotaufstrich auf Reiswaffel oder Dinkeltoast genießen.

Zutaten für 1 Glas

2–3 EL 3-Korn-Flocken (Bioladen)
1 TL Ghee (siehe Seite 146)
1 EL Walnüsse
1 TL Tamarisauce
½ TL Senf
½ TL Tomatenmark
1 EL frisches Basilikum oder Kresse
Salz, Pfeffer

Zubereitungszeit 15 Minuten

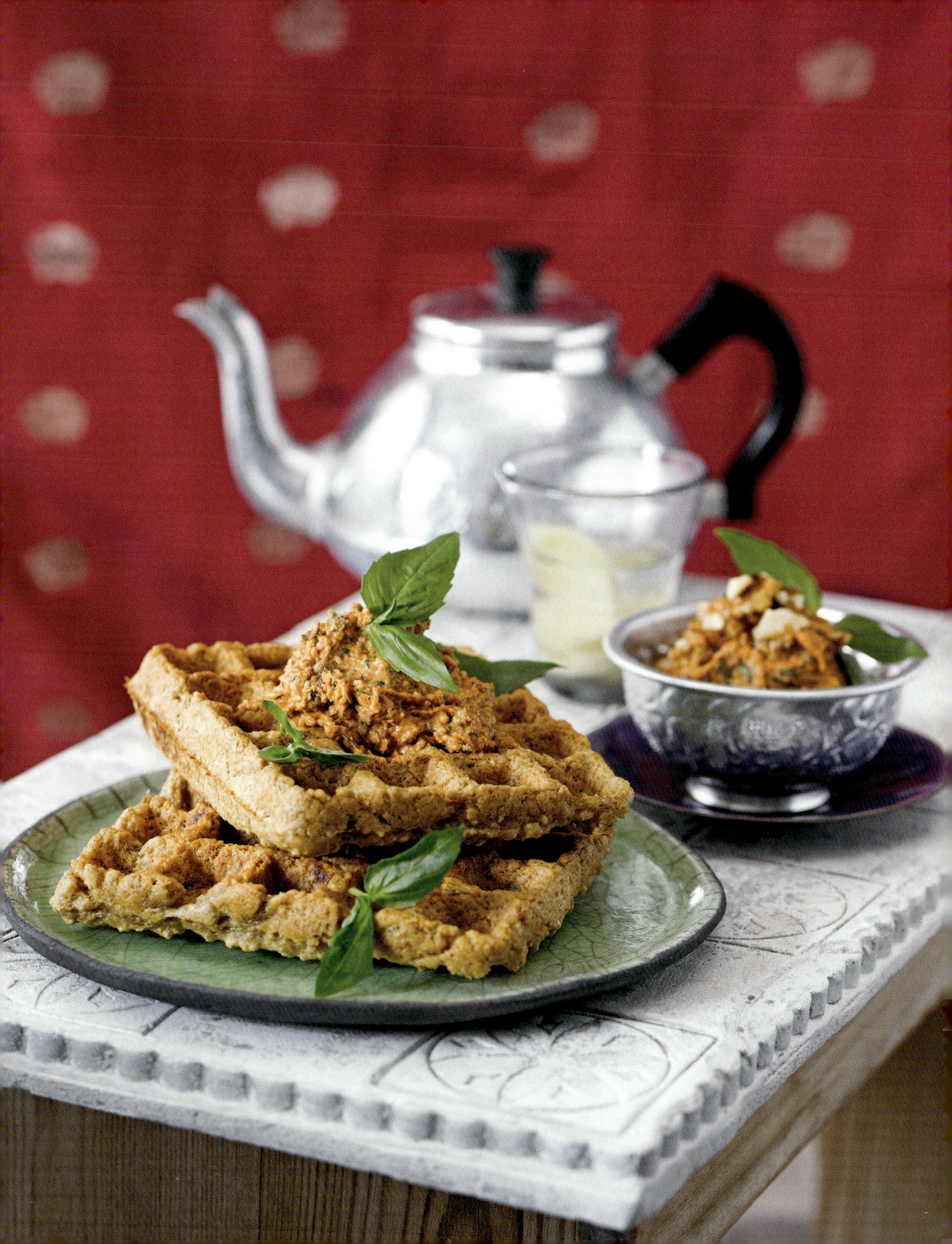

ARTISCHOCKENCREME

1. Artischockenstiele schälen, in große Stücke schneiden und mit 300 Milliliter Wasser und Apfelessig in ca. 10 Minuten weich kochen.

2. Zwiebel und Knoblauch abziehen und grob hacken. Ghee in einem Topf erhitzen und Zwiebel und Knoblauch darin anbraten. Sonnenblumenkerne zufügen und ebenfalls anbräunen.

3. Die gekochten Artischocken abtropfen lassen und in den Sud geben. Mit Kreuzkümmel, Salz und Pfeffer würzen.

4. Die Zubereitung in einen Mixer geben, etwas Olivenöl und frische Petersilie zufügen und alles fein pürieren.

Zutaten für 2 Portionen

3 bis 4 Stiele frischer Artischocken (alternativ Artischocken aus dem Glas)

1 TL Apfelessig

⅓ Zwiebel

1 Knoblauchzehe

1 EL Ghee (siehe Seite 146)

1 EL Sonnenblumenkerne

1 Messerspitze Kreuzkümmel (Cumin), gemahlen

Salz, Pfeffer

1 EL Olivenöl

2–3 Stängel frische Petersilie

Zubereitungszeit 15 Minuten

ROTER PAPRIKADIP

1. Paprikaschoten waschen, achteln und die Kerne entfernen. Zwiebel abziehen und fein hacken.

2. Ghee in einem Topf erhitzen und Bockshornklee-, Fenchel- und Kreuzkümmelsamen darin anrösten. Zwiebel, Paprika und Rosmarin zufügen und anschmoren. Apfelsaft aufgießen. Das Gemüse in 15 Minuten weich schmoren lassen.

3. Senf und Sahne unter die Gemüsemischung rühren. Die Zubereitung in einen Mixer geben und fein pürieren. Mit Salz und Pfeffer abschmecken.

Zutaten für 2–4 Portionen

2 rote Paprikaschoten

1 Zwiebel

1 EL Ghee (siehe Seite 146)

je ½ TL Bockshornklee-, Fenchel- und Kreuzkümmelsamen (Cumin)

½ TL Rosmarin, getrocknet

2–3 EL Apfelsaft

½ TL Senf

2–3 EL süße Sahne

Salz, Pfeffer

Zubereitungszeit 20 Minuten

VEGETARISCHE MAJORAN-LEBERWURST

Zutaten für 1 Glas

50 g Sonnenblumenkerne
50 g Kürbiskerne
50 g Haselnüsse
1 Zwiebel
1 Knoblauchzehe
1 EL Ghee (siehe Seite 146)
¼ TL Kreuzkümmelsamen (Cumin)
1 Bund frischer Majoran
1 Bund frisches Basilikum
¼ TL edelsüßes Paprikapulver
2 TL Senf
2 EL Sojasauce
Salz, Pfeffer

Zubereitungszeit 15 Minuten

1. Eine Pfanne ohne Fett erhitzen und Sonnenblumenkerne, Kürbiskerne und Haselnüsse darin anrösten.

2. Zwiebel und Knoblauch abziehen und grob hacken. Ghee erhitzen und Kreuzkümmelsamen, Zwiebel und Knoblauch darin anschmoren. Abkühlen lassen.

3. Majoran und Basilikum waschen, trockenschütteln und grob schneiden. Alle Zutaten mit den Gewürzen in einen Mixer geben und zu einem feinen Mus pürieren.

4. Das Mus in ein Schraubglas füllen und kühl aufbewahren. Als Brotaufstrich genießen.

BASILIKUM-OLIVEN-DIP

Zutaten für 2–4 Portionen

1 Knoblauchzehe
1 Bund frisches Basilikum
1 Tomate
200 g Oliven ohne Stein
50 ml Olivenöl
1 Chilischote
¼ TL Pippalikörner
1 Messerspitze Kurkuma

Zubereitungszeit 10 Minuten

1. Knoblauchzehe abziehen und in ca. 200 Milliliter Wasser in 5 Minuten weich kochen. Das Wasser abgießen.

2. Basilikum waschen, trockenschütteln und grob schneiden. Tomate waschen und vierteln.

3. Alle Zutaten mit Öl und den Gewürzen in einem Mixer zu einer feinen Paste verrühren.

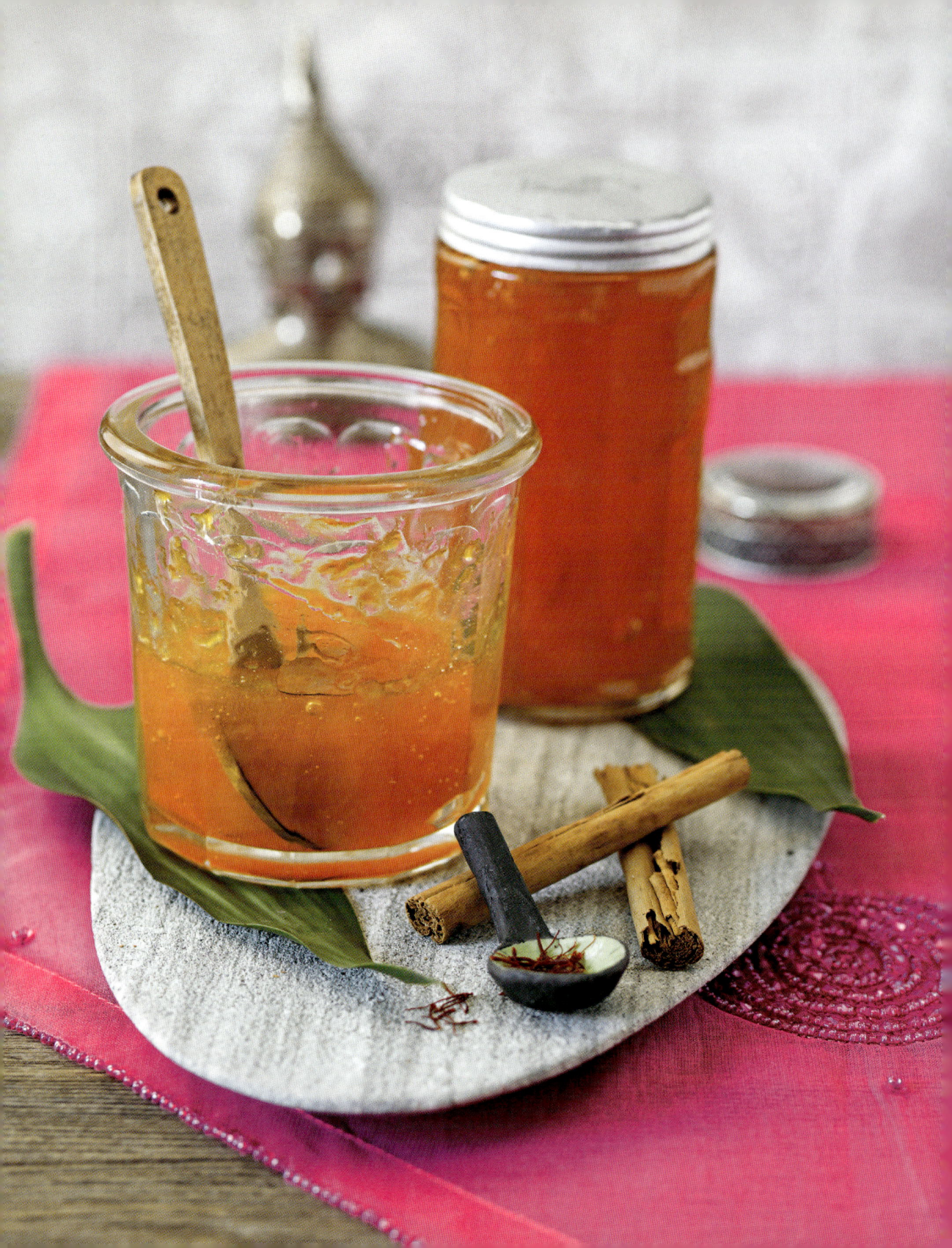

KONFITÜRE À LA AYURVEDA

Zutaten für 8 Gläser à 250 ml

Für das Grundrezept
1500 g frische Früchte
ca. 1 TL Gewürze
500 g Gelierzucker 3:1

Außerdem:
8 Einweckgläser à 250 ml Inhalt

Zubereitungszeit 35 Minuten

1. Früchte waschen, putzen, klein schneiden und in einen großen Topf füllen. Gewürze und Gelierzucker darüber geben, umrühren und 15 Minuten durchziehen lassen.

2. Einweckgläser heiß ausspülen und zum Sterilisieren bei 100 °C für 10 Minuten in den Backofen stellen.

3. Die Fruchtmasse zum Kochen bringen und unter ständigem Rühren 4 bis 5 Minuten köcheln lassen.

4. Die Einweckgläser mit der kochend heißen Fruchtmasse füllen. Sofort verschließen.

INFO Aus ayurvedischer Sicht spricht nichts gegen etwas selbst gekochte Konfitüre. Das Besondere sind die Gewürze, welche den Zubereitungen eine bekömmliche Qualität verleihen. Vor allem bei sauren und erhitzenden Beerenfrüchten sind Gewürze wie Kurkuma oder Kardamom unerlässlich. Die *Rasayana*-Früchte Mango und Aprikose werden auch gerne mit Gewürzen zum Energie- und *Ojas*-Gewinn angereichert. Gute Kombinationen, bezogen auf 1500 Gramm Frucht, sind:

Erdbeere	1 TL Berberitzen, 1 Messerspitze Kurkuma und 3 Kardamomkapseln
Mirabelle	½ TL frischer, fein geschnittener Ingwer, 1 Sternanis
Blaubeere	½ TL Berberitzen, ½ Vanilleschote
Kirsche	1 TL Berberitzen, 1 Zimtstange
Orange	¼ TL frischer, fein geschnittener Ingwer, 2 Nelken, 1 Sternanis
Aprikose	3 Safranfäden, ⅓ Zimtstange
Mango	3 Safranfäden, 2 Kardamomkapseln
Apfelgelee	½ Zimtstange, 2 Nelken
Quittengelee	½ Zimtstange, 1 Messerspitze Kurkuma, 1 Sternanis

PFLAUMEN-BIRNEN-CHUTNEY

1. Pflaumen und Birne waschen, putzen, schälen und in ca. 3 Zentimeter große Stücke schneiden.

2. Kreuzkümmel- und Ajwainsamen in einem Mörser grob zerreiben. Ghee erhitzen und die angemörserten Samen darin anschmoren. Nelken, Zimtstange und Sternanis hinzufügen.

3. Fruchtstücke in den Gewürzsud geben und kurz schmoren lassen. Apfelsaft dazugießen, aufkochen lassen, die Hitzezufuhr reduzieren und das Chutney 10 Minuten köcheln lassen. Mit Kurkuma, Salz und Pfeffer verfeinern.

Zutaten für 1 Glas

3 reife rote Pflaumen
1 Birne
¼ TL Kreuzkümmelsamen (Cumin)
¼ TL Ajwainsamen
1 TL Ghee (siehe Seite 146)
3 Nelken
1 Zimtstange
1 Sternanis
200 ml Apfelsaft
1 Messerspitze Kurkuma
Salz, Pfeffer

Zubereitungszeit 20 Minuten

TRAUBENCHUTNEY

1. Trauben waschen und halbieren. Koriandersamen in einem Mörser grob zerreiben. Ghee erhitzen und die angemörserten Samen darin kurz anbraten. Nelken und Zimtstange zugeben und anschmoren. Ingwer zufügen.

2. Trauben in den Gewürzsud geben und unter Rühren zum Köcheln bringen. Traubensaft dazugießen, aufkochen lassen und das Chutney 5 bis 10 Minuten köcheln lassen, bis die Traubenschalen weich sind.

3. Chutney etwas abkühlen lassen und mit Kurkuma, Salz, Pippali und Honig würzen.

Zutaten für 1 Glas

150 g helle Trauben
¼ TL Koriandersamen
1 TL Ghee (siehe Seite 146)
2 Nelken
½ Zimtstange
¼ TL Ingwer, gemahlen
150 ml roter Traubensaft
1 Messerspitze Kurkuma
Salz
¼ TL Pippali (oder Pfeffer)
1 EL Waldhonig

Zubereitungszeit 15 Minuten

ROTES PAPRIKACHUTNEY

Zutaten für 1 Glas

1 rote Paprikaschote
1 Fleischtomate, 1 Chilischote
1 rote Zwiebel, 1 Scheibe Ingwer
je ¼ TL Kreuzkümmel-, Koriander-
und Methisamen
1 EL Olivenöl, ½ TL Methikraut
je 1 Messerspitze Kurkuma und
Kardamom
Salz, frisches Basilikum
1 TL Aceto balsamico, Pfeffer

Zubereitungszeit 20 Minuten

1. Paprikaschote, Tomate und Chilischote waschen, putzen und in feine Streifen schneiden. Zwiebel abziehen, Ingwer schälen und beides fein hacken. Kreuzkümmel-, Koriander- und Methisamen in einem Mörser grob zerreiben und in Olivenöl anrösten. Zwiebel, Chili und Ingwer zufügen.

2. Paprika und Tomate in den Gewürzsud geben und aufkochen lassen. Methikraut, Kurkuma, Kardamom und etwas Salz unterrühren. Chutney 10 Minuten köcheln lassen.

3. Basilikum waschen, trockenschütteln und fein hacken. Mit dem Essig unter die rote Masse mischen. Das Chutney mit frisch gemahlenem Pfeffer abschmecken.

HONIGMELONEN-CHUTNEY

Zutaten für 1 Glas

½ Honigmelone
½ TL Chilipulver
¼ TL Kurkuma
¼ TL Koriander, gemahlen
¼ TL Ingwerpulver
1 Messerspitze Piment
¼ TL Steinsalz
1 EL Sesamöl
½ TL Senfsamen
1 Sternanis, ganz
2 EL brauner Zucker
Saft von 1 Zitrone

Zubereitungszeit 15 Minuten

1. Melone schälen, die Kerne entfernen und das Fruchtfleisch in ca. 3 Zentimeter große Würfel schneiden. Die Hälfte der Melonenstücke in einem Mixer fein pürieren. Chilipulver, Kurkuma, Koriander, Ingwer, Piment und etwas Salz dazugeben und kurz mitmixen.

2. Sesamöl erhitzen und Senfsamen und Sternanis darin kurz anbraten. Melonenpüree zufügen. Die Hitze reduzieren und das Chutney 5 Minuten sanft köcheln lassen.

3. Zucker unterrühren. Melonenstücke und Zitronensaft dazugeben, vorsichtig umrühren und einmal aufkochen. Bei schwacher Hitze 3 bis 4 Minuten durchziehen lassen. Chutney vorsichtig umrühren, damit sich der Gewürzsud verteilt, ohne dass die Melonenstücke ganz zerfallen.

GRANATAPFEL-CHUTNEY

1. Granatapfel am Kelchansatz keilförmig anschneiden, die Frucht mit leichtem Druck auseinanderbrechen und die Kerne auslösen. Apfel schälen, Kerngehäuse entfernen und das Fruchtfleisch würfeln.

2. Senf- und Fenchelsamen in einem Mörser grob zerreiben. Ingwer schälen und fein schneiden. Öl erhitzen und die Gewürze darin anrösten. Granatapfelkerne, Apfelstücke, Berberitzen, Chilipulver und Apfelsaft zufügen und alles unter Rühren aufkochen. Das Chutney im geschlossenen Topf ca. 5 Minuten köcheln lassen. Die Hitzezufuhr ausschalten und das Chutney etwas abkühlen lassen.

3. Minze waschen, trockenschütteln und ganz fein hacken. Minze, Salz, Pfeffer, Sternanis und Honig unter das abgekühlte Chutney heben.

Zutaten für 1 Glas

1 Granatapfel
1 Apfel
½ TL Senfsamen
½ TL Fenchelsamen
1 Scheibe frischer Ingwer
1 TL Sesamöl
½ TL Berberitzen
1 Messerspitze Chilipulver
50 ml Apfelsaft
½ Bund frische Minze
Salz, Pfeffer
1 Prise Sternanis, gemahlen
1 TL Honig

Zubereitungszeit 25 Minuten

KORIANDER-BASILIKUM-CHUTNEY

1. Koriandergrün und Basilikum waschen und trockenschütteln.

2. Alle Zutaten in einen Mixer geben und fein pürieren. Chutney mindestens 10 Minuten durchziehen lassen.

INFO Frisches Koriandergrün ist auch unter seinem spanischen Namen *Cilantro* bekannt.

Zutaten für 1 Glas

½ Bund frisches Koriandergrün
1 Bund frisches Basilikum
1 EL Kürbiskerne, 2–3 EL Olivenöl
1 grüne Chilischote
Saft von ½ Zitrone
1 EL Vollrohrzucker
3 EL Naturjoghurt, 2 TL Methiblätter
½ TL schwarzer Pfeffer, gemahlen
Kurkuma, ¼ TL Steinsalz

Zubereitungszeit 5 Minuten

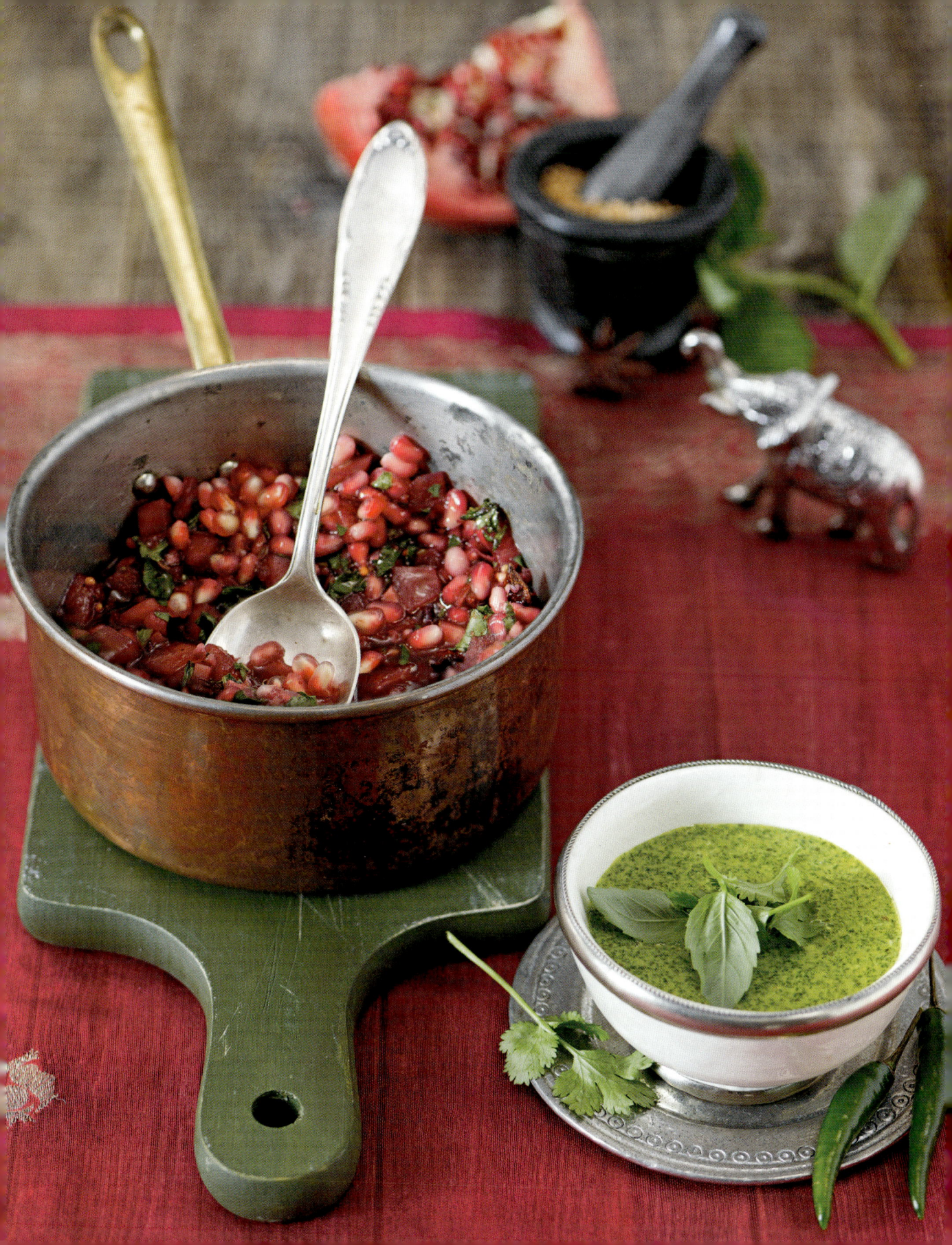

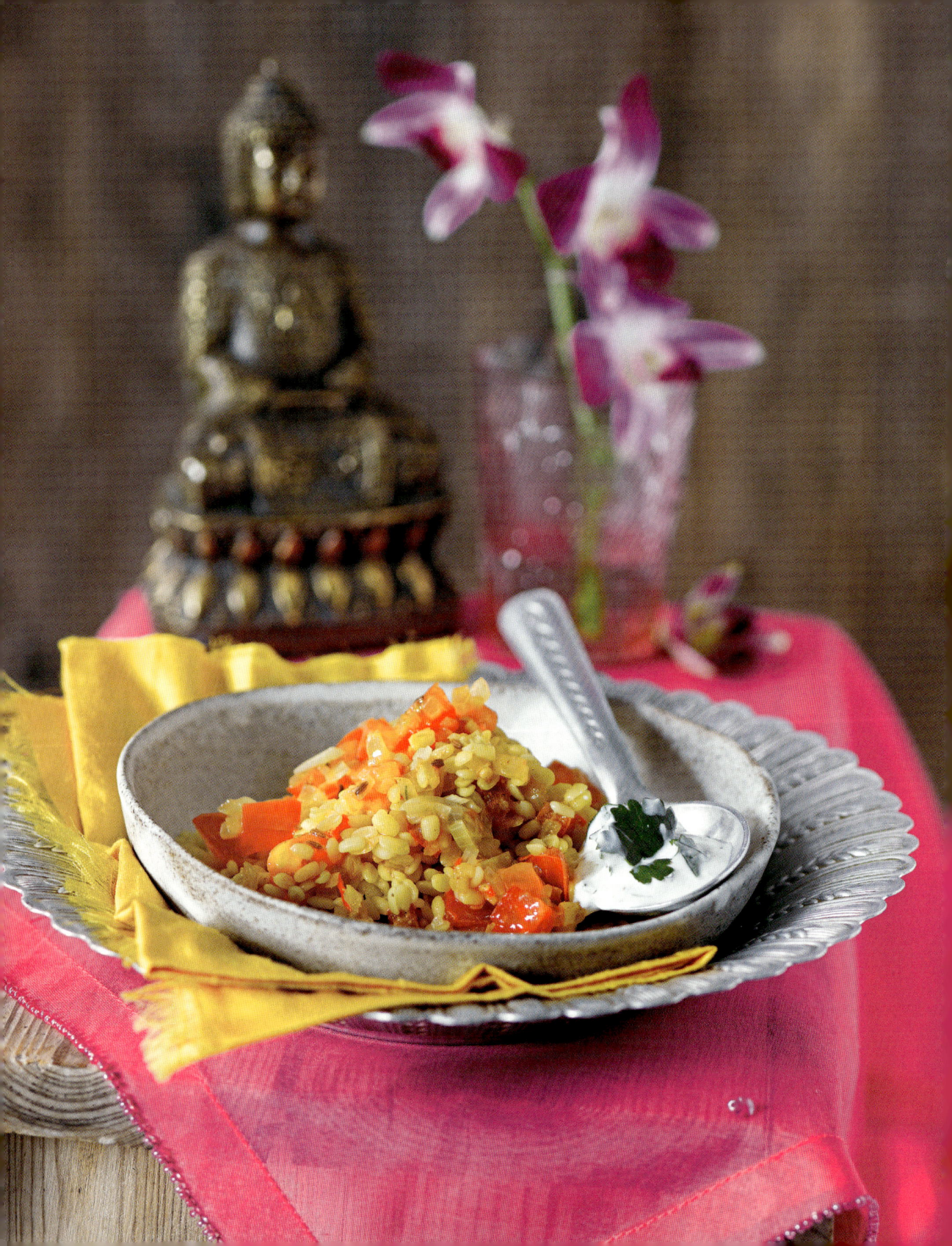

KLASSISCHER MUNG-DAL

Zutaten für 2 Portionen

1 Tasse Mung-Dal (geschälte, halbierte Mungbohnen)
½ TL Hing (Asafoetida)

Für den Gewürzsud
1 kleine Zwiebel
1 Knoblauchzehe
1 Scheibe frischer Ingwer
½ Chilischote
2 TL Ghee (siehe Seite 146)
½ TL Kreuzkümmelsamen (Cumin)
½ TL Senfsamen
1 Tomate
1 TL scharfes Currypulver
¼ TL Hing (Asafoetida)
1 TL Salz

Für den Endsud
2 EL frisches Koriandergrün
½ TL Koriandersamen
2 TL Ghee (siehe Seite 146)
¼ TL schwarzer Pfeffer
¼ TL Salz
1 EL Zitronensaft oder Joghurt

Zubereitungszeit 50–60 Minuten

1. Mung-Dal in einem Topf mit kaltem Wasser (2½ Tassen als Beilage bzw. 4 Tassen als Abendsuppe) bedecken. Mit etwas Hing würzen. Zum Kochen bringen, die Hitze reduzieren und die Mungbohnen für 30 bis 40 Minuten köcheln lassen, bis sie weich sind und das Wasser verkocht ist.

2. Für den Gewürzsud Zwiebel und Knoblauch abziehen und fein würfeln. Ingwer schälen. Ingwer und Chili hacken.

3. Ghee in einem Topf erhitzen und Kreuzkümmelsamen und Senfsamen darin anrösten. Zwiebel, Knoblauch, Ingwer und Chili zufügen und alles zusammen anbräunen lassen.

4. Tomate waschen und würfeln. Zusammen mit dem Currypulver, Hing und Salz in den Sud geben und 2 Minuten köcheln lassen. Die gekochten Mungbohnen zufügen und alle gemeinsam nochmals kurz aufkochen.

5. Für den Endsud Koriandergrün waschen und fein hacken. Koriandersamen in einem Mörser grob zerreiben. Ghee in einem kleinen Topf erhitzen und die angemörserten Koriandersamen darin anbraten. Koriandergrün zugeben und kurz mitbraten. Mit Pfeffer, etwas Salz, Zitronensaft oder Joghurt würzen. Endsud über den Dal geben.

INFO Die Mungbohne, auch Mungobohne genannt, ist im Ayurveda die Königin aller Hülsenfrüchte. Sie kann als ganze Bohne mit grüner Schale zubereitet werden oder geschält (dann ist sie gelb) und halbiert als klassischer Mung-Dal. Die Mungbohne ist *Dosha*-ausgleichend, für alle Konstitutionstypen verträglich; verringert *Kapha* und *Pitta*, und hat keinen negativen Einfluss auf *Vata*. Sie wirkt trocken, leicht, nicht schleimig und kalt, mit süßem und zusammenziehendem Geschmack. Sie wirkt zudem verjüngend, geweberegenerierend und wird therapeutisch gegen Fettleibigkeit und zur Entgiftung eingesetzt.

GEMISCHTER DAL

1. Gemüse waschen und putzen. Aubergine fein würfeln. Möhre schälen und ebenso würfeln.

2. Für den Gewürzsud Kreuzkümmel-, Fenchel- und Koriandersamen in einem Mörser grob zerreiben. Ingwer schälen und fein hacken. Ghee in einem Topf erhitzen und die Senfsamen, die gemörserten Gewürze, Ingwer und Curryblätter dazugeben.

3. Aubergine, Möhre, Mungbohnen und Linsen in den Gewürzsud geben und anschwitzen. Kurkuma und Tomatenmark zufügen.

4. Frisches Wasser (3 Tassen als Beilage bzw. 4 Tassen als Abendsuppe) aufgießen und zum Kochen bringen. Die Hitzezufuhr reduzieren und alles bei schwacher Hitze 45 Minuten köcheln lassen.

5. Vor dem Servieren den Dal mit Salz und Zitronensaft würzen. Koriandergrün waschen, hacken und untermischen.

INFO Die sogenannten Dal-Gerichte sind wichtige Komponenten einer ayurvedischen Hauptmahlzeit. Zur besseren Verdaulichkeit sollte jeder Dal immer mit etwas Salz, Fett (wie Ghee) und etwas saurem (wie Zitrone, Joghurt oder Tomate) zubereitet werden.

TIPP Wer abnehmen möchte, der sollte die Kombination von Eiweiß und Kohlenhydraten lieber vermeiden und die Hülsenfrüchte nur mit Gemüse – und ohne Reis, Kartoffeln oder Brot – zu sich nehmen.

Zutaten für 2 Portionen

1 kleine Aubergine
1 kleine Möhre
½ Tasse Masur-Dal (rote Linsen)
½ Tasse Mung-Dal (geschälte, halbierte Mungbohnen)

Für den Gewürzsud
½ TL Kreuzkümmelsamen (Cumin)
¼ TL Fenchelsamen
½ TL Koriandersamen
1 Scheibe frischer Ingwer
2 TL Ghee (siehe Seite 146)
1 TL braune Senfsamen
6 Curryblätter
¼ TL Kurkuma
1 TL Tomatenmark

Außerdem
1 TL Salz
1 EL Zitronensaft
2 EL frisches Koriandergrün

Zubereitungszeit 50 Minuten

ROTER MASUR-DAL MIT GEMÜSE

Zutaten für 2 Portionen

1 Möhre
⅛ Knollensellerie
½ Porree
100 g grüne Bohnen
1 Tasse Masur-Dal (rote Linsen)

Für den Gewürzsud
½ TL Kreuzkümmelsamen (Cumin)
½ TL Fenchelsamen
½ TL Ajwainsamen
½ TL Methisamen (Bockshornklee)
1 Scheibe frischer Ingwer
2 TL Ghee (siehe Seite 146)
1 TL braune Senfsamen
4 Curryblätter
½ TL Kurkuma

Für den Endsud
2 EL frisches Koriandergrün
1 TL Ghee (siehe Seite 146)
½ TL Koriandersamen
½ TL Kreuzkümmelsamen (Cumin)
¼ TL Hing (Asafoetida)

Außerdem
1 TL Salz
2 TL Zitronensaft

Zubereitungszeit 75 Minuten

1. Gemüse waschen und putzen. Möhre und Sellerie schälen und fein raspeln. Porree fein würfeln. Grüne Bohnen halbieren.

2. Für den Gewürzsud Kreuzkümmel-, Fenchel-, Ajwain- und Methisamen in einem Mörser fein zerreiben. Ingwer schälen und fein hacken. Ghee erhitzen und zuerst die Senfsamen darin anbraten. Die gemörserten Gewürze hinzufügen. Ingwer, Curryblätter und kurz danach das Gemüse und die Linsen in den Gewürzsud geben und kurz anrösten.

3. Kurkuma unterrühren und den Dal mit frischem Wasser (3 Tassen als Beilage bzw. 4 Tassen als Abendsuppe) auffüllen. Aufkochen lassen und auf schwacher Hitze ca. 1 Stunde köcheln lassen.

4. Kurz vor Ende der Garzeit Koriandergrün waschen und hacken. Für den Endsud in einem kleinen Topf nochmals etwas Ghee erhitzen, die ganzen Koriander- und Kreuzkümmelsamen hineingeben, Hing und Koriandergrün hinzugeben und kurz anrösten. Den Endsud zum Dal geben. Mit Salz und Zitronensaft abschmecken.

INFO   Rote Linsen (*Masur-Dal*) sind trocken, leicht und kalt und haben einen süßen Geschmack. Aufgrund ihrer Leichtigkeit sind sie schnell und ohne Einweichzeit zu kochen. *Masur-Dal* eignet sich ebenfalls gut zur *Pitta*- und *Kapha*-Verringerung und wirkt gegen Durchfall und Fieber.

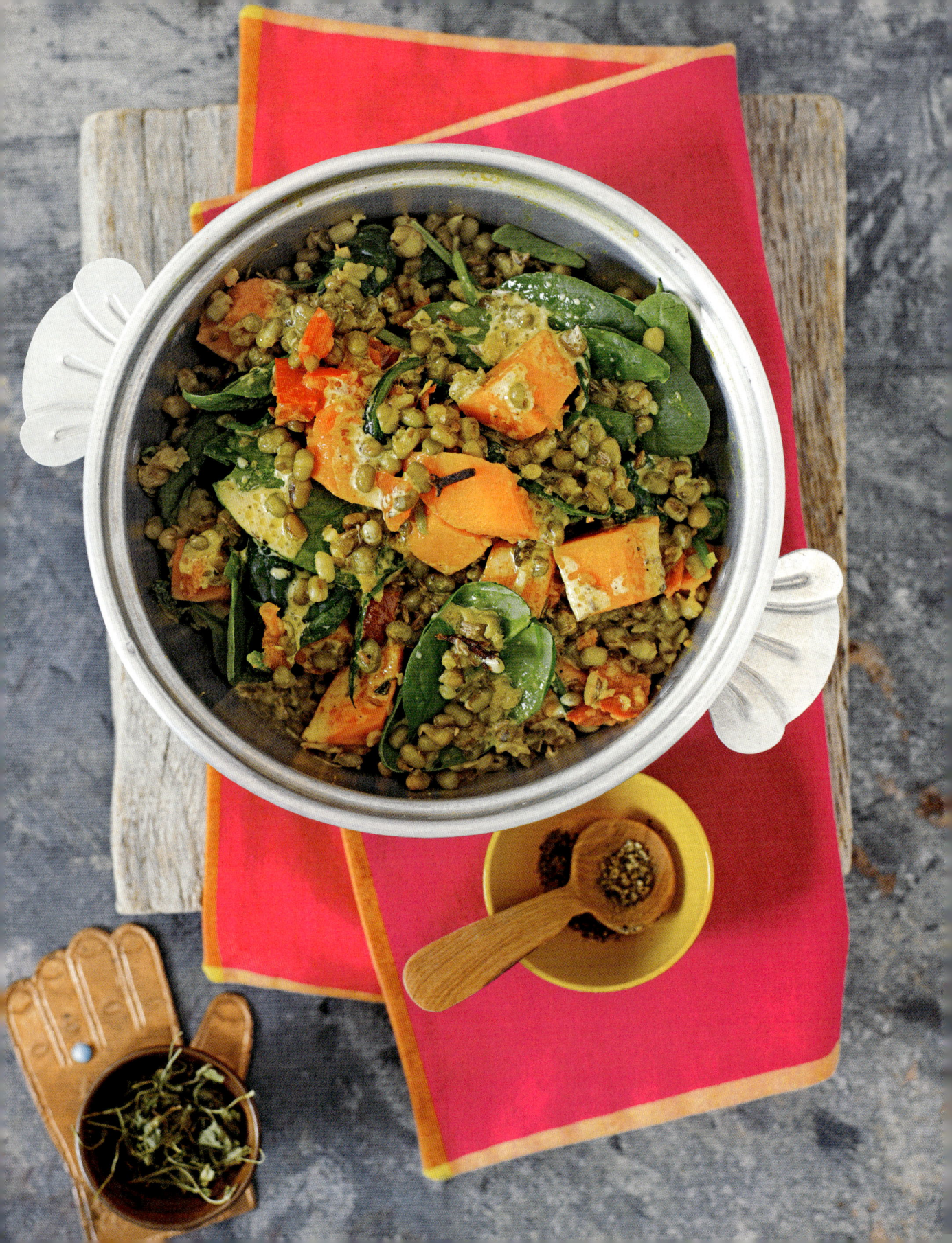

GRÜNE MUNGBOHNEN MIT KÜRBIS UND SPINAT

Zutaten für 2 Portionen

1 Tasse grüne Mungbohnen
(Mung-Dal)
1 Tomate
100 g Kürbis
75 g Spinat (frisch und blanchiert
oder gefroren)

Für den Gewürzsud
1 kleine Zwiebel
1 Scheibe frischer Ingwer
2 EL Ghee (siehe Seite 146)
1 TL Kreuzkümmelsamen (Cumin)
2 Nelken
1 Messerspitze Hing (Asafoetida)
½ TL Kurkuma
¼ TL Chilipulver
½ TL Salz

Außerdem
1 TL getrocknetes Methikraut
(Bockshornklee)
2 EL Naturjoghurt
¼ TL Pfefferkörner, grob zerstoßen

Zubereitungszeit 80 Minuten
plus Einweichen über Nacht

1. Mungbohnen mit kaltem Wasser bedecken und über Nacht einweichen. Am nächsten Tag das Einweichwasser abgießen. Die Mungbohnen mit frischem Wasser (3 Tassen als Beilage bzw. 4 Tassen als Abendsuppe) aufsetzen und in ca. 1 Stunde weich kochen.

2. Tomate waschen, Kürbis schälen und beides in feine Würfel schneiden.

3. Für den Gewürzsud Zwiebel abziehen und fein würfeln. Ingwer schälen und fein hacken. Ghee in einem schweren Topf erhitzen. Kreuzkümmelsamen, Nelken und Hing darin kurz anrösten, Zwiebel und Ingwer zufügen und anbräunen. Kurkuma, Chili, Salz, Tomatenwürfel und Kürbis unterrühren. Aufkochen, die Hitzezufuhr reduzieren und das Gemüse bei schwacher Hitze 5 Minuten köcheln lassen.

4. Frischen Spinat blanchieren. Die gekochten Bohnen und den blanchierten oder tiefgekühlten Spinat in den Gewürzsud geben, unterrühren und aufkochen lassen. Methikraut, Joghurt und Pfeffer zufügen und kurz mitköcheln lassen.

TIPP   Diesen Mung-Dal eventuell noch etwas nachsalzen und mit frischem Ingwer und Pfeffer abschmecken.

INFO   Das Gewürz *Hing* wird aus dem Milchsaft des Doldenblütengewächses Alant, einer Art Riesenfenchel mit botanischem Namen *Ferula asafoetida,* gewonnen. Es wirkt gegen Blähungen und ist optimal, um Hülsenfrüchte besser zu verdauen.

ORIENTALISCHER KICHERERBSENEINTOPF

1. Kichererbsen über Nacht in Wasser einweichen. Am nächsten Tag abgießen und in frischem Wasser in ca. 1 Stunde weich kochen.

2. Ingwer schälen und fein hacken oder reiben. Zimtstange zweimal durchbrechen. Zwiebel und Knoblauch abziehen und fein hacken. Chilischote ebenso fein hacken. Tomaten waschen, Stielansätze entfernen und das Fruchtfleisch in kleine Würfel schneiden.

3. Ghee erhitzen und alle Gewürze darin anbraten. Zwiebel-, Knoblauch-, Chili- und Tomatenstücke in den Gewürzsud geben und mitdünsten.

4. Die weichen Kichererbsen und das Ingwerwasser in diesen Sud geben und alles zusammen nochmals 15 Minuten köcheln lassen.

INFO Kichererbsen (Channa-Dal) sind trocken, leicht, kalt und haben einen süßen und zusammenziehenden Geschmack. Sie sind besonders austrocknend (*Rukshana*) und verringern damit *Pitta*- und *Kapha*-Beschwerden, wie fettige Absonderungen, Verschleimung, Ödeme und Adipositas.

Zutaten für 2–3 Portionen

1 Tasse Channa-Dal (geschälte, halbierte Kichererbsen)
1 Scheibe frischer Ingwer
1 Zimtstange
1 kleine Zwiebel
1 Knoblauchzehe
½ rote Chilischote
2 Tomaten
1 EL Ghee (siehe Seite 146)
1 TL Kreuzkümmel
1 Messerspitze Hing (Asafoetida)
5 Kardamomkapseln
1 Sternanis
1 TL Currypulver
1 TL Koriander
1 Messerspitze Garam Masala (indische Gewürzmischung)
1½ Tassen Ingwerwasser (siehe Seite 157)

Zubereitungszeit 90 Minuten plus Einweichen über Nacht

INFO Hülsenfrüchte sind die allerbeste Eiweißquelle, um den Körper zu erneuern und den Geist zu harmonisieren. Im Gegensatz zum ebenfalls eiweißreichen Fleisch oder Fisch wirken sie nicht säuernd auf den Stoffwechsel, sondern schmecken süß (*Madhura Rasa*) und wirken süß (*Madhura Vipaka*). Dies macht sie zur echten Heilkost. Auch auf das emotionale Gleichgewicht und die spirituelle Entwicklung nimmt eine hülsenfruchtreiche Ernährung positiven Einfluss. Laut der ayurvedischen Psychologie *Sattvavajaya* stärkt sie die mentale Belastungsfähigkeit und besänftigt die Psyche.

CHICORÉE MIT KÜRBISKERNEN AUF ZUCCHINIPUFFER

Zutaten für 2 Portionen

Für den Chicorée mit Kürbiskernen
2 Chicorées
½ Zitrone
150 ml Ingwerwasser (siehe Seite 157)
½ TL Currypulver
¼ TL Pippalikörner (alternativ schwarzer Pfeffer)
1 TL Ahornsirup
1 EL Olivenöl
1 TL Berberitzen
¼ TL Koriandersamen
2 TL Sesamöl
2 EL Kürbiskerne
1 Scheibe frischer Ingwer
2 TL Akazienhonig
Salz

Für die Zucchinipuffer
200 g Zucchini
1 Petersilienwurzel
1 dicke Scheibe frischer Ingwer
100 g Kichererbsenmehl
1 TL Thymian
je ½ TL Curry- und Paprikapulver
Salz, Pfeffer

Außerdem
Ghee zum Ausbacken

Zubereitungszeit 40 Minuten

1. Backofen auf 175 °C (Umluft 155 °C, Gas Stufe 2) vorheizen. Chicorées putzen und längs vierteln. Zitrone in Scheiben schneiden. Reichlich Wasser aufkochen und die Zitronenscheiben einlegen. Die Chicoréeviertel in dem Zitronenwasser 5 Minuten blanchieren. Herausnehmen und in eine feuerfeste Form legen.

2. Ingwerwasser mit Currypulver, Pippalikörnern, Ahornsirup, Olivenöl und Berberitzen zu einem Gewürzsud mischen. Den Chicorée mit dem Gewürzsud bedecken und im heißen Backofen 20 Minuten garen.

3. Für die Puffer Zucchini und Petersilienwurzel waschen, schälen und fein raspeln. Ingwer schälen und ganz fein raspeln. Gemüseraspel, Ingwer, Kichererbsenmehl und Gewürze zu einem Teig vermischen. Den Teig 10 Minuten durchziehen lassen.

4. Die Koriandersamen für den Chicorée in einem Mörser grob zerreiben. Sesamöl erhitzen und die Koriandersamen sowie die Kürbiskerne darin unter Rühren anrösten. Ingwer schälen, fein raspeln und dazugeben.

5. Ghee für die Puffer erhitzen. Mit 2 Esslöffeln aus der Zucchinimasse runde Taler à 7 Zentimeter Durchmesser formen. Die Taler von beiden Seiten goldgelb ausbacken.

6. Chicorée aus dem Backofen nehmen, die Röstmischung darüber geben und mit etwas Honig beträufeln. Zu den Zucchinipuffern servieren.

ZUSÄTZLICH Dazu passen ein klassischer Mung-Dal (siehe Seite 173) und Traubenchutney (siehe Seite 168).

ARTISCHOCKENHERZEN AN HIRSE-NUDELN MIT RUCOLA-MINZ-PESTO

1. Die Artischocken von Stiel, Blattspitzen und den äußeren, harten Blättern befreien. Die Artischockenherzen vierteln.

2. Frühlingszwiebeln waschen, putzen und in feine Ringe schneiden. Olivenöl erhitzen und die Fenchel- und Koriandersamen darin anrösten. Frühlingszwiebeln dazugeben und kurz anbräunen. Artischockenherzviertel hinzufügen und ebenfalls anbräunen. Tomate in Scheiben schneiden und zu den Artischocken geben. Mit Curry- und Paprikapulver, Thymian und Salz würzen. Ca. 150 Milliliter Wasser aufgießen. Das Gemüse ca. 20 Minuten köcheln lassen.

3. Für das Pesto Knoblauch abziehen und in kochendem Wasser blanchieren. Rucola und Minze waschen und von den harten Stielen befreien. Alle Zutaten in einem Mixer aufmixen. Sollte das Pesto zu trocken sein, noch zusätzliches Öl dazugeben.

4. Hirsenudeln in Salzwasser in ca. 8 Minuten bissfest garen. Abgießen und mit der Pestosauce vermischen.

5. Artischocken, Nudeln und Pesto auf Tellern anrichten und mit frischem Basilikum und frisch gemahlenem Pfeffer vervollständigen.

TIPP Verwenden Sie die abgeschnittenen Artischocken-stiele für die Zubereitung einer Artischockencreme (siehe Seite 164).

Zutaten für 2 Portionen

Für die Artischockenherzen
3 bis 4 kleine, junge Artischocken
2 Frühlingszwiebeln
2 EL Olivenöl
½ TL Fenchelsamen
¼ TL Koriandersamen
1 Tomate
1 TL Currypulver
¼ TL Paprikapulver
½ TL Thymian, getrocknet
Salz
frisches Basilikum
Pfeffer

Für das Rucola-Minz-Pesto
2 Knoblauchzehen
1 Bund Rucola
½ Bund frische Minze
1 Chilischote
¼ TL Ingwerpulver
1 EL grüne Oliven ohne Stein
1 TL Hefeflocken
1 TL Salz
1 EL Ziegenquark
120 ml Olivenöl

Für die Hirsenudeln
500 g Hirsenudeln

Zubereitungszeit 30 Minuten

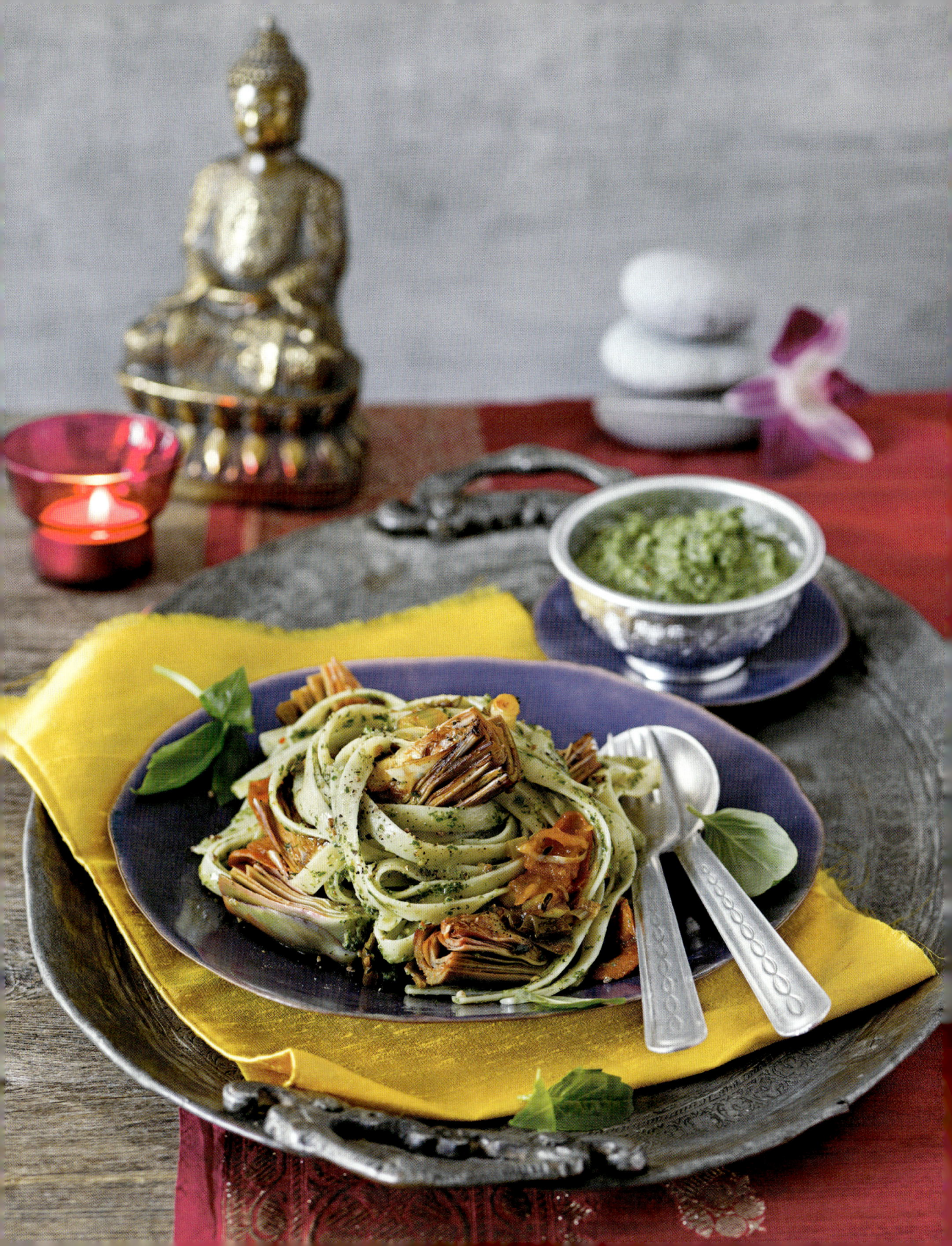

GEFÜLLTE MANGOLDRÖLLCHEN AN PAPRIKA-MEERRETTICH-SAUCE

1. Für die gefüllten Röllchen Mangold waschen und die Stiele von den Blättern trennen. Reichlich Wasser aufkochen und die Mangoldblätter darin einzeln blanchieren. Herausheben, in kaltem Wasser abschrecken und auf einer Arbeitsplatte zum Befüllen auslegen.

2. Für die Füllung Zwiebel abziehen und fein hacken. Möhre und Petersilienwurzel waschen, schälen und in feine Würfel schneiden. Zwei bis drei Mangoldstiele in dünne Streifen schneiden.

3. Ghee erhitzen und Koriandersamen und Curryblätter darin anbraten. Zwiebel, Möhre, Petersilienwurzel und Mangoldstiele zufügen und anschwitzen. Gerstenbulgur untermischen und mit Gemüsebrühe auffüllen. Lorbeerblatt, Thymian, Salz und Tomatenmark zugeben. Alles zum Kochen bringen und für 10 Minuten köcheln lassen. Hitzezufuhr abschalten und die Masse ausquellen lassen.

4. Backofen auf 195 °C (Umluft 175 °C, Gas Stufe 3) vorheizen. Die restlichen Mangoldstiele fein schneiden oder raspeln. Tomate waschen und würfeln. Ingwer schälen und fein würfeln. Wasser 2 bis 3 Zentimeter hoch in eine Auflaufform füllen. Mangold, Tomate und Ingwer einlegen und mit Kurkuma, Koriander, Apfelessig und Salz würzen. Die Form in den heißen Backofen geben und den Sud 20 bis 25 Minuten vordünsten.

5. Koriandergrün oder Petersilie waschen, trockenschütteln und fein hacken. Das Lorbeerblatt aus dem ausgequollenen Gemüsebulgur entfernen. Kräuter und Sojasauce unter den Bulgur mischen. Mit Salz und Pfeffer abschmecken. Es sollte eine feste Masse entstanden sein.

Zutaten für 2 Portionen

Für die gefüllten Mangoldröllchen
10-12 große Mangoldblätter
1 kleine Zwiebel
1 Möhre
½ Petersilienwurzel
2 TL Ghee (siehe Seite 146)
¼ TL Koriandersamen
5 Curryblätter
50–60 g Gerstenbulgur
250 ml Gemüsebrühe
1 Lorbeerblatt
¼ TL Thymian
Salz
1 TL Tomatenmark
1 Tomate
1 Scheibe frischer Ingwer
¼ TL Kurkuma
½ TL Koriander, gemahlen
1 TL Apfelessig
Salz
½ Bund frisches Koriandergrün oder frische Blattpetersilie
1 TL Sojasauce
3–4 Pippalikörner (alternativ schwarzer Pfeffer)

Für die Paprika-Meerrettich-Sauce
1 rote Paprikaschote
1 gelbe Paprikaschote
1 Möhre
1 kleine Zwiebel
600 ml Ingwerwasser (siehe
Seite 157)
5 EL Reisflocken
¼ TL edelsüßes Paprikapulver
1 Messerspitze Kurkuma
Salz
50 ml süße Sahne oder Sojasahne
2–3 TL scharfer Meerrettich (aus
dem Glas)
2 EL Kapern
1 TL Ahornsirup
1 Messerspitze Piment

Zubereitungszeit 55 Minuten

6. Zum Füllen jeweils 1 bis 2 Esslöffel Bulgurfüllung in die Mitte eines blanchierten Mangoldblattes legen. Die beiden Seiten des Blattes übereinander falten und das Mangoldblatt von oben bis zum Stielansatz aufrollen.

7. Die Auflaufform aus dem Backofen holen. Die gefüllten Mangoldröllchen in den Sud setzen. Die Form zurück in den Backofen geben und die Mangoldröllchen 20 Minuten im Backofen backen.

8. Für die Sauce die Paprikaschoten waschen, putzen und klein schneiden. Möhre waschen, schälen und klein schneiden. Zwiebel abziehen und fein würfeln. Ingwerwasser, Gemüse und Reisflocken in einem Topf zum Kochen bringen und 20 Minuten köcheln lassen. Mit einem Pürierstab fein mixen.

9. Die Gemüsemasse mit Paprikapulver, Kurkuma und etwas Salz würzen. Die Sahne dazugeben und nochmals aufkochen lassen. Meerrettich, Kapern und Ahornsirup zufügen. Die Sauce mit Piment abschmecken und zu den gefüllten Mangoldröllchen servieren.

INFO Sollte Bulgurfüllung übrig bleiben, so kann diese später noch als Beilage gegessen werden.

ZUSÄTZLICH Für eine vollständige Hauptmahlzeit passt dieses delikate Gericht sehr gut zum orientalischen Kichererbseneintopf (siehe Seite 178).

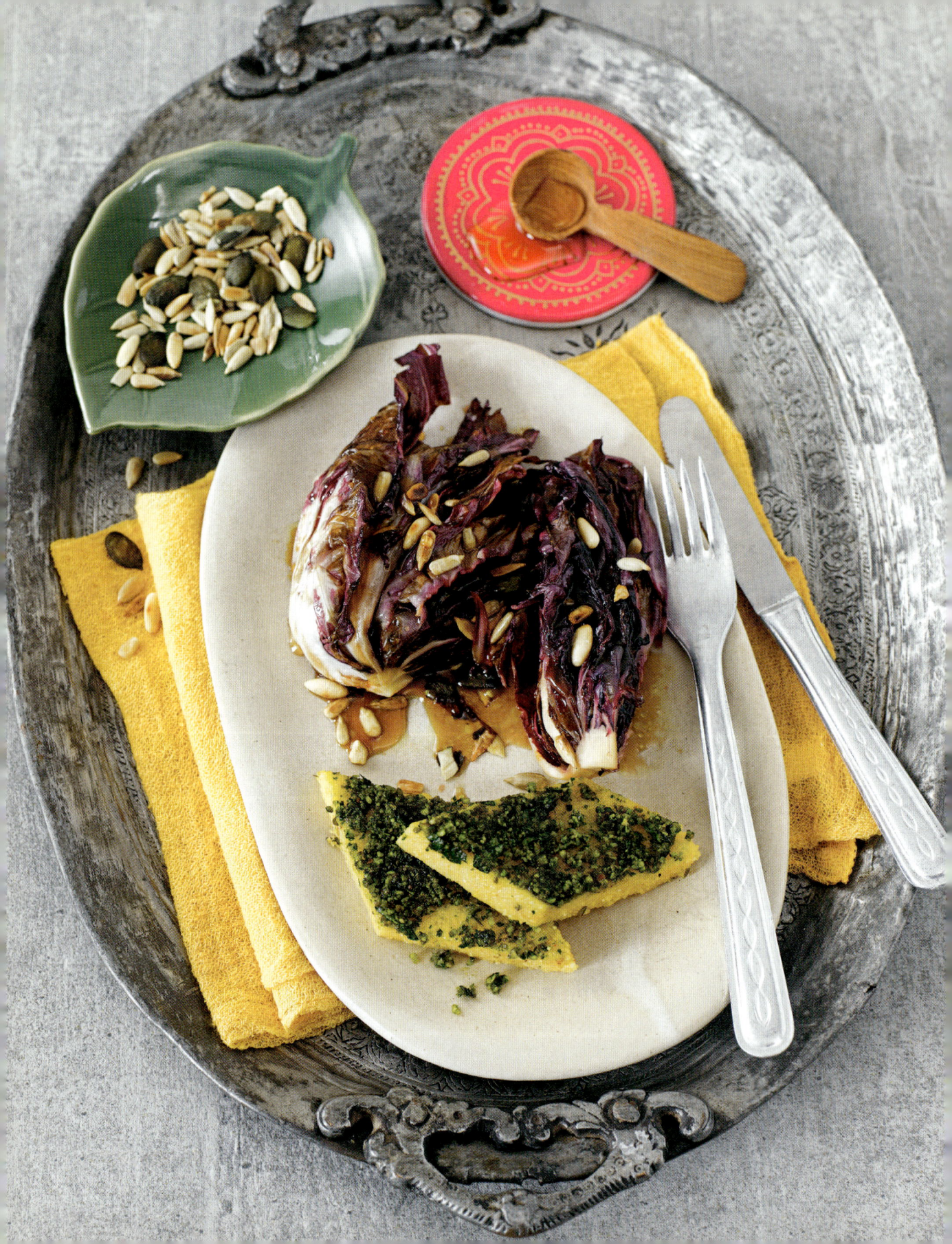

RADICCHIO AUF POLENTA MIT PISTAZIENPESTO

Zutaten für 2 Portionen

Für die Polentaschnitten
1 Tasse Maispolenta
1 TL Salz
1 TL Rosmarin, getrocknet
1 Messerspitze Chilipulver

Für das Pistazienpesto
½ Bund frische Blattpetersilie
3 EL Pistazien ohne Schale
1 EL Olivenöl
Salz, Pfeffer

Für den gebratenen Radicchio
1 Radicchio
Saft von 2 Zitronen
2 EL Ahornsirup
2 EL Olivenöl
1 TL Sojasauce
1 TL Aceto balsamico
1 TL Ghee (siehe Seite 146)
Salz, Pfeffer
2 EL Samenmischung (Pinienkerne, Sonnenblumenkerne, Kürbiskerne)
1-2 TL Akazienhonig

Außerdem
Olivenöl für das Backblech

Zubereitungszeit 45 Minuten

1. Für die Polenta einen Topf erwärmen und die Polenta darin trocken anrösten. 3 Tassen Wasser dazugießen und die Polenta unter ständigem Rühren aufkochen lassen. Salz, Rosmarin und Chilipulver zufügen. Die Polenta 10 Minuten köcheln lassen, dabei weiterhin ab und zu rühren, damit sich eine sämige, klümpchenfreie Masse bilden kann.

2. Backofen auf 195 °C (Umluft 175 °C, Gas Stufe 3) vorheizen. Ein Backblech mit Olivenöl bestreichen und die Polenta darauf verteilen.

3. Für das Pistazienpesto die Petersilie waschen, trockenschleudern und grob hacken. Pistazien, Petersilie, Olivenöl, Salz und Pfeffer in einem Mixer zu einem »Pesto« fein hacken. Über die Polenta verstreichen. Die Polenta im heißen Backofen 10 Minuten backen. Herausnehmen und in Scheiben schneiden.

4. Den Radicchio waschen und achteln. Zitronensaft, Ahornsirup, Olivenöl, Sojasauce und Aceto balsamico zu einer Marinade verrühren.

5. Ghee in einer Pfanne erhitzen und die Radicchiostücke kurz anbraten. Mit der Marinade ablöschen, kurz köcheln lassen und mit Salz und Pfeffer würzen.

6. Eine weitere Pfanne ohne Fett erhitzen und die Samenmischung darin kurz anbräunen. Mit etwas Honig über den fertigen Radicchio geben. Mit den Polentaschnitten servieren.

ZUSÄTZLICH Ziegenfrischkäse, Feigen und Pflaumen-Birnen-Chutney (siehe Seite 168) passen sehr gut dazu.

BLUMENKOHLCURRY MIT TOFU AUF REISPLÄTZCHEN UND FELDSALAT

1. Für die Reisplätzchen den Reis mit 2½ Tassen kaltem Wasser bedecken und 1 bis 2 Stunden einweichen. Den Reis abgießen und mit der dreifachen Menge Wasser in einen Topf geben. Ingwer schälen und als ganze Scheibe zum Reis dazugeben. Leicht salzen. Aufkochen, die Hitzezufuhr reduzieren und den Reis in ca. 35 Minuten weich köcheln lassen. Die Ingwerscheibe entfernen und den Reis abkühlen lassen.

2. Rote Bete waschen, schälen und fein raspeln. Unter den abgekühlten Reis mischen und mit Kichererbsenmehl, Gewürzen und Ghee zu einer kompakten Masse verrühren.

3. Backofen auf 175 °C (Umluft 155 °C, Gas Stufe 2) vorheizen. Ein Backblech mit Ghee ausstreichen. Reismasse zu ca. 5 Zentimeter großen Talern formen, auf das Backblech geben und im heißen Backofen 20 bis 25 Minuten backen.

4. Tofu in Würfel schneiden. Sojasauce, Tomatenmark und Currypulver zu einer Marinade verrühren und den Tofu darin ca. 30 Minuten einlegen.

5. Für das Curry den Blumenkohl waschen, putzen und in Röschen teilen. Kartoffeln schälen und würfeln. Ghee erhitzen und Schwarzkümmelsamen, Kardamomkapseln, Gewürznelken, Zimtstange und Lorbeerblatt darin kurz anbraten. Kurkuma, Chilipulver, Garam Masala und die Kartoffeln zufügen. Unter Rühren anbräunen lassen. Blumenkohlröschen unterrühren. Mit 2 bis 3 Esslöffel Wasser ablöschen. Zucker und Salz zufügen. Das Gemüse bei schwacher Hitze 10 Minuten weich köcheln lassen.

Zutaten für 2 Portionen

Für die Reisplätzchen
¾ Tasse roter Reis
2½ Tassen Wasser
1 Scheibe frischer Ingwer
Salz
1 Rote Bete
1 EL Kichererbsenmehl
¼ TL Fenchelsamen, gemahlen
¼ TL Ingwer, gemahlen
1 Prise Chilipulver
1 TL Ghee (siehe Seite 146)

Für den Tofu
100 g Tofu, natur
1 EL Sojasauce
1 EL Tomatenmark
1 TL Currypulver
1 EL Kichererbsenmehl

Für das Blumenkohlcurry
½ Blumenkohl
2 kleine Kartoffeln
1 TL Ghee (siehe Seite 146)
1 TL Schwarzkümmelsamen
2 Kardamomkapseln
2 Gewürznelken
½ Zimtstange
1 Lorbeerblatt
½ TL Kurkuma
¼ TL Chilipulver
½ TL Garam Masala (indische Gewürzmischung)

1 TL brauner Zucker
1 TL Salz
1 Fleischtomate
150 g Naturjoghurt
1 Scheibe frischer Ingwer
frisches Koriandergrün
100 ml Wasser

*Für den Feldsalat mit Kresse und
Pinienkernen*
100 g Feldsalat
1 EL Kräuterquark
3 EL Olivenöl
1 EL Apfelessig
1 TL Akazienhonig
½ TL Senf
1 Messerspitze Ingwerpulver
Salz
2 EL Pinienkerne
1 Päckchen Kresse
Pfeffer

Außerdem
Ghee für das Backblech und zum
Ausbacken

Zubereitungszeit 75 Minuten
plus 1–2 Stunden Einweichen

6. Tomate mit kochendem Wasser überbrühen, häuten und das Fruchtfleisch würfeln. Mit dem Joghurt unter den Blumenkohl mischen. 5 Minuten köcheln lassen.

7. Tofu aus der Marinade nehmen und in Kichererbsenmehl wenden. Ghee in einer Pfanne erhitzen und die Tofuwürfel darin anbraten.

8. Ingwer schälen und fein reiben. Koriandergrün waschen und fein hacken. Beides unter den Blumenkohl mischen. Tofuwürfel darüber geben.

9. Für den Salat Feldsalat waschen, putzen und in eine Schüssel geben. Quark, Öl, Essig, Honig, Senf, Ingwerpulver und Salz in einem Mixer schaumig schlagen und über den Salat verteilen. Eine Pfanne ohne Fett erhitzen und die Pinienkerne kurz darin anrösten. Die gerösteten Kerne und die Kresse auf den Salat streuen und leicht mit Pfeffer würzen.

ZUSÄTZLICH Dazu passen Honigmelonen-Chutney (siehe Seite 169) und grüner Blattsalat.

AUBERGINENGEMÜSE MIT CHICORÉE-RUCOLA-SALAT

1. Auberginen waschen, putzen und würfeln. 10 Minuten in Salzwasser einlegen. Backofen auf 175 °C (Umluft 155 °C, Gas Stufe 2) vorheizen. Auberginenwürfel abgießen, abtropfen lassen und auf ein Backblech legen. Für 15 Minuten im Backofen vorbacken – sie sollen leicht gebräunt und weich werden.

2. Zwiebel und Knoblauch abziehen und fein hacken. Ghee erhitzen und darin die Senf- und Kreuzkümmelsamen aufspringen lassen. Zwiebel, Knoblauch, Chili, Kurkuma und Thymian zufügen. Tomatenmark untermischen und kurz aufkochen lassen. Leicht salzen.

3. Gebräunte Auberginenwürfel dazugeben, Ingwerwasser aufgießen und 10 Minuten köcheln lassen. Ingwer schälen und fein schneiden. Die Auberginen mit Ingwer, Garam Masala, Salz und Pfeffer abschmecken.

4. Für den Salat Chicorée und Rucola waschen und in mundgerechte Stücke zerpflücken. Für das Dressing Joghurt, Essig, Saft, Senf, Öl, Honig und etwas Salz vermischen. Über den Salat geben.

5. Eine Pfanne erhitzen und die Mandelsplitter darin anrösten. Berberitzen, Apfelsaft und Ahornsirup zufügen und unter Rühren kurz aufkochen lassen. Den Salat mit den Mandelsplittern dekorieren und mit Pfeffer abschmecken. Den Salat zum Gemüse reichen.

ZUSÄTZLICH
Zusammen mit Reis, klassischem Mung-Dal (siehe Seite 173) und Koriander-Basilikum-Chutney (siehe Seite 170) erhält man eine wunderbare Hauptmahlzeit.

Zutaten für 2 Portionen

Für das Auberginengemüse
2 Auberginen
Salz
1 kleine rote Zwiebel
1 Knoblauchzehe
1 TL Ghee (siehe Seite 146)
1 TL Senfkörner
¼ TL Kreuzkümmelsamen (Cumin)
1 Messerspitze roter Chili
¼ TL Kurkuma
½ TL Thymian
1 EL Tomatenmark
150 ml Ingwerwasser (siehe Seite 157)
1 Scheibe frischer Ingwer
¼ TL Garam Masala
Pfeffer

Für den Chicorée-Rucola-Salat
1 Chicorée, 1 Handvoll Rucola
1 EL Joghurt, 1 EL Apfelessig
Saft von 1 Orange
¼ TL Senf, 3 EL Olivenöl
1 TL Akazienhonig, Salz
2 EL Mandelsplitter
1 TL Berberitzen
3 EL Apfelsaft, 1 TL Ahornsirup
Pfeffer

Zubereitungszeit 40 Minuten

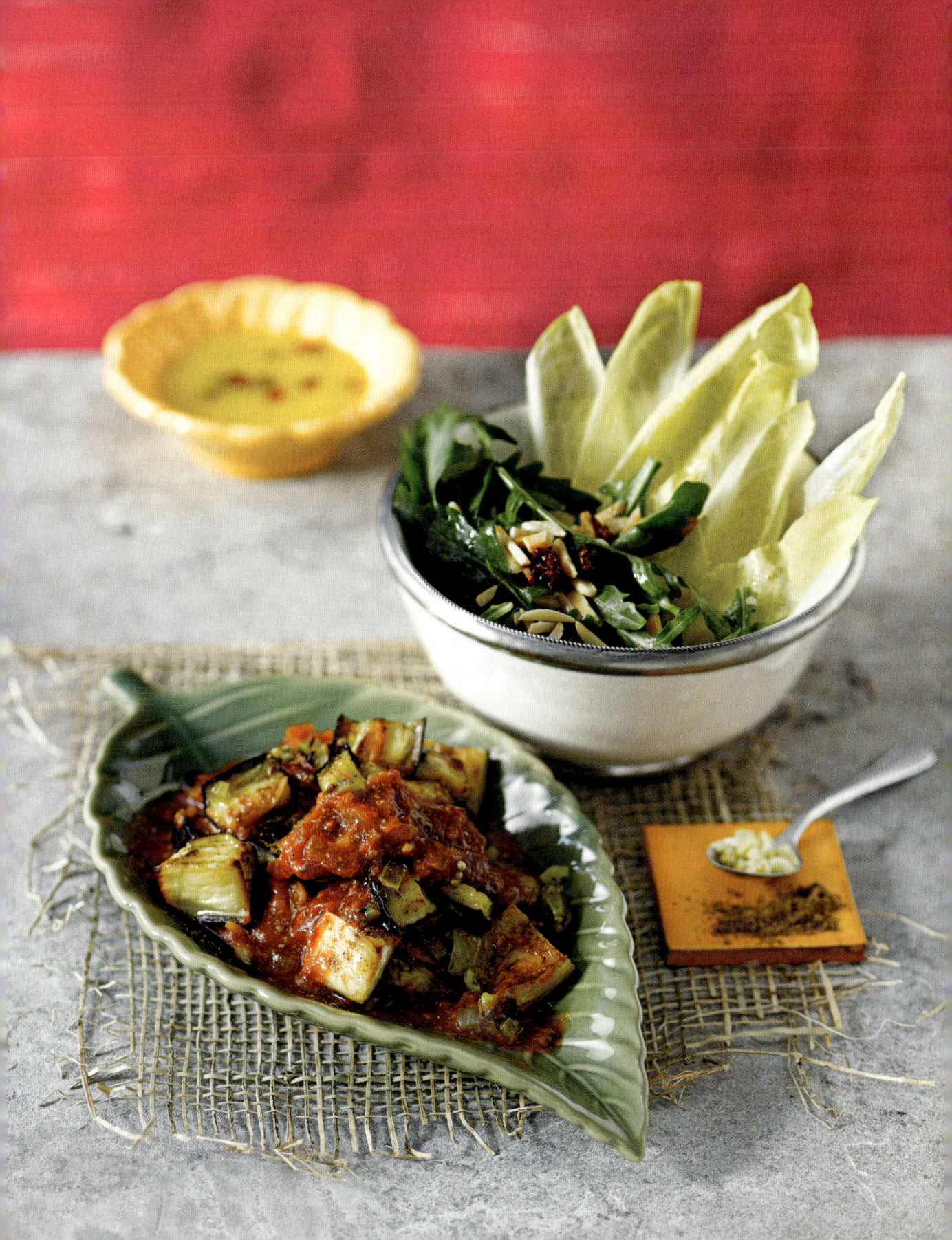

GEFÜLLTE PASTINAKEN MIT HIRSELAIBCHEN

1. Pastinaken waschen, halbieren und aushöhlen. In eine feuerfeste Form legen und bei 150 °C (Umluft 130 °C, Gas Stufe 1) ca. 90 Minuten im Backofen weich garen.

2. Inzwischen Zwiebel abziehen. Petersilie waschen und einige Blätter zur Seite legen. Den ausgehöhlten Inhalt der Pastinaken sowie Zwiebel, Petersilienblätter und -stiele fein hacken. Möhren schälen, Kürbis putzen und beides fein würfeln. Ghee erhitzen und Hing, Pfeffer, Methi und Kreuzkümmel darin leicht anrösten. Das Gemüse dazugeben und anbräunen. Mit etwas Wasser ablöschen und ca. 30 Minuten sanft köcheln lassen.

3. Das Gemüse pürieren. Mit Zitronensaft und Ingwer würzen. Pastinakenhälften aus dem Backofen nehmen, mit dem Püree füllen und mit Petersilie dekorieren.

4. Parallel dazu für die Hirselaibchen Kürbis und Sellerie schälen und grob raspeln. Ghee erhitzen und darin Kreuzkümmel, Fenchel, Hing, Paprikapulver und Muskatblüte anrösten. Kürbis- und Sellerieraspel und Lorbeerblatt zufügen. Hirse dazugeben, mit der Brühe ablöschen und einmal aufkochen. Zugedeckt auf der ausgeschalteten Herdplatte ca. 20 Minuten ausquellen lassen.

5. Ziegenfrischkäse und 1 Prise Salz unter die Hirsemasse rühren. 5 bis 6 Zentimeter große Laibchen formen und diese für 10 Minuten kalt stellen. Anschließend Ghee erhitzen und die Hirselaibchen darin knusprig braun braten.

ZUSÄTZLICH Dazu passen Pflaumen-Birnen-Chutney (siehe Seite 168) und gemischter Dal (siehe Seite 174).

Zutaten für 2 Portionen

Für die gefüllten Pastinaken
2 Pastinaken, 1 Zwiebel
frische Petersilie
2 Möhren
¼ Hokkaido (Kürbis)
2 TL Ghee (siehe Seite 146)
½ TL Hing (Asafoetida)
2 Messerspitzen Pfeffer
1 TL Methi (Bockshornklee)
½ TL Kreuzkümmel (Cumin)
1 Spritzer Zitronensaft
frischer Ingwer, gerieben

Für die Hirselaibchen
40 g Hokkaido (Kürbis)
20 g Knollensellerie
1 TL Ghee (siehe Seite 146)
¼ TL Kreuzkümmel (Cumin)
¼ TL Fenchel, gemahlen
1 Messerspitze Hing (Asafoetida)
¼ TL edelsüßes Paprikapulver
1 Messerspitze Muskatblüte (Macis)
1 Lorbeerblatt
100 g Hirse
220 ml Gemüsebrühe
4 EL Ziegenfrischkäse
Salz
Ghee zum Ausbacken

Zubereitungszeit 2 Stunden

SPARGEL MIT SAUCE HOLLANDAISE UND KARTOFFELKÜCHLEIN

Zutaten für 2 Portionen

Für die Kartoffelküchlein

200 g vorwiegend festkochende Kartoffeln

¼ grüne Paprikaschote

frisches Koriandergrün

1 Scheibe frischer Ingwer

½ TL Kreuzkümmelsamen (Cumin)

¼ TL Methi (Bockshornkleesamen), gemahlen

1 Messerspitze Chilipulver

½ EL Speisestärke

Salz

3 EL Ghee (siehe Seite 146)

Für den Spargel

500 g weißer Spargel

1 Zitrone, geviertelt

1 TL Vollrohrzucker

1 Scheibe Ingwer, geschält

½ TL Salz

Für die ayurvedische Sauce hollandaise

½ l Spargelsud (siehe Step 2)

4 EL Reisflocken

2–3 Safranfäden

¼ TL Kurkuma

2 EL Ghee (siehe Seite 146)

Salz

Zubereitungszeit 55 Minuten

1. Für die Küchlein Kartoffeln waschen, schälen und vierteln. 5 Minuten in Salzwasser vorkochen, abgießen und etwas abkühlen lassen. Paprikaschote ganz fein würfeln. Koriandergrün fein hacken. Ingwer schälen und fein hacken. Kreuzkümmel, Methi, Chilipulver und Ingwer in einem Mörser fein zermahlen. Kartoffeln grob raspeln und mit Paprika, Koriandergrün, den Gewürzen und der Speisestärke mischen. Mit Salz würzen. Aus der Kartoffelmasse kleine Küchlein in Frikadellengröße formen und für mindestens 15 Minuten in den Kühlschrank stellen.

2. Spargel schälen. Die Schalen mit 2 Liter Wasser, Zitronenviertel, Vollrohrzucker, Ingwer und etwas Salz ca. 30 Minuten auskochen. Spargelsud abgießen und auffangen.

3. Für die Sauce 500 Milliliter Spargelsud erhitzen und die Reisflocken darin köcheln lassen. Nach 20 Minuten Safran, Kurkuma und Ghee dazugeben. Sauce fein pürieren und nach Bedarf salzen.

4. In der Zwischenzeit den geschälten Spargel im restlichen Spargelsud ca. 15 Minuten weich kochen.

5. Ghee in einer beschichteten Pfanne erhitzen und die Kartoffelküchlein darin bei mittlerer Hitze von beiden Seiten knusprig braun braten.

6. Spargel, Sauce und Kartoffelküchlein auf Tellern anrichten und servieren.

ZUSÄTZLICH Dazu passen die orientalische Linsensuppe als Vorspeise (siehe Seite 201) und Pflaumen-Birnen-Chutney (siehe Seite 168) zur Geschmacksabrundung.

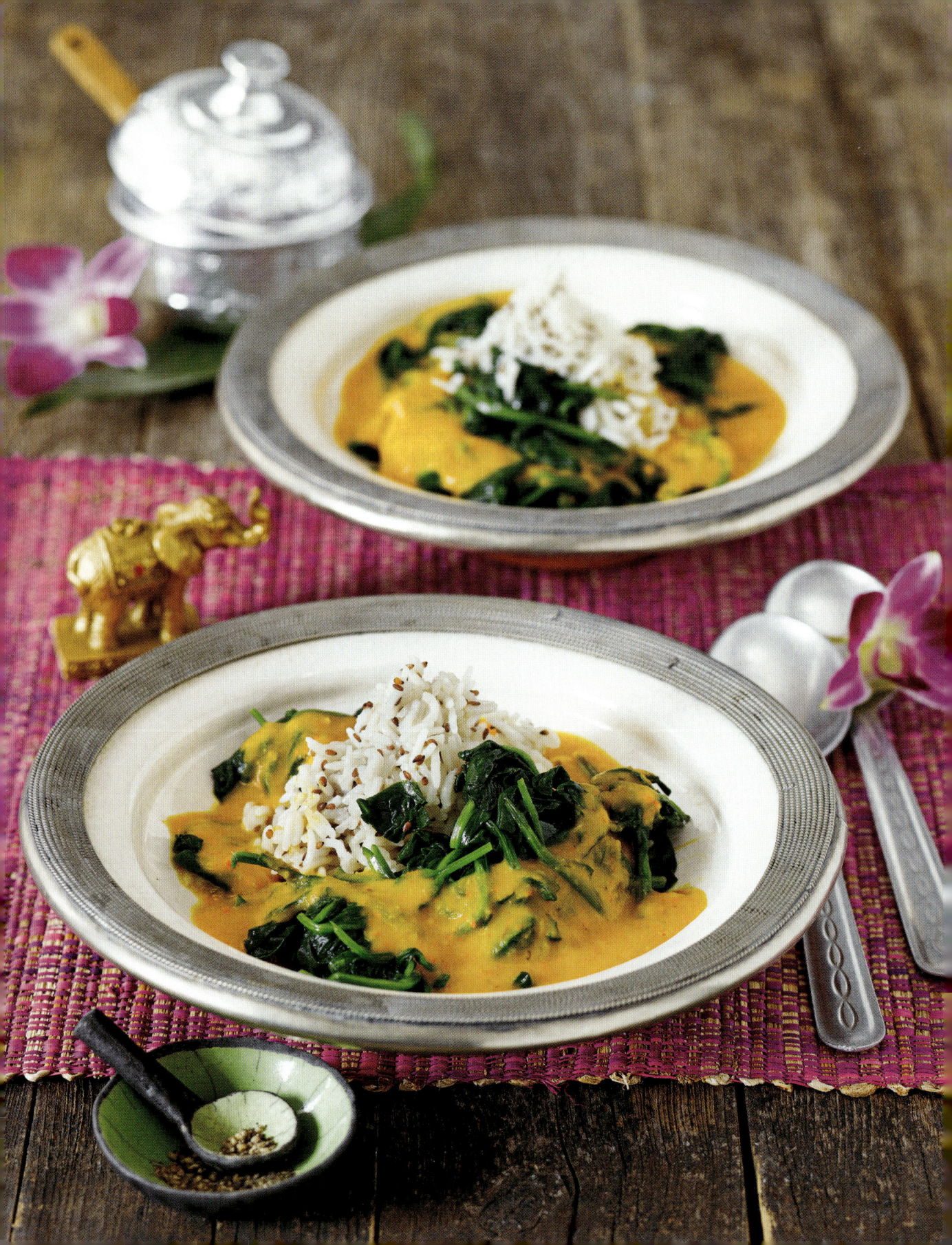

BLATTSPINAT IN KÜRBISSAUCE AN SESAMREIS

Zutaten für 2 Portionen

Für den Sesamreis
1 EL Ghee (siehe Seite 146)
1 TL Sesamsamen
1 Tasse Basmatireis
Salz

Für den Blattspinat in Kürbissauce
1 Zwiebel
1 Scheibe frischer Ingwer
150 g Kürbis
je ¼ TL Kreuzkümmel-, Koriander-,
Fenchel- und Methisamen
1 EL Ghee (siehe Seite 146)
5 Curryblätter
200 ml Ingwerwasser oder
Gemüsebrühe
500 g frischer Blattspinat
Salz
Pfeffer
1 Messerspitze Muskat

Zubereitungszeit 35 Minuten

1. Für den Sesamreis Ghee in einem Topf erhitzen und die Sesamsamen darin kurz anrösten. Reis zufügen und unter Rühren ebenfalls anrösten. Die doppelte Menge Wasser (2 Tassen) auffüllen, etwas Salz zufügen, aufkochen lassen und die Hitzezufuhr ausschalten. Den Reis im geschlossenen Kochtopf in ca. 15 Minuten ausquellen lassen.

2. Für die Kürbissauce Zwiebel abziehen und fein hacken. Ingwer schälen und fein hacken. Kürbis schälen und grob raspeln. Kreuzkümmel-, Koriander-, Fenchel- und Methisamen in einem Mörser grob zerreiben. Ghee in einem Topf erhitzen und die angemörserten Gewürze darin anrösten. Curryblätter, Zwiebel und Ingwer zufügen und anbräunen. Den geraspelten Kürbis in den Gewürzsud legen und kurz anschwitzen. Mit Ingwerwasser ablöschen und in ca. 10 Minuten weichkochen.

3. Inzwischen für den Blattspinat Wasser aufkochen. Spinat waschen, in das kochende Wasser legen und blanchieren. Herausheben und abtropfen lassen.

4. Kürbissauce mit einem Pürierstab durchmixen und in eine Schüssel geben. Blanchierten Spinat hinzufügen und mit Salz, frisch gemahlenem Pfeffer und Muskat abschmecken. Sesamreis dazu servieren.

ZUSÄTZLICH   Dazu passen Roter Masur-Dal mit Gemüse (siehe Seite 175) und Paprikachutney (siehe Seite 169).

ZUCCHINILASAGNE MIT BUNTEM SOMMERSALAT

1. Backofen auf 180 °C (Umluft 160 °C, Gas Stufe 2–3) vorheizen. Ein Backblech mit etwas Ghee fetten. Zucchini waschen, putzen und in ca. 1 Zentimeter dicke Längsstreifen schneiden. Auf das Backblech legen und im Backofen in 15 Minuten weich backen.

2. Für die Sauce Paprika- und Chilischote putzen, Paprikaschote in kleine Würfel, Chilischote in feine Streifen schneiden. Senfsamen, Koriandersamen und Kurkuma in einem Mörser grob zerreiben. Ghee in einem Topf erhitzen und die Gewürze darin anrösten. Paprika- und Chilistücke in den Gewürzsud geben und anschmoren. Mit Ingwerwasser auffüllen und das Gemüse in ca. 20 Minuten weich köcheln lassen. Mangopüree und Sojasahne untermischen. Alles mit einem Pürierstab fein mixen. Die Sauce mit Pfeffer, Salz und Oregano würzen.

3. Den Boden einer Auflaufform mit etwas Paprikasauce bedecken, eine Lage Zucchinischeiben einlegen, mit etwas Sauce bedecken und wieder eine Schicht Zucchini darauf geben usw. Restliche Sauce obenauf geben. Form in den heißen Backofen stellen und die Zucchinilasagne 30 Minuten backen.

4. Für den Sommersalat Kopfsalat und Radicchio waschen, putzen und in mundgerechte Stücke zupfen. Gemüse waschen und putzen. Gurke schälen und in feine Streifen schneiden, Paprikaschote würfeln. Möhre schälen und fein raspeln. Für das Dressing Öle und Essige mit Curry, Hefeflocken, Kräutersalz und Schabzigerklee in einem Mixer verquirlen. Salat, Gurke- und Paprikastücke mit dem Dressing mischen. Möhren und Oliven über den Salat geben.

Zutaten für 2 Portionen

Für die Zucchinilasagne
4 Zucchini
2 TL Ghee (siehe Seite 146)
1 rote Paprikaschote
1 rote Chilischote
½ TL Senfsamen
½ TL Koriandersamen
1 Messerspitze Kurkuma
40 ml Ingwerwasser (siehe Seite 157)
150 ml Mangopüree (Bioladen)
250 ml Sojasahne
Salz, Pfeffer
½ TL Oregano

Für den bunten Sommersalat
½ Kopfsalat
½ Radicchio
¼ Gurke
½ rote Paprikaschote
1 kleine Möhre
3 EL Olivenöl
1 EL Walnussöl
1 EL Aceto balsamico
1 EL Obstessig
½ TL Currypulver
1 EL Hefeflocken
1 TL Kräutersalz
1 TL Schabzigerklee (Bioladen)
1 EL schwarze Oliven, nach Geschmack

Zubereitungszeit 1 Stunde

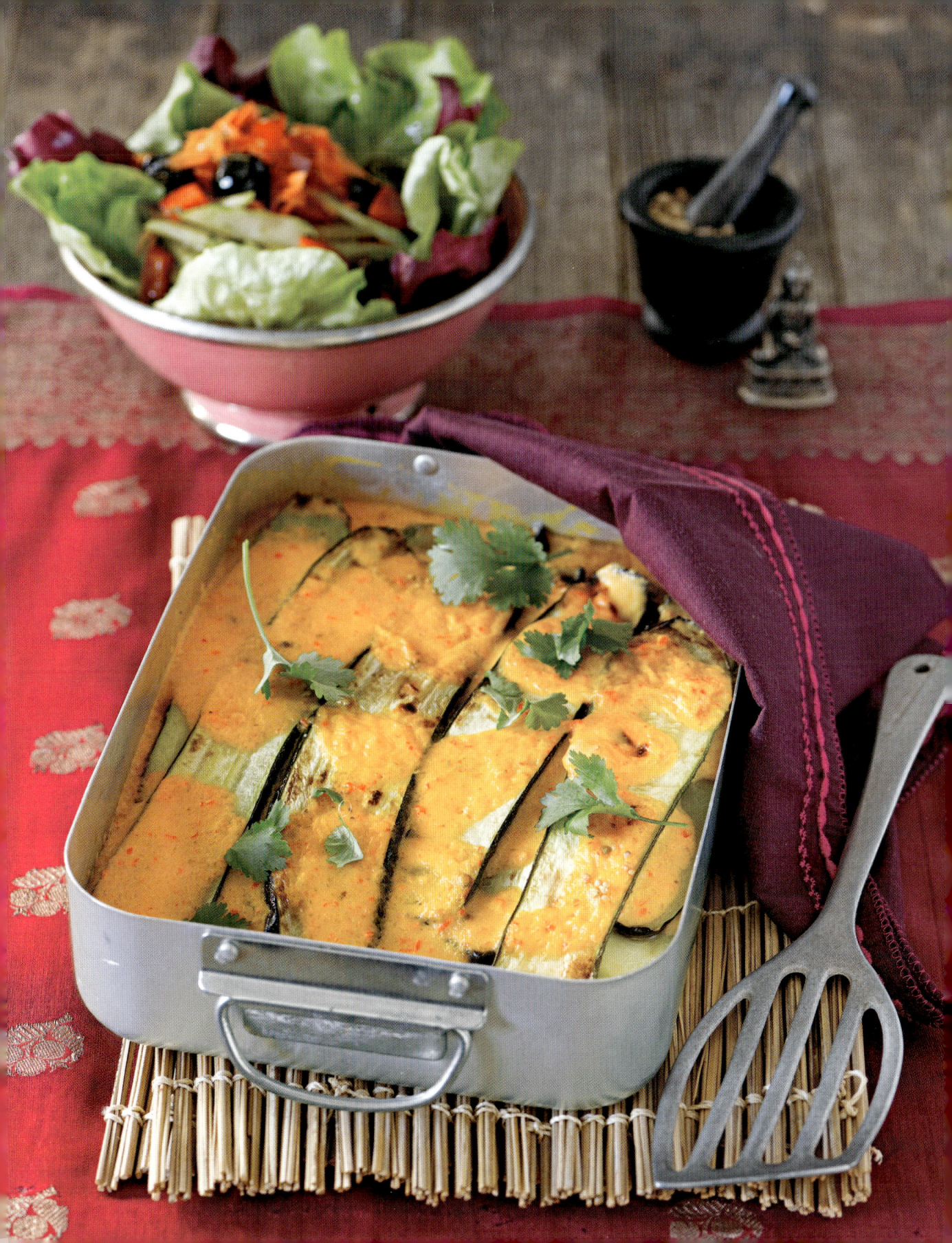

SÜSSKARTOFFELN MIT KRÄUTER-QUARK UND BLUMENKOHLSALAT

1. Für die Süßkartoffeln den Backofen auf 180 °C (Umluft 160 °C, Gas Stufe 2–3) vorheizen.

2. Süßkartoffeln waschen, schälen und in große Würfel schneiden. Mit Walnüssen, Rosinen und 1 Teelöffel Berberitzen mischen und in eine Auflaufform legen.

3. Für die Marinade Olivenöl, Ahornsirup, Sojasauce und Aceto balsamico mit 2 Esslöffeln Wasser verrühren. Mit den restlichen Berberitzen, Ingwer, Chilipulver, Senfsamen, Zimt, Methikraut und Salz würzen. Die Marinade über die Süßkartoffeln geben und alles durchmischen.

4. Die Auflaufform in den Backofen stellen und die Süßkartoffeln 35 Minuten backen, bis das Gemüse weich und etwas angebräunt ist.

5. Für den Blumenkohlsalat Wasser in einem großen Topf aufkochen. Blumenkohl waschen, in Röschen teilen und in dem kochendem Wasser 3 bis 4 Minuten blanchieren. Abgießen und mit kaltem Wasser abschrecken.

6. Für die Salatmarinade Olivenöl, Joghurt und Apfelessig miteinander verrühren und mit Ingwer, Kreuzkümmel, Senf, Akazienhonig und Salz würzen. Ziegenkäse würfeln und mit den Cashewnüssen und der Marinade mischen.

7. Den blanchierten Blumenkohl und das frische Basilikum unter die Salatmarinade heben. Den Salat 10 Minuten durchziehen lassen.

Zutaten für 2 Portionen

Für die Süßkartoffeln
2 Süßkartoffeln
2 EL Walnüsse
2 TL Rosinen
3 TL Berberitzen
2 EL Olivenöl
1 TL Ahornsirup
1 EL Sojasauce
1 EL Aceto balsamico
½ TL Ingwer, gemahlen
1 Messerspitze Chilipulver
¼ TL Senfsamen
1 Messerspitze Zimt
½ TL getrocknetes Methikraut (alternativ getrocknete Petersilie)
½ TL Salz

Für den Blumenkohlsalat mit Ziegenkäse und Cashewnüssen
½ Blumenkohl
2–3 EL Olivenöl
1 EL Naturjoghurt
1 TL Apfelessig
¼ TL Ingwer, gemahlen
¼ TL Kreuzkümmel (Cumin), gemahlen
½ TL Senf
½ TL Akazienhonig
Salz
50 g Ziegenhartkäse
2 EL Cashewnüsse
2 EL frisches Basilikum, grob gehackt

Für den Kräuterquark

frische Gartenkräuter nach Geschmack und Saison (Pimpernelle, Schnittlauch, Petersilie, Dill)

1 Päckchen Gartenkresse

150 g Magerquark oder Ziegenquark

1 EL Olivenöl

1 TL Kapern

1 Messerspitze Kurkuma

1 Messerspitze edelsüßes Paprikapulver

Salz, Pfeffer

Zubereitungszeit 45 Minuten

8. Für den Kräuterquark Kräuter und Kresse waschen, trockenschütteln und ganz fein hacken; in einem Mixer geht das besonders schnell. Kräuter, Quark, Olivenöl und Kapern miteinander zu einem cremigen Dip vermischen und mit Kurkuma, Paprikapulver, Salz und Pfeffer würzen.

9. Die Süßkartoffeln mit dem Kräuterquark auf Tellern anrichten und den Blumenkohlsalat dazu reichen.

INFO Wer etwas für seine emotionale Zufriedenheit und zur Immunstärkung und Verjüngung essen möchte, der sollte die süßen Gemüse wie Süßkartoffel, Petersilienwurzel, Kürbis oder Möhren in Kombination mit Nüssen und Samen verzehren. Die grünen Sorten wie Artischocken, Zucchini oder Spinat sind ideal zum Entschlacken und Abnehmen. Sie versorgen uns nicht nur mit allen Vitalstoffen, die für einen aktiven Gewebsstoffwechsel benötigt werden, sondern wirken auch entsäuernd und verdauungsanregend. Ihre *Agni*-stärkende und *Kapha-Pitta*-reduzierende Wirkung macht bittere Blattgemüse wie Mangold, Chicorée oder Radicchio zu wirkungsvollen Bausteinen eines ernährungstherapeutisch ausgelegten Speiseplans bei Übergewicht oder Hautproblematiken.

INFO Alle Gemüsegerichte werden mit passenden Kräutern und Gewürzen verfeinert, um mit deren scharfem oder herbem Geschmack sowie ihren speziellen Heilwirkungen den therapeutischen Effekt der Nahrung zu unterstützen.

RATATOUILLE AUS DEM BACKOFEN MIT KORIANDER-TABOULÉ

1. Für das Ratatouille Zucchini, Paprikaschoten und Frühlingszwiebeln waschen, putzen und in mundgroße Stücke schneiden. Kartoffel schälen und würfeln. Gemüse, Kartoffel und Oliven in eine Auflaufform geben.

2. Gewürze mit Olivenöl, Sojasauce, Agavendicksaft, Tomatenmark und 2 bis 3 Esslöffel Wasser zu einer Marinade verrühren. Unter das Gemüse mischen. Das Ratatouille im Backofen bei 175 °C (Umluft 155 °C, Gas Stufe 2) ca. 40 Minuten backen.

3. Für das Taboulé die Gemüsebrühe (oder Wasser) zum Kochen bringen. Couscous dazugeben, umrühren und einmal aufkochen. Die Hitzezufuhr abstellen und den Couscous im geschlossenen Topf ausquellen lassen.

4. Staudensellerie und Möhre waschen, putzen und grob raspeln. Olivenöl erhitzen und das Gemüse darin anschmoren. Schwarzkümmelsamen, Curry- und Chilipulver untermischen.

5. Koriandergrün waschen, trockenschütteln und fein hacken. Couscous, geraspeltes Gemüse und Koriandergrün mischen und mit etwas Kräutersalz würzen.

ZUSÄTZLICH Dazu passten der orientalische Kichererbseneintopf (siehe Seite 178) und Granatapfel-Chutney (siehe Seite 170).

INFO Das Ratatouille lässt sich auch mit Möhren, Rote Bete, Kohlrabi, Sellerie, grünen Bohnen, Brokkoli, Blumenkohl und Kürbis zubereiten. Es schmeckt auch lecker zu Pasta und eignet sich hervorragend zum Mitnehmen.

Zutaten für 2 Portionen

Für das Ratatouille
2 Zucchini
1 rote Paprikaschote
1 gelbe Paprikaschote
2 Frühlingszwiebeln
1 Kartoffel
1 EL grüne Oliven ohne Stein
¼ TL Koriander
¼ TL Fenchelsamen
¼ TL Galgant
½ TL Oregano
1 Messerspitze Kurkuma
1 Messerspitze Cayennepfeffer
Salz
2–3 EL Olivenöl
je 1 EL Sojasauce, Agavendicksaft und Tomatenmark

Für das Koriander-Taboulé
1½ Tassen Gemüsebrühe
1 Tasse Couscous
1 Stange Staudensellerie
½ Möhre
1 EL Olivenöl
1 TL Schwarzkümmelsamen
1 Messerspitze Currypulver
1 Messerspitze Chilipulver
½ Bund frisches Koriandergrün
Kräutersalz

Zubereitungszeit 50 Minuten

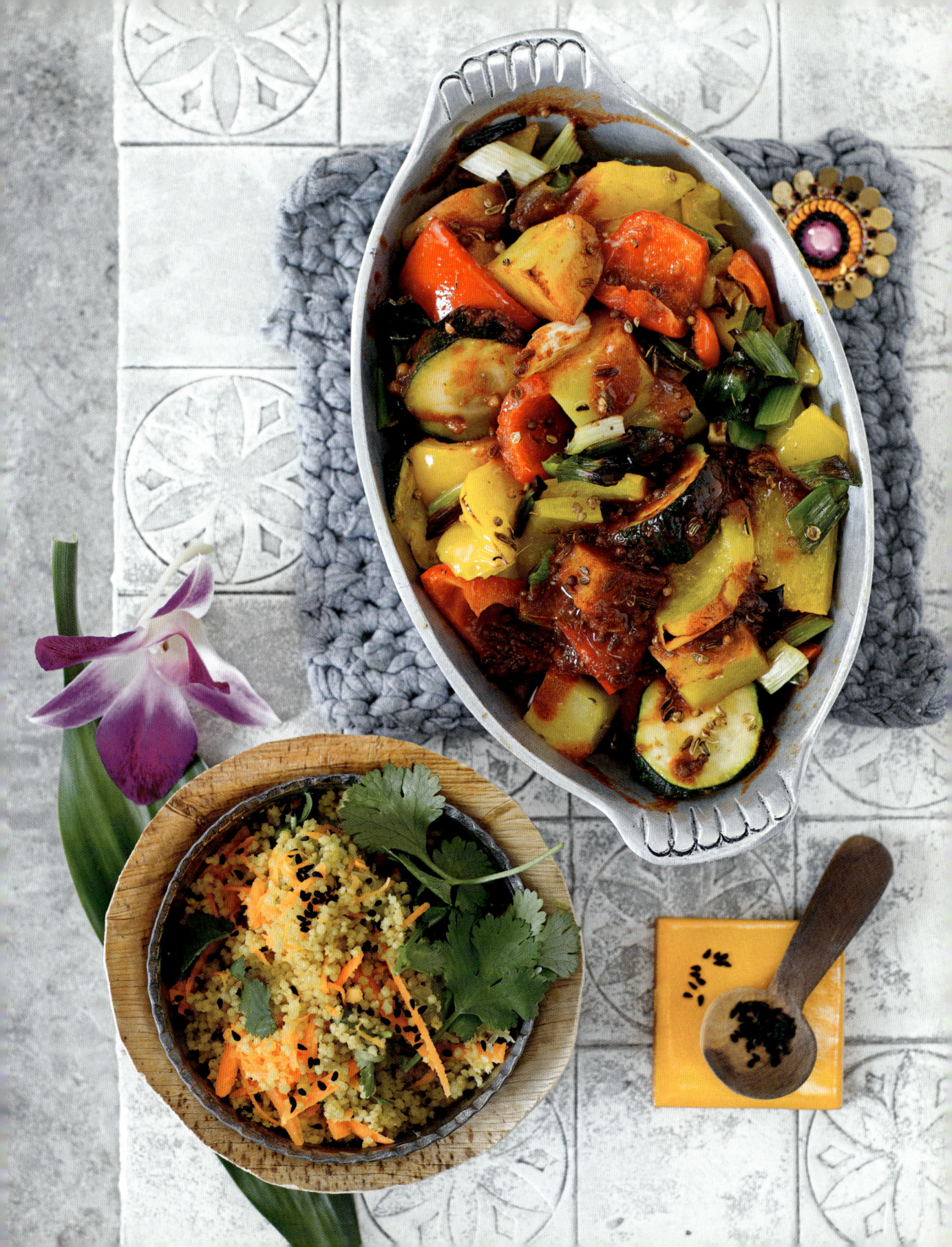

GEMÜSECREMESÜPPCHEN

1. Gemüse waschen, putzen und klein schneiden. Koriander- und Fenchelsamen in einem Mörser grob zerreiben.

2. Ghee in einem großen Topf erhitzen und die angemörserten Samen darin kurz anrösten. Reisflocken, Currypulver und Kurkuma zufügen und unterrühren. Gemüse zufügen und anschmoren.

3. Brühe oder Ingwerwasser auffüllen, etwas Salz zugeben und alles zum Kochen bringen. Die Suppe in 15 bis 20 Minuten einkochen lassen, dabei ab und zu umrühren. Oregano und Thymian zufügen und nochmals 2 bis 3 Minuten köcheln lassen.

4. Die Suppe mit einem Pürierstab fein und schaumig aufschlagen. Mit etwas Kreuzkümmel, Zitronensaft und frisch gemahlenem Pfeffer abschmecken.

ZUSÄTZLICH Wer möchte, kann auch noch etwas Sahne oder Sojasahne unterrühren.

Zutaten für 2 Portionen

ca. 400 g Gemüse (Möhre, Zucchini, Fenchel, Spinat, Brokkoli)
½ TL Koriandersamen
¼ TL Fenchelsamen
1 EL Ghee (siehe Seite 146)
2 EL Reisflocken
½ TL mildes Currypulver
1 Messerspitze Kurkuma
1½ l Gemüse-Ingwer-Fond (siehe Info) oder Ingwerwasser (siehe Seite 157)
Salz
½ TL Oregano
1 TL Thymian
1 Messerspitze Kreuzkümmel (Cumin)
1 EL Zitronensaft
Pfeffer

Zubereitungszeit 35 Minuten

GEMÜSE-INGWER-FOND Der Geschmack und die Qualität einer guten Suppe steht und fällt mit ihrer Brühe. Verwenden Sie für Ihre ayurvedischen Suppen idealerweise einen selbst gemachten Gemüse-Ingwer-Fond. Kochen Sie dazu eine Gemüsebrühe aus Zwiebeln, Porree, Möhren, Fenchel, Sellerie, Petersilienwurzel (insgesamt ca. 500 Gramm), etwas Steinsalz und 2 bis 3 dicke Scheiben geschälten Ingwer in knapp 3 Liter Wasser auf. Lassen Sie die Brühe für 30 Minuten bei schwacher Hitze köcheln und anschließend noch ein bisschen durchziehen. Verwenden Sie das Gemüse, bzw. die Gemüsereste (wie die äußeren Fenchelschalen oder Spargelschalen), die Sie gerade vorrätig haben. Gerne können Sie den Gemüse-Ingwer-Fond auch auf Vorrat kochen und einfrieren, so dass Sie am Abend in kurzer Zeit eine leckere Suppe für Leib und Seele zaubern können.

KRÄUTERCREMESÜPPCHEN

Zutaten für 2 Portionen

¼ TL Fenchelsamen
1 EL Ghee (siehe Seite 146)
5 EL Reisflocken, ¼ TL Kurkuma
1 l Gemüse-Ingwer-Fond oder
Ingwerwasser
1 Bund frische Kräuter (Petersilie,
Pimpernelle, Basilikum, Dill)
¼ TL edelsüßes Paprikapulver
Ingwerpulver, Salz, Pfeffer

Zubereitungszeit 20 Minuten

1. Fenchelsamen grob mörsern. Ghee erhitzen und die Samen darin kurz anrösten. Reisflocken und Kurkuma unterrühren. Fond oder Brühe zufügen und aufkochen. Reisflocken unter gelegentlichem Rühren in 10 bis 15 Minuten einkochen lassen.

2. Kräuter waschen, trockenschütteln und grob hacken. Die Suppe mit Paprikapulver, Ingwer und Salz würzen. Kräuter dazugeben und einmal aufkochen lassen. Suppe mit einem Pürierstab fein und schaumig schlagen. Mit Pfeffer abschmecken.

ORIENTALISCHE LINSENSUPPE

Zutaten für 2 Portionen

150 g braune Delikatess-Linsen
1 Zwiebel, 1 Knoblauchzehe
1 Möhre, ½ Porree, 2 Tomaten
¾ TL Kreuzkümmelsamen
je ¼ TL Koriander- und Senfsamen
2 TL Ghee, Salz
1½ l Gemüse-Ingwer-Fond
2–3 Curryblätter, 1 Sternanis
½ TL Thymian, getrocknet
1 TL Tomatenmark, 2 EL Joghurt
2 EL frisches Koriandergrün
2 EL frisch gehackte Minze
Saft von ½ Zitrone, Salz, Pfeffer

Zubereitungszeit 70 Minuten
plus 3–4 Stunden Einweichen

1. Linsen waschen, mit kaltem Wasser bedecken und 3 bis 4 Stunden einweichen. Abgießen und abtropfen lassen.

2. Zwiebel und Knoblauch abziehen und fein würfeln. Gemüse waschen und putzen. Möhre und Porree würfeln. Tomaten achteln. Gewürzsamen in einem Mörser fein zerreiben. Ghee erhitzen und die Samen darin anrösten. Curryblätter, Zwiebel und Knoblauch zufügen und kurz anschmoren.

3. Das Gemüse in den Gewürzsud geben. Linsen dazugeben, etwas salzen und andünsten. Fond aufgießen. Sternanis und Thymian zufügen. Suppe bei schwacher Hitze in 45 bis 50 Minuten weich kochen.

4. Tomatenmark und Joghurt unterrühren. Mit Kräutern, Zitronensaft, Salz und Pfeffer verfeinern. Suppe beiseite ziehen, cremig pürieren und 10 Minuten ziehen lassen,

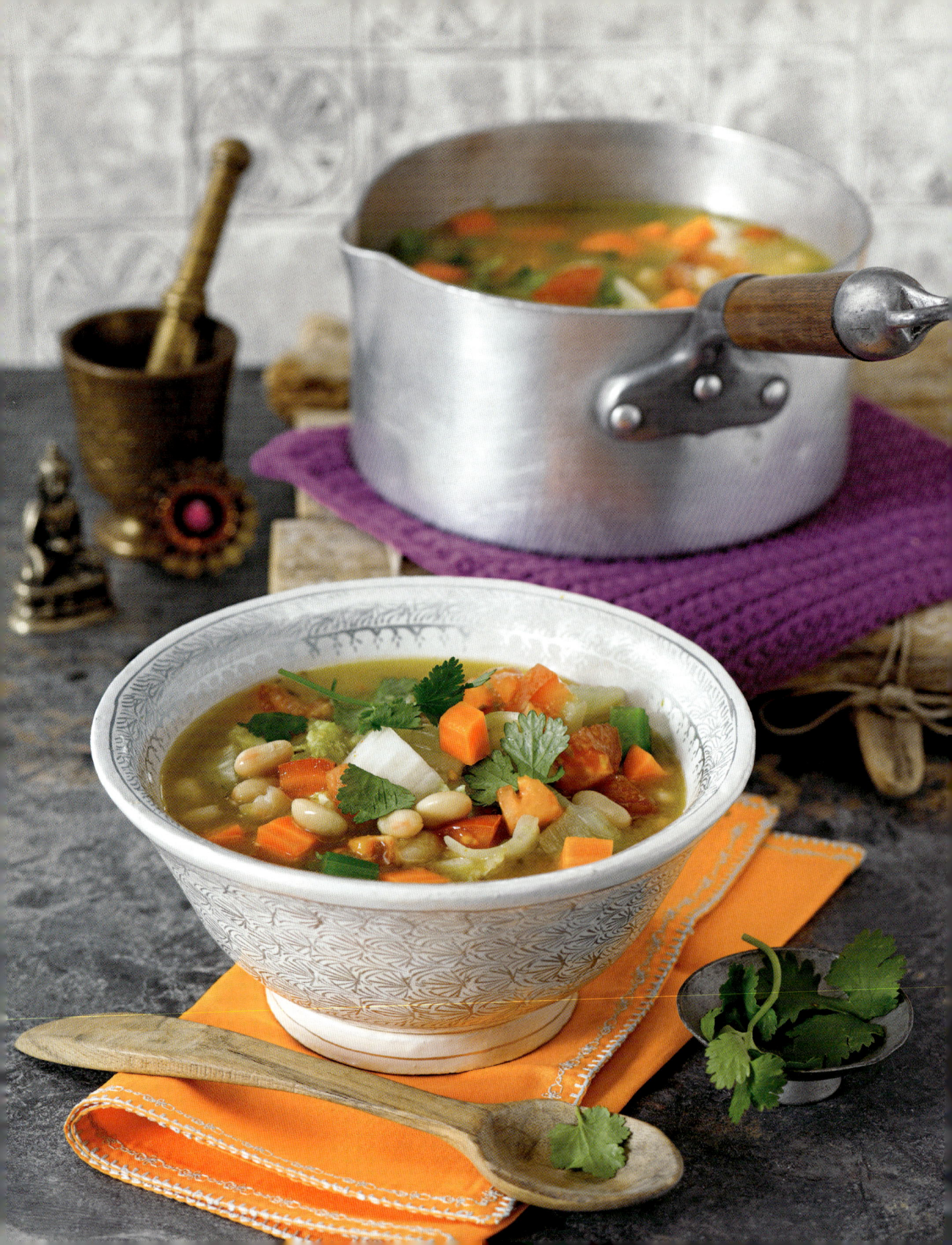

AYURVEDISCHE MINESTRONE

Zutaten für 2 Portionen

1 Zwiebel

1 dünne Scheibe frischer Ingwer
1 Möhre

1 Stange Staudensellerie

½ Fenchel

½ kleiner Porree

ca. 40 g Chinakohl oder
Weißkraut

¼ TL Methisamen (Bockshornkleesamen)

½ TL Kreuzkümmelsamen (Cumin)

1 EL Ghee (siehe Seite 146)

1½ l Gemüse-Ingwer-Fond (siehe
Seite 200) oder Gemüsebrühe
(aus dem Glas)

1 Tomate

1 Kartoffel

½ TL Kreuzkümmelpulver (Cumin)

100 g weiße Bohnen aus dem
Glas (Bio)

¼ TL edelsüßes Paprikapulver

1 TL Apfelessig

1 Messerspitze Muskat

Salz, Pfeffer

Zubereitungszeit 40 Minuten

1. Zwiebel abziehen und klein würfeln. Ingwer schälen und fein schneiden. Gemüse waschen und putzen. Möhre, Sellerie, Fenchel und Porree in 2 bis 4 Zentimeter große Würfel schneiden. Kohl in feine Streifen schneiden.

2. Methi- und Kreuzkümmelsamen in einem Mörser etwas zerreiben. Ghee in einem Topf erhitzen und die angemörserten Bockshornklee- und Kreuzkümmelsamen darin anrösten. Zwiebelwürfel und Ingwer zufügen und anbräunen lassen. Kohl dazugeben und kurz anschwitzen. Das restliche Gemüse unterrühren.

3. Mit Fond oder Brühe ablöschen. Alles zum Kochen bringen, die Hitzezufuhr reduzieren und die Suppe bei schwacher Hitze 20 Minuten köcheln lassen.

4. Tomate waschen und in kleine Würfel schneiden. Kartoffel schälen und roh fein raspeln. Beides mit dem Kreuzkümmelpulver und den Bohnen in den Topf geben. Die Suppe für 5 Minuten sanft köcheln lassen.

5. Mit Paprikapulver, Apfelessig, Muskat, Salz und Pfeffer würzen. Gerne können noch frische Kräuter nach Geschmack dazugegeben werden.

INFO Je nach Geschmack oder Diätphase kann das Gemüse variieren. Während einer Reinigungs-Kur-Diät (wie bei Schritt 3 des Ayurveda-Wohlfühlprogramms) sollte die Suppe ohne weiße Bohnen zubereitet werden.

KHICHARI – GRUNDREZEPT FÜR DIE AYURVEDISCHE HEILKOST

1 Reis und Mungbohnen unter fließendem Wasser waschen, abtropfen lassen und miteinander vermischen. Möhre waschen, schälen und fein raspeln. Ingwer schälen und fein würfeln.

2. Ghee in einem Topf erhitzen und die Gewürze darin unter Rühren anrösten. Reis-Dal-Mischung dazugeben und kurz mitanrösten. Möhrenraspel zufügen. 300 Milliliter Wasser dazugeben und zum Köcheln bringen.

3. Die Reis-Dal-Mischung zugedeckt ca. 40 Minuten sanft köcheln lassen. Mit Salz und Zitronensaft würzen und gut umrühren.

Zutaten für 1 Portion

2 EL Basmati-Reis

2 EL Mung-Dal (geschälte halbierte Mungbohnen)

1 kleine Möhre

1 dünne Scheibe frischer Ingwer

1 TL Ghee (siehe Seite 146)

½ TL Gewürze (gemahlene Kreuzkümmel-, *Ajwain*- und Koriandersamen)

1 Messerspitze Kurkuma

etwas Salz

1 TL Zitronensaft

Zubereitungszeit 45 Minuten

INFO Khicharis sind Reis-Dal-Suppen. Sie sind eines der wichtigsten Gerichte für eine sanfte Entschlackung im Ayurveda. Es gibt unzählige Rezepte. Durch Reis-Dal-Suppe wird der Darm sanft gereinigt, und der Organismus erhält neue Lebensenergie ohne großen Verdauungsvorgang.

TIPPS Beim Khichari kann das Verhältnis zwischen Reis und Mungbohnen entsprechend der *Dosha*-Wirkung variieren:

Zum *Vata*-Ausgleich 3 Esslöffel Reis und 1 Esslöffel Mungbohnen verwenden,
zum *Pitta*-Ausgleich 2 Esslöffel Reis und 2 Esslöffel Mungbohnen verwenden und
zum *Kapha*-Ausgleich 4 Esslöffel Mungbohnen verwenden.

VARIANTE für jeden Tag: Khichari zählt auch zu den Lieblingsrezepten der ayurvedischen Alltagskost – einfach, schnell und gut verträglich. Reichern Sie das oben aufgeführte Rezept mit etwas mehr Gemüse und Gewürzen an und Sie erhalten damit ein leckeres Eintopfgericht für jeden Tag. Am besten schmeckt es mir mit zusätzlich 1 Tomate, ½ Zucchini, ¼ Messerspitze Chili und frischem Koriandergrün.

REZEPTREGISTER

SACHREGISTER

IMPRESSUM

Hinweis

Alle Angaben erfolgen ohne Gewähr. Weder Autorin noch Verlag können für eventuelle Fehler oder Schäden, die aus den im Buch gegebenen praktischen Hinweisen resultieren, eine Haftung übernehmen.

Bildnachweis

Foodfotos und Requisiten-Styling
Maike Jessen, www.maikejessen.de
Foodstyling: Diane Dittmer

Alamy: 61 (mediacolor›s), 78 (Tom Bourdon/Bangladesh), 85 (Westend61 GmbH), 101 (Bon Appetit); Fotolia: 73 (vkph), 126 (Pixel & Création); Gettyimages: 2 (Stockbyte/Visage), 15 (Jasmin Awad/Photodisc), 16 (DUEL/Cultura), 23 (Jupiterimages/Botanica), 25 (Maiwolf/Cultura), 49 (Stockbyte/RF), 67 (Andreas Stamm), 75 (Julie Dansereau/GAP Photos), 81 (Stockbyte/altrendo images), 109 (Cultura/Marcel Weber), 116 (i love images/Cultura), 121 (Macduff Everton/Botanica), 132 (Asia Images), 136 (Paul Bradbury/OJO Images), 140 (Henglein and Steets); iStockphoto: 26 (Photo_Concepts), 30 (brytta), 43 (knape), 58 (Christian Wheatley), 68 (Chris Gramly), 95 (Bartosz Hadyniak), 104 (Barbara Dudziƀska), 107 (Silvia Jansen), 131 (Alessandro Dal Maso), 135 (VikaValter); jump fotoagentur: 9 (Renate Forster), 45, 129 (Lars Matzen); Royalty Free: 46 (Picture Press/Onokry/Fabrice Lerouge), 65 (Corbis/Fancy/Trinette Reed); Shutterstock: U1 (billybear; Aleksandar Todorovic), 20 (Nila Newsom), 33 (auremar), 76 (Elena Schweitzer), 98 (Elena Ray), 103 (Phil Date), 111 (tratong); Stockfood: 152 (Francis Hammond); Südwest Verlag, München: 41 (SWV/Ingolf Hatz), 139, 149 (SWV/Fotos mit Geschmack)

Redaktionsleitung Susanne Kirstein
Projektleitung Dr. Margit Roth
Redaktion Dr. Ute Paul-Prößler
Bildredaktion Tanja Nerger
Layout, DTP/Satz v*büro – Jan-Dirk Hansen
Korrektorat Susanne Langer
Umschlag *zeichenpool, Milena Djuranovic, München
Reproduktion Artilitho snc, Lavis (Trento)
Druck und Bindung Mohn media Mohndruck GmbH, Gütersloh

Vita Autorin

Kerstin Rosenberg ist international als Spezialistin, Dozentin und Autorin für Ayurveda-Ernährung, -Therapie und -Psychologie bekannt. Sie verfügt über eine mehr als 20-jährige Praxiserfahrung und bildet seit 1996 Interessierte zu Ayurveda-Beratern und -Coachs in Deutschland, Österreich und der Schweiz aus. Als geschäftsführende Gesellschafterin leitet sie gemeinsam mit ihrem Mann die Europäische Akademie für Ayurveda mit angeschlossenem Kur- und Gesundheitszentrum in Birstein (nahe Frankfurt/Main), Wien und Zürich. Für ihre kreative Kochkunst – die indische und europäische Elemente in sich vereint – genießt sie unter Kennern großes Ansehen.
Aktuelle Rezepte und Ernährungstipps veröffentlicht sie auch in ihrem Blog »Ayurveda und Lebensgenuss« unter www. rosenberg-ayurmed.com

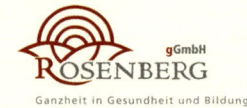

Verband

Sie möchten sich ayurvedisch beraten oder behandeln lassen? Qualifizierte Ayurveda-Mediziner, -Therapeuten und -Berater finden Sie über folgende Adresse:

VEAT – Berufsverband Europäischer Ayurveda-Mediziner und Therapeuten e.V.
An der Falkenwiese 9
D-85128 Nassenfels
Tel. +49 (0)8424 88 57 58
Fax +49 (0)8424 88 57 59
www.ayurveda-verband.eu

Printed in Germany

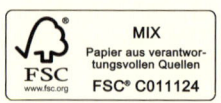

Das für dieses Buch verwendete FSC®-zertifizierte Papier *Profisilk* wurde produziert von Sappi Alfeld.

ISBN: 978-3-517-08831-0
817 2635 4453 6271